사례를 통해 배우는

응급과 재난간호학

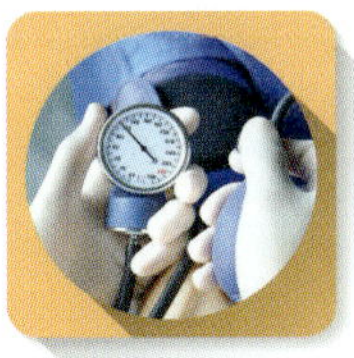 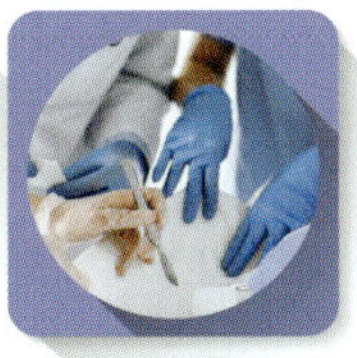 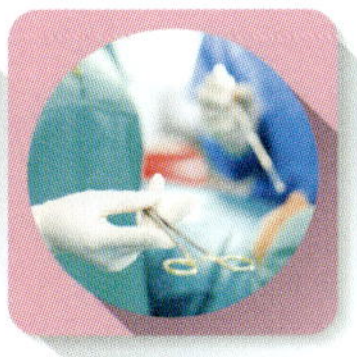 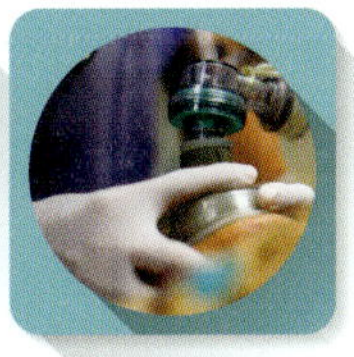

pb Pacific Books

집·필·진

사례를 통해 배우는 응급과 재난간호학

- 김동옥(경북보건대학교)
- 윤희장(경북보건대학교)
- 이경희(대원대학교)
- 강영숙(부산여자대학교)
- 권수혜(고신대학교)
- 김경화(부산과학기술대학교)
- 김미란(동아보건대학교)
- 김수연(강동대학교)
- 김여진(원광보건대학교)
- 김인경(송곡대학교)
- 김정수(부경대학교)
- 김정순(한영대학교)
- 김진화(대원대학교)
- 김태경(동주대학교)
- 김현숙(군장대학교)
- 노소영(송원대학교)
- 문숙자(세한대학교)
- 박순옥(여주대학교)
- 박현신(신성대학교)
- 서금숙(가야대학교)
- 신정은(충청대학교)
- 심환희(부산여자대학교)
- 엄미란(목포대학교)
- 오자영(강동대학교)
- 윤영숙(동주대학교)
- 이경희(신성대학교)
- 이나경(경북전문대학교)
- 이미애(충북보건대학교)
- 임은정(대전과학기술대학교)
- 임현희(부산과학기술대학교)
- 전윤화(창원문성대학교)
- 전정희(동명대학교)
- 정경숙(부산과학기술대학교)
- 정선영(경동대학교)
- 정지수(순천제일대학교)
- 조진영(중원대학교)
- 최성녀(강원관광대학교)
- 최영순(강원대학교(도계))
- 최화영(가톨릭상지대학교)
- 황지원(경동대학교)
- 황혜민(부천대학교)

(가나다 순)

I/N/T/R/O/D/U/C/T/I/O/N

머·리·말

최근 들어 병원을 배경으로 하는 TV 속 드라마나 여러 대중매체를 통해서 접하게 되는 '응급실'은 이제 일반인들에게도 낯설지 않은 용어입니다. 만일 의료인이거나 의료인이 되기 위해서 공부를 하는 사람들이라면 한번쯤 '권역응급의료센터'라는 명칭을 접했을 수도 있을 것입니다. 이처럼 20세기 후반부터 우리나라의 질병구조가 심뇌혈관질환을 중심으로 하는 만성질환으로 변화하고, 이와 더불어 대형 재난이 빈번히 발생하는 상황에서 '응급'이라는 단어가 포함된 여러 가지 용어들(응급실, 응급의료, 응급간호, 응급의료센터 등)은 이 책을 접하는 분들에게는 이제 너무도 익숙할지 모르겠습니다. 만성질환자의 증가는 노인 인구의 증가와 관련성이 높으며 이는 응급의료를 요구하는 다양한 상황의 원인입니다. 또한 메르스(MERS) 등의 새로운 감염성 질환도 이러한 원인 중의 하나로 대두되고 있는 것이 현실입니다. 여기에 더하여 이제는 일상화된 자동차 사고를 포함하는 대형 교통사고와 방사능 누출 사고 및 지진, 홍수, 해일, 가뭄 등의 여러 자연재난까지 더해져 응급의료를 필요로 하는 상황은 이제 일상화될 지경에 이르렀습니다.

이에 우리에겐 국가적 차원의 응급의료정책을 수립하고 이를 실천할 수 있는 사회적 체계가 필요합니다. 또한 일반 국민들에게도 여러 응급상황에서 적절하게 대처할 수 있는 마음가짐과 기술이 요구됩니다. 특히 간호사와 간호사를 희망하는 학생들에게는 응급의료의 수요를 충족시키기 위하여 여러 응급상황에 대한 이론적 지식과 이를 기반으로 하는 기술을 연마해야만 합니다.

그래서 본 책은 기존의 응급의료 상황에서 널리 이용되고 있는 지식을 정리하고 시대적 변화에 맞추어 가장 최신의 정보를 체계적으로 전달하기 위하여 노력한 결과물입니다. 제1부 총론은 응급의료에 대한 전반적인 이해와 재난관리, 응급환자에 대한 간호사정, 심폐소생술 및 산소요법과 기도유지 등 응급의료의 기본 원칙과 가장 필수적으로 요구되는 지식으로 구성하였습니다. 또한 제2부 각론은 빈번하게 발생하는 응급환자의 여러 가지 원인을 계통별로 정리하여 상황에 맞게 응급환자를 관리할 수 있도록 정리하였습니다. 따라서 이 책은 응급의료에 대한 가장 기본적이고 필수적이며 최신의 지식을 습득하고, 여러 응급상황에 따른 맞춤식 지식을 쌓는 데 많은 도움이 될 것입니다.

그럼에도 불구하고 국가의 응급의료체계가 빠르게 변하고 있으며 예상치 못한 응급상황들이 자주 발생하고 있습니다. 따라서 이 책에서 다루지 못하였거나 미진한 부분은 지속적으로 수정 및 보완할 예정이니, 많은 교수님들의 애정 어린 조언과 의견을 부탁드립니다. 저자들은 앞으로도 좋은 저서들을 출간할 수 있도록 부단히 노력하겠습니다.

2018년 3월

저자 일동

CONTENTS

제1부 총 론

CONTENTS

제2부 각 론

CONTENTS

제 1 부 총 론

1

P·A·R·T

응급의료의 개요

학습목표

- 응급의료의 개념과 응급의료체계를 이해한다.
- 우리나라 응급의료체계의 변천과정을 이해한다.
- 응급의료에 관한 법률에 대해서 이해한다.
- 우리나라 응급의료체계의 문제점과 발전방향을 설명한다.

P·A·R·T 1

응급의료의 개요

1 응급의료의 개념

우리나라는 최근 인구의 고령화 및 식생활 습관 등의 변화로 인하여 과거의 주요 사망원인이었던 감염성 질환보다는 심뇌혈관질환 등의 만성질환의 위험성이 증가되고 있는 추세이다. 이러한 심뇌혈관질환 등의 만성질환은 신속하고 적절한 처치를 요하는 질환으로 이에 따른 응급의료의 요구도가 높아지고 있다. 또한 우리나라는 급격한 공업화와 도시화로 인해 크고 작은 각종 사고의 발생 위험성이 높아지고 있으며, 이로 인한 응급환자의 발생건수도 빠르게 증가하고 있다.

이러한 각종 심뇌혈관질환 및 교통사고 등으로 인한 응급환자는 신속하고 적절하며 전문적인 의료서비스를 통하여 생명을 보호받아야만 한다. 따라서 응급환자를 위하여 조치되는 상담 및 구조, 이송 및 응급처치와 진료 등을 포괄하는 응급의료의 필요성이 증가되고 있으며, 응급환자의 생존 가능성을 높이기 위한 응급의료체계의 확고한 확립이 중요하다.

1) 응급의료의 정의

(1) 응급의료

「응급의료에 관한 법률(시행 2017.7.26., 법률 제14839호)」에 의하면 "응급의료"란 응급환자가 발생한 때부터 생명의 위험에서 회복되거나 심신상의 중대한 위해가 제거되기까지의 과정에서 응급환자를 위하여 하는 상담·구조(救助)·이송·응급처치 및 진료 등의 조치를 말한다(국가법령정보센터, 2017).

(2) 응급환자

「응급의료에 관한 법률(시행 2017.7.26., 법률 제14839호)」에 의하면 "응급환자"란 질병, 분만, 각종 사고 및 재해로 인한 부상이나 그 밖의 위급한 상태로 인하여 즉시 필요한 응급처치를 받지 아니하면 생명을 보존할 수 없거나 심신에 중대한 위해(危害)가 발생할 가능성이 있는 환자 또는 이에 준하는 사람으로서 보건복지부령으로 정하는 사람을 말한다. 「응급의료에 관한 법률 시행규칙」에서 응급환자는 응급증상 및 이에 준하는 증상, 이러한 증상으로 진행될 가능성이 있다고 응급의료종사자가 판단하는 증상이 있는 자로 정의하고 있다(국가법령정보센터, 2017).

(3) 응급처치

「응급의료에 관한 법률(시행 2017.7.26., 법률 제14839호)」에 의하면 "응급처치"란 응급의료행위의 하나로서 응급환자의 기도를 확보하고 심장박동의 회복, 그 밖에 생명의 위험이나 증상의 현저한 악화를 방지하기 위하여 긴급히 필요로 하는 처치를 말한다(국가법령정보센터, 2017).

(4) 응급의료종사자

「응급의료에 관한 법률(시행 2017.7.26., 법률 제14839호)」에서 "응급의료종사자"란 관계법령에서 정하는 바에 따라 취득한 면허 또는 자격의 범위에서 응급환자에 대한 응급의료를 제공하는 의료인과 응급구조사를 말한다(국가법령정보센터, 2017).

(5) 응급의료기관

「응급의료에 관한 법률(시행 2017.7.26., 법률 제14839호)」에서 "응급의료기관"란 「의료법」 제3조에 따른 의료기관 중에서 이 법에 따라 지정된 중앙응급의료센터, 권역응급의료센터, 전문응급의료센터, 지역응급의료센터 및 지역응급의료기관을 말한다(국가법령정보센터, 2017).

2 응급의료체계

1) 응급의료체계의 개념

응급의료체계(emergency medical service system, EMSS)는 현장에서의 신속하고 정확한 응급처치, 빠른 이송, 병원에서의 적합한 치료가 필수적이며, 응급의료체계는 이러한 각 단계에서 필요한 구성요소를 조직하고 유기적으로 연결시키는 통합적인 체계를 의미한다.

응급의료체계의 구축은 응급의료를 병원 밖으로 확대하는 것이고, 사회적으로는 사회보장 및 복지제도의 향상을 의미한다. 따라서 국가 차원의 관점에서 응급의료체계는 국민의 건강과 안전에 대한 사회안전보장 및 복지정책의 일환이라고 할 수 있다. 이러한 응급의료체계를 구축하는 원칙과 목적은 대부분의 나라에서 유사하지만, 나라마다 기존의 사회제도나 의료제도로 인하여 독특한 응급의료체계를 구축하고 있다. 우리나라의 경우, 경제개발 5개년 계획의 성공으로 얻어진 경제성장과 국민의 생활 및 의식수준의 향상, 그리고 끊이지 않는 대형사고와 재해 등의 경험으로 응급의료체계가 구축되었다.

응급의료체계를 조금 더 구체적으로 정의하면, 정적규모의 지역에서 응급상황 발생 시 효과적이고 신속하게 의료를 제공하기 위해서 인력, 시설, 장비를 유기적으로 운용할 수 있도록 재배치하는 것을 말한다. 즉, 응급환자가 발생하였을 때, 현장에서 적절한 처치를 시행한 후, 신속하고 안전하게 환자를 치료에 적합한 병원으로 이송할 수 있어야 한다. 따라서 짧은 시간에 최상의 응급의료서비스를 제공하기 위해서는 현장출동 및 처치팀(119 구급대) 및 병원 응급의료팀 간의 유기적인 협력체계 구축이 필수적이다(중앙응급의료센터, 2016).

2) 응급의료체계의 활동 단계와 구성 요소

(1) 응급의료체계의 활동 단계(중앙응급의료센터, 2016)

① 시민의 신고 응급조치(citizen activation)

② 신고접수 및 출동(dispatch)

③ 병원 전 응급처치(pre-hospital care)

④ 병원 처치(hospital care)

⑤ 재활(rehabilitation)

(2) 응급의료체계의 구성 요소

응급의료체계의 구성 요소는 의료환경의 변화나 응급의료의 필요에 따라 달라질 수 있으며, 운용의 평가와 분석을 통해 특정 구성 요소를 보완하거나 강조할 수 있다. 우리나라는 현재 전문화된 양질의 응급의료에 대한 요구도가 높아졌으며, 응급의료체계의 구축단계 이후의 각 구성 요소의 평가와 취약 요소에 대한 보강이 이루어지고 있는 단계라고 할 수 있다.

최근의 응급의료체계 구성 요소는 다음의 14가지로 구성되어 운영되고 있다(중앙응급의료센터, 2016).

① 교육 및 훈련

② 정보·통신체계

③ 병원 전 이송기관

④ 병원 간 이송기관

⑤ 응급의료기관

⑥ 전문응급의료시설

⑦ 신고접수 및 반응

⑧ 대중교육 및 정보제공

⑨ 질 개선

⑩ 재난대비계획

⑪ 상호지원

⑫ 업무지원

⑬ 재정

⑭ 의료지도

3) 응급의료체계의 운용단계(중앙응급의료센터, 2016)

응급의료체계는 응급의료서비스가 제공되는 장소에 따라 크게 '병원 전 단계'와 '병원 단계'로 구분할 수 있으며, 그 활동단계를 세분화하면 다음과 같다.

(1) 병원 전 단계(pre-hospital phase)

① 환자발생의 신고와 구급차 출동

② 구급차가 현장에 도착하기 전까지 전화상담원(dispatcher)에 의해 이루어지는 응급처치 요령의 지도

③ 구급대(응급구조사, 구급대원)에 의한 현장 응급처치

④ 정보·통신체계를 이용한 구급차－병원 간의 정보교환으로 이송병원 결정, 현장에서 병원까지 이송 중에 이루어지는 이송처치

(2) 병원 단계(hospital phase)

① 현장처치의 검토 및 연속적인 응급처치

② 진단을 위한 적절한 검사

③ 입원치료(중환자실, 일반병실) 혹은 응급수술 결정

④ 환자의 응급처치에 필수적인 의료진이나 시설, 장비가 준비된 전문응급센터(외상, 화상, 독극물, 심혈관센터 등)나 응급의료기관으로 전원여부의 결정과 전원병원 결정

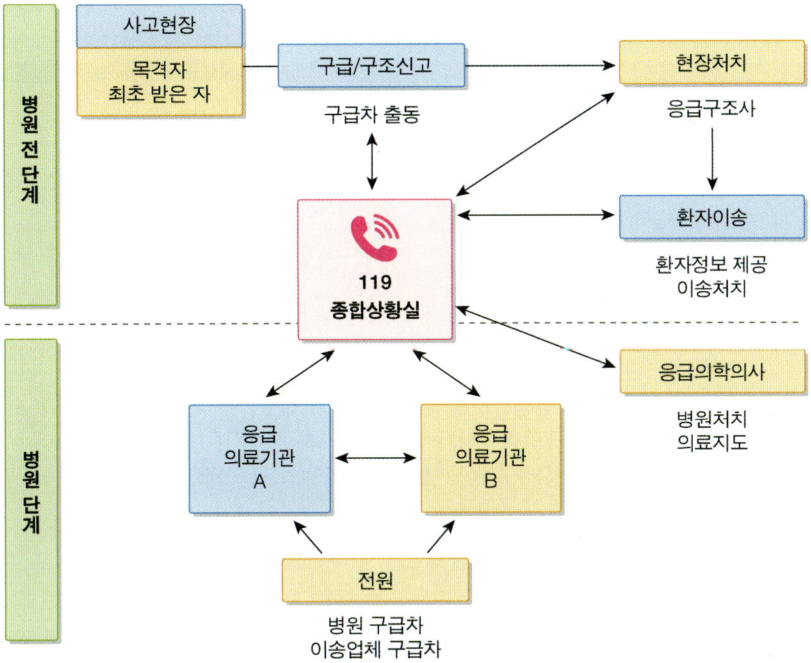

그림 1-1 우리나라 응급의료체계의 흐름

4) 응급의료기관

응급의료기관의 응급실은 기본적으로 24시간 응급환자를 진료할 수 있는 인력과 시설 및 장비를 갖추어야 한다. 이외에도 응급의료정보센터와 공유할 수 있는 정보·통신장비, 전원에 필요한 구급차 등을 구비해야 한다. 응급실은 응급의료체계에서 병원 처치의 통로로 중증도 판정실, 소생실 등 응급의료 수행에 적합한 구조로 설계되어 있어야 한다. 보통 응급의료체계에게는 응급실의 가용자원이나 특수처치(specialty care) 이용 가능성에 따라 응급의료기관을 등급화 하는 것이 보통이다. 국가에서는 각 병원의 응급실을 규정에 따라 평가하여 응급의료기관으로 지정하고, 지역의 인구 등을 고려하여 등급과 함께 합당한 업무를 부여한다. 또한 지속적인 응급의료기관의 수준 향상을 위해서 응급의료의 적정성을 평가할 수 있는 표준화된 평가지침서를 개발하고, 이에 따른 각 응급의료기관의 평가 및 재정 지원을 실시해야 한다. 현재 우리나라는 응급의학전문의 진료체계 완비, 응급실 근무인력의 고급화, 시설·장비의 선진화를 위해 중장기 계획을 수립하여, 매년 응급의료기관을 평가하고 그 결과에 따라 재정지원을 실시하고 있다.

현재 우리나라의 응급의료기관의 수와 기능은 〈표 1-1〉과 같다(중앙응급의료센터, 2016).

표 1-1 우리나라 응급의료기관의 수와 기능(2018년 1월 기준)

응급의료기관 수	기능
중앙응급의료센터 (1개소)	• 응급의료기관 등에 대한 평가 및 질을 향상시키는 활동에 대한 지원 • 응급의료종사자에 대한 교육훈련 • 응급의료에 관한 법률 제26조에 따른 권역응급의료센터 간의 업무조정 및 지원 • 응급의료 관련 연구 • 국내외 재난 등의 발생 시 응급의료 관련 업무의 조정 및 그에 대한 지원 • 응급의료정보통신망의 운영 지원 • 그 밖에 보건복지부장관이 정하는 응급의료 관련 업무
권역응급의료센터 (36개소)	• 응급환자의 진료 • 대형재해 등 발생 시 응급의료지원 • 권역안의 응급의료종사자에 대한 교육·훈련 • 기타 보건복지부장관이 정하는 권역안의 응급의료 관련 업무
전문응급의료센터 (2개소)	• 보건복지부장관은 시·도지사와의 협의를 거쳐 외상환자, 화상환자 및 독극물중독 환자 등에 대한 응급의료를 위하여 종합병원 중에서 분야별로 전문응급센터를 지정할 수 있다.
지역응급의료센터 (117개소)	• 시·도지사는 관할 지역의 주민에게 적정한 응급의료를 제공하기 위하여 종합병원 중에서 지역응급의료센터를 지정하여 운영함
지역응급의료기관 (259개소)	• 시장·군수·구청장은 관할 지역의 주민에게 적절한 응급의료를 제공하기 위하여 종합병원과 「의료법」 제3조제2항제1호가목 및 같은 항 제3호가목에 따른 의원 및 병원 중에서 지역응급의료기관을 지정함

5) 응급의료인력

응급의료체계에서의 인력은 크게 병원 전 단계에서 활동하는 최초반응자(first responder), 응급구조사(emergency medical technician, EMT)와 병원 단계에서 주로 활동하는 응급의학의사, 응급전문간호사(emergency nurse practitioner), 그 외 응급센터에서 근무하는 의료진으로 분류한다. 최초반응자는 일반인, 경찰, 공익요원 가운데 국가나 응급의료 관련단체가 제공하는 일차응급처치(first aid) 과정을 이수한 자가 될 수 있다. 응급구조사는 병원 전 단계에서 응급의료 수행의 핵심 인력이며, 나라마다 등급 분류나 명칭에는 차이가 있을 수 있다. 응급구조사는 등급에 따라 교육과정이나 수행업무가 달라지고 필요에 따라 등급이 세분화된다. 각 분야별 응급의료 종사자(EMS personnel)에 대한 근무지 제한은 없기 때문에 응급의학의사나 응급전문간호사가 병원 전 단계에서 활동할 수 있으며, 반대로 응급구조사가 응급의료센터에서 근무할 수 있다.

응급의료인력의 분류 및 주요업무는 〈표 1-2〉와 같다(중앙응급의료센터, 2016).

표 1-2 응급의료인력(EMS provider)의 구성요소

응급의료인력의 분류		주요업무
병원 전 단계		
최초반응자		응급구조사 도착 전까지 일차응급처치 수행
응급구조사	1급 응급구조사	신고접수 및 전화상담, 현장처치, 이송업무
	2급 응급구조사	
병원단계		중증도 판정(triage), 전원 혹은 공공기관
응급전문간호사		협조서류의 준비, 응급 관련 교육의 강사, 응급 관련 전산업무
응급의학의사		환자진료, 의료지도, 교육, 연구, 평가, 관리 등의 업무
응급센터 근무 의료진		응급검사, 시술보조

6) 정보·통신체계 및 이송체계

(1) 정보·통신체계

정보·통신체계는 양질의 응급의료서비스를 제공하기 위해 응급의료체계의 각 구성 요소와 관리자들을 하나의 유기체로 만들어주는 역할을 담당한다. 응급의료서비스를 위한 통신체계의 구성 요소는 다음의 세 가지이다.

① 접근(access)

② 신고접수 및 전화상담(dispatch)

③ 의료지도(medical oversight)

통신은 유선과 무선 모두 가능하며, 전산통신망을 이용한 정보시스템의 구축은 통신으로 가능한 업무의 영역을 확대할 수 있다. 이렇게 응급의료체계의 각 구성 요소별로 수집된 정보는 연구, 평가자료 및 의료지도 등에 활용할 수 있다. 우리나라의 응급의료 정보·통신망은 응급의료정보센터를 중심으로 소방의 119 구급대와 응급의료기관이 연계하여 구축되어 있으며, 중앙응급의료센터는 응급의료 정보·통신망의 구축, 관리 및 운용에 대한 지도와 감독 역할을 수행하고 있다.

(2) 이송체계

응급환자의 이송은 병원 전(out-of-hospital), 병원 간(inter-facility) 이송으로 구분할 수 있고, 환자이송체계는 이송수단과 탑승 인력, 응급의료기관, 그리고 정보·통신으로 구성된다. 이송수단은 육로이송(구급차), 항공이송(항공기, 헬기), 해상(구급보트) 등을 들 수 있다. 산악지역이나 도서지역과 같이 응급의료기관까지 이송시간이 길거나 육로이송이 어려울 경우에

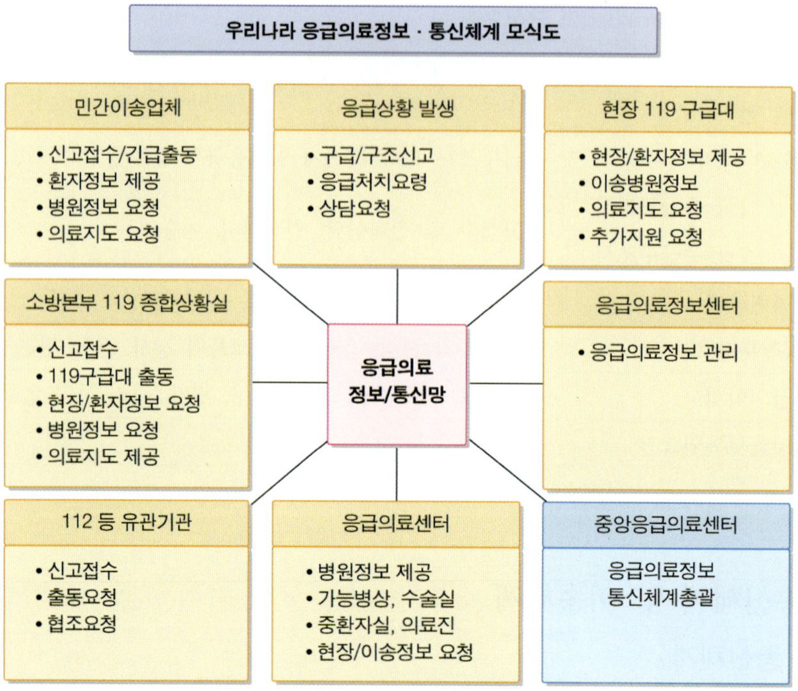

그림 1-2 우리나라 응급의료 정보·통신체계 모식도(중앙응급의료센터, 2016)

항공이송을 이용하고, 인접한 섬들로 구성된 국가나 지역에서는 구급보트를 이용한 해상이송을 하기도 한다.

우리나라에서는 이송환자의 중증도에 따라 일반구급차와 특수구급차의 2종류가 운행되고 있으며, 미국의 경우엔 3가지의 표준화된 구급차를 운행하고 있다. 항공이송은 소방구조대 소속의 소방헬기가 주로 이용되고 있으며 드물게 인근 군부태의 군용헬기가 이용되기도 한다.

병원 전 단계의 환자이송은 119 구급대가 전담하고 병원 간 이송은 대부분 병원 자체의 구급차나 민간이송업체에서 유료로 운행하는 구급차를 이용하고 있다.

이송병원의 결정은 환자의 중증도를 평가하여 응급처치에 적합한 가장 가까운 응급의료기관을 선택하는 것이 원칙이다.

응급수술이나 심뇌혈관조영술 같은 전문시술이 요구되는 경우에는 즉시 시술이 가능한 응급의료기관으로 이송해야 한다. 이송 중 처치를 위한 의료지도나 이송병원에 대한 정보는 구급차–응급의료기관 간의 정보·통신망을 통해 얻을 수 있어야 한다.

3 우리나라 응급의료체계의 변천과정

우리나라의 응급의료체계에서는 1980년대에 들어서 본격적으로 공공의 개념으로 응급환자 후송을 시작하였다. 이는 1960년대 이후 국가적 지원으로 응급환자를 위한 별도의 조직을 운영하였던 미국이나 유럽의 여러 국가들에 비하여 20여년 정도가 늦은 것이었다. 우리나라는 1979년 대한의학협회 주관으로 '야간구급환자신고센터'가 운영되었고 이는 1982년에 '119 소방구급대'로 변경되었다. 1989년에 대한응급의학회가 창립되었으며 이때부터 의학대학에 응급의학과가 개설되고 전공의의 수련이 시작되었다. 1990년대 들어서부터 정부의 응급의료체계 구축에 관한 지원이 증가하기 시작하여, 1991년에 「응급의료관리규칙」이 제정되고 '응급환자정보센터'를 대한적십자사 내에 설치하였으며, 응급정보센터 및 응급의료 지정병원을 선정하였다.

이러한 흐름 속에서 우리나라에서는 1993년부터 1995년 사이에 각종 대형사고가 빈번히 발생하여 응급의료의 중요성에 대한 사회적 공감대가 형성되기 시작하였다. 이때 발생한 대

표 1-3 우리나라 응급의료체계의 변천과정

연도	주요사항
1979	야간 응급환자 신고센터(대한의학협회 주관)
1982	서울시에서 119 구급대 운영, 야간 구급환자 신고센터 운영지침
1987	응급의료체계구축 가시화
1989	대한응급의학회 창립
1990	응급실운영지침
1991	'응급의료관리규칙', 129 응급정보센터 추진 및 응급의료기관 지정
1994	'응급의료에 관한 법률' 제정
1996	응급의학전문의제도
1997	'적십자 응급환자 정보센터'로 개칭, 응급환자 전용번호 1339로 변경
2000	'응급의료센터'로 개칭, 응급 의료정보시스템 전국적으로 확산
2003	응급의료기관 운영비 지원
2006	응급의료기술지원단 설치·운영규정 제정 및 운영, 응급전문간호사 제도 도입
2010	국립중앙의료원 내부직제로 중앙응급의료센터 설치(응급의료지원팀, 항공의료사업단)
2013	응급의료정보센터 1339는 119와 통합운영

표적인 대형사고로는 1993년 목포행 항공기 추락사고, 서해훼리호 침몰사고, 1994년 성수대교 붕괴사고, 아현동 가스폭발 사고, 1995년 대구 지하철 가스폭발 사고, 삼풍백화점 붕괴사고 등을 들 수 있다. 이로 인해 1994년 1월에 「응급의료에 관한 법률(대통령령 제14496호)」이 제정되었고, 1995년부터 전문대학에 1급 응급구조사 양성을 위한 응급구조과가 개설되었다. 그리고 1996년 2월에 제1회 응급의학전문의 자격시험이 시행되어 총 51명의 전문의가 배출되었다. 응급전문간호사의 경우에는 2006년에 제도가 도입되어 2013년까지 총 299명의 응급전문간호사가 배출되었다.

1997년 1월에 '응급환자정보센터'의 접수 전용번호가 129에서 1339호 변경되었고, 이는 2013년 119와 통합 운영되었다. 2000년 7월에 「응급의료에 관한 법률」이 개정되면서 '응급환자정보센터'는 '응급의료센터'로 개칭되었고, 국립의료원에 '중앙응급의료센터'가 개설되고, 권역별로 응급의료센터가 생기기 시작하였다. 2003년부터 응급의료기관 운영비가 지원되면서 응급의료서비스의 수준 향상이 이루어졌으며, 2006년 1월 응급의료기술지원단이 설치 및 운영되기 시작하였다.

4 응급의료에 관한 법률

이 법은 국민들이 응급상황에서 신속하고 적절한 응급의료를 받을 수 있도록 응급의료에 관한 국민의 권리와 의무, 국가·지방자치단체의 책임, 응급의료제공자의 책임과 권리를 정하고 응급의료자원의 효율적 관리에 필요한 사항을 규정함으로써 응급환자의 생명과 건강을 보호하고 국민의료를 적정하게 함을 목적으로 제정되었다. 이 가운데 국민의 권리와 의무, 응급의료종사자의 권리와 의무, 구조 및 응급처치에 관한 교육에 대한 법률을 살펴보면 다음과 같다.

1) 국민의 권리와 의무

「응급의료에 관한 법률(시행 2017.7.26., 법률 제14839호)」에서 국민의 권리와 의무는 다음과 같다[개정 2011.8.4.].

제3조(응급의료를 받을 권리) 모든 국민은 성별, 나이, 민족, 종교, 사회적 신분 또는 경제적 사정 등을 이유로 차별받 지 아니하고 응급의료를 받을 권리를 가진다. 국내에 체류하고 있는 외국인도 또한 같다.

제4조(응급의료에 관한 알 권리) ① 모든 국민은 응급상황에서의 응급처치 요령, 응급의료기관 등의 안내 등 기본적인 대응방법을 알 권리가 있으며, 국가와 지방자치단체는 그에 대한 교육·홍보 등 필요한 조치를 마련하여야 한다.

② 모든 국민은 국가나 지방자치단체의 응급의료에 대한 시책에 대하여 알 권리를 가진다.

제5조(응급환자에 대한 신고 및 협조 의무) ① 누구든지 응급환자를 발견하면 즉시 응급의료기관 등에 신고하여야 한다.

② 응급의료종사자가 응급의료를 위하여 필요한 협조를 요청하면 누구든지 적극 협조하여야 한다.

제5조의2(선의의 응급의료에 대한 면책) 생명이 위급한 응급환자에게 다음 각 호의 어느 하나에 해당하는 응급의료 또는 응급처치를 제공하여 발생한 재산상 손해와 사상(死傷)에 대하여 고의 또는 중대한 과실이 없는 경우 그 행위자는 민사책임과 상해(傷害)에 대한 형사책임을 지지 아니하며 사망에 대한 형사책임은 감면한다.

1. 다음 각 목의 어느 하나에 해당하지 아니하는 자가 한 응급처치
   가. 응급의료종사자
   나. 「선원법」 제86조에 따른 선박의 응급처치 담당자, 「119구조·구급에 관한 법률」 제10조에 따른 구급대 등 다른 법령에 따라 응급처치 제공의무를 가진 자
2. 응급의료종사자가 업무수행 중이 아닌 때 본인이 받은 면허 또는 자격의 범위에서 한 응급의료
3. 제1호 나목에 따른 응급처치 제공의무를 가진 자가 업무수행 중이 아닌 때에 한 응급처치

2) 응급의료종사자의 권리와 의무

「응급의료에 관한 법률(시행 2017.7.26., 법률 제14839호)」에서 응급의료종사자의 권리와 의무는 다음과 같다[개정 2011.8.4.].

제6조(응급의료의 거부금지 등) ① 응급의료기관등에서 근무하는 응급의료종사자는 응급환자를 항상 진료할 수 있도록 응급의료업무에 성실히 종사하여야 한다.

② 응급의료종사자는 업무 중에 응급의료를 요청받거나 응급환자를 발견하면 즉시 응급의료를 하여야 하며 정당한 사유 없이 이를 거부하거나 기피하지 못한다.

제7조(응급환자가 아닌 사람에 대한 조치) ① 의료인은 응급환자가 아닌 사람을 응급실이 아닌 의료시설에 진료를 의뢰하거나 다른 의료기관에 이송할 수 있다.

② 진료의뢰·환자이송의 기준 및 절차 등에 관하여 필요한 사항은 대통령령으로 정한다.

제8조(응급환자에 대한 우선 응급의료 등) ① 응급의료종사자는 응급환자에 대하여는 다른 환자보다 우선하여 상담·구조 및 응급처치를 하고 진료를 위하여 필요한 최선의 조치를 하여야 한다.

② 응급의료종사자는 응급환자가 2명 이상이면 의학적 판단에 따라 더 위급한 환자부터 응급의료를 실시하여야 한다.

제9조(응급의료의 설명·동의) ① 응급의료종사자는 다음 각 호의 어느 하나에 해당하는 경우를 제외하고는 응급환자에게 응급의료에 관하여 설명하고 그 동의를 받아야 한다.

1. 응급환자가 의사결정능력이 없는 경우
2. 설명 및 동의 절차로 인하여 응급의료가 지체되면 환자의 생명이 위험하여지거나 심신상의 중대한 장애를 가져오는 경우

② 응급의료종사자는 응급환자가 의사결정능력이 없는 경우 법정대리인이 동행하였을 때에는 그 법정대리인에게 응급의료에 관하여 설명하고 그 동의를 받아야 하며, 법정대리인이 동행하지 아니한 경우에는 동행한 사람에게 설명한 후 응급처치를 하고 의사의 의학적 판단에 따라 응급진료를 할 수 있다.

③ 응급의료에 관한 설명·동의의 내용 및 절차 등에 관하여 필요한 사항은 보건복지부령으로 정한다.

제10조(응급의료 중단의 금지) 응급의료종사자는 정당한 사유가 없으면 응급환자에 대한 응급의료를 중단하여서는 아니 된다.

제11조(응급환자의 이송) ① 의료인은 해당 의료기관의 능력으로는 응급환자에 대하여 적절한 응급의료를 할 수 없다고 판단한 경우에는 지체 없이 그 환자를 적절한 응급의료가 가능한 다른 의료기관으로 이송하여야 한다.

② 의료기관의 장은 제1항에 따라 응급환자를 이송할 때에는 응급환자의 안전한 이송에 필요한 의료기구와 인력을 제공하여야 하며, 응급환자를 이송받는 의료기관에 진료에 필요한 의무기록(醫務記錄)을 제공하여야 한다.

③ 의료기관의 장은 이송에 든 비용을 환자에게 청구할 수 있다.

④ 응급환자의 이송절차, 의무기록의 이송 및 비용의 청구 등에 필요한 사항은 보건복지부령으로 정한다.

제12조(응급의료 등의 방해 금지) 누구든지 응급의료종사자(「의료기사 등에 관한 법률」 제2조에 따른 의료기사와 「의료법」 제80조에 따른 간호조무사를 포함한다)의 응급환자에 대한 구조·이송·응급처치 또는 진료를 폭행, 협박, 위계(僞計), 위력(威力), 그 밖의 방법으로 방해하거나 의료기관 등의 응급의료를 위한 의료용 시설·기재(機材)·의약품 또는 그 밖의 기물(器物)을 파괴·손상하거나 점거하여서는 아니 된다.

3) 구조 및 응급처치에 관한 교육

「응급의료에 관한 법률(시행 2017.7.26., 법률 제14839호)」에서 구조 및 응급처치에 관한 교육의 내용은 다음과 같다. <개정 2016.12.2.>

제14조(구조 및 응급처치에 관한 교육) ① 보건복지부장관 또는 시·도지사는 응급의료종사자가 아닌 사람 중에서 다음 각 호의 어느 하나에 해당하는 사람에게 구조 및 응급처치에 관한 교육을 받도록 명할 수 있다.

1. 구급차 등의 운전자
2. 「여객자동차 운수사업법」 제3조 제1항에 따른 여객자동차운송사업용 자동차의 운전자
3. 「학교보건법」 제15조에 따른 보건교사
4. 도로교통안전업무에 종사하는 사람으로서 「도로교통법」 제5조에 규정된 경찰공무원 등
5. 「산업안전보건법」 제32조 제1항에 따른 안전·보건에 관한 교육의 대상자
6. 「체육시설의 설치·이용에 관한 법률」 제5조 및 제10조에 따른 체육시설에서 의료·구호 또는 안전에 관한 업무에 종사하는 사람
7. 「유선 및 도선 사업법」 제22조에 따른 인명구조요원
8. 「관광진흥법」 제3조 제1항 제2호부터 제6호까지의 규정에 따른 관광사업에 종사하는 사람 중 의료·구호 또는 안전에 관한 업무에 종사하는 사람
9. 「항공안전법」 제2조 제14호 및 제17호에 따른 항공종사자 또는 객실승무원 중 의료·구호 또는 안전에 관한 업무에 종사하는 사람
10. 「철도안전법」 제2조 제10호 가목부터 다목까지의 규정에 따른 철도종사자 중 의료·구호 또는 안전에 관한 업무에 종사하는 사람
11. 「선원법」 제2조 제1호에 따른 선원 중 의료·구호 또는 안전에 관한 업무에 종사하는 사람
12. 「소방시설 설치·유지 및 안전관리에 관한 법률」 제20조에 따른 소방안전관리자 중 대통령령으로 정하는 사람
13. 「국민체육진흥법」 제2조 제6호에 따른 체육지도자

② 보건복지부장관 및 시·도지사는 대통령령으로 정하는 바에 따라 제4조제1항에 따른 응급처치 요령 등의 교육·홍보를 위한 계획을 매년 수립하고 실시하여야 한다. 이 경우 보건복지부장관은 교육·홍보 계획의 수립 시 소방청장과 협의하여야 한다.

③ 시·도지사는 제2항에 따라 응급처치 요령 등의 교육·홍보를 실시한 결과를 보건복지부장관에게 보고하여야 한다.

④ 제1항부터 제3항까지의 규정에 따른 구조 및 응급처치에 관한 교육의 내용 및 실시방법, 보고 등에 관하여 필요한 사항은 보건복지부령으로 정한다.

5 우리나라 응급의료체계의 문제점과 발전방향

오영호(2011)는 우리나라의 응급의료체계가 기울여 온 노력에도 불구하고 여전히 선진국 수준에 못 미치고 있음을 지적하면서, 우리나라 응급의료의 현황과 문제점을 파악하고 향후 우리나라 응급의료체계가 나아가야 할 방향을 제시하였다. 이러한 내용을 정리하면 다음과 같다.

1) 우리나라 응급의료체계의 문제점

(1) 응급의료 자원공급의 부족과 지역 간 불균형

우리나라의 응급의료는 대부분을 민간에 의존하기 때문에 절대적인 양적 부족과 함께 지역적 불균형이 심하다. 종합병원급 이상에 해당하는 지역응급의료센터가 부족한 지역으로 경기도 북부 지역, 강원도, 경상남도 서부 지역, 충청남도 서부 지역이 있으며, 병원급에 해당하는 지역응급의료기관이 없어 응급의료서비스를 이용할 수 없는 지역은 대부분이 군 지역이다. 90여 개의 시·군·구는 응급의학과 전문의가 없는 실정이다.

(2) 응급의료체계 구성요소별 문제점

① 병원 전 단계의 문제점

응급환자가 발생한 현장에서 병원까지 이송하는 병원 전 단계에서의 적절한 처치는 응급환자의 생존율을 높일 수 있다. 그러나 이송체계의 양적인 팽창에도 불구하고, 현장 및 이송단계 수준은 여전히 미흡한 실정이다.

2004년 조사에 따르면 현장 및 이송 중 응급처치 실시율은 36.8%로 나타났음, 특히 병원 전 단계 응급환자 적절 치료율은 3.1%에 불과하였다. 환자의 중증도에 따라 치료가 가능한 병원으로 이송하지 않는 부적절 이송률도 78.7%에 이르고 있었다. 또한 2009년 12월 기준으로 소방의 구급인력 중 1급 및 2급 응급구조사의 비율은 66%였으며, 이는 응급구조상의 임상경험 부족으로 인한 현장 및 이송 중 응급처치 수준이 선진국에 비해 현저히 낮음을 보여주었다. 그리고 소방 중심의 병원 전 단계 응급의료에서는 의학적 자문이 필수적인 요소인데 우리나라의 현행 체계에서는 소방서에 대한 구급업무의 의료적 관점에서 의료지도, 자문, 평가, 환류체계가 적절하게 작동되지 않고 있기도 하다.

② 병원 단계의 문제점

병원 전 단계뿐만 아니라 병원 단계의 응급의료를 위한 전문 인력 또한 부족한 실정이다. 응급실은 업무의 과중함, 의료사고의 높은 위험성, 환자나 보호자로부터의 신변위협 등으로 의료인들이 기피하는 부서가 되었다. 2008년 기준으로 응급의학 전문의의 법정 최소 인력요건을 충족한 기관은 60% 수준이었으며, 24시간 전문의의 진료가 가능한 지역응급의료센터는 전체의 71% 수준이었다.

병원 단계에서 또 다른 문제로는 경증환자가 응급실을 이용하거나 또는 비응급환자가 응급실을 대형병원에 입원하기 위한 중간단계로 이용하고 있다는 점이다. 응급실을 이용하는 환자의 82%는 방문 후 6시간 이내 퇴원하는 환자이며, 외래 및 야간진료서비스 성격과 중복되는 경우가 많아 응급환자에 대한 입원대기, 관찰병상 제공 등 효과적인 서비스가 제공되기 곤란한 경우가 발생하기도 한다.

2) 우리나라 응급의료체계의 발전방향

(1) 응급의료자원 공급의 적정수급

응급의료는 국민의 생존권을 보장하는 중요한 사회적 안전장치로 응급환자의 생명은 질환별 적정치료를 받아야 하는 황금시간(Golden time)이 있다. 따라서 치료가 늦어질 경우에는 생명에 치명적이므로 이송 및 의료자원의 지역 간 균형 배치가 필수적이다. 이에 응급의료자원의 공급 부족과 지역별 불균형 문제는 반드시 해소해야 할 과제이다. 이를 위하여 지역응급의료의 수요와 공급을 지속적으로 파악하기 위한 모니터링 체계를 확보하고 합리적인 자원분배 원칙과 방법을 개발해야만 한다.

또한 응급의료기관 취약지역에 대한 응급의료기관 지원 정책이 필요하다. 응급센터가 수요에 비하여 부족한 진료권에는 응급의료기관 중 일부에 대한 선별적 지원을 통하여 적정 수의 지역응급의료센터를 확보해야 하며, 반대로 응급센터가 과잉 공급된 지역에서는 질적 수준이 높은 응급센터만을 선별하여 지원함으로써 장기적 관점으로 공급량을 적정화해 나가야 한다. 이와 더불어 취약 지역의 응급의료 공백을 해소하기 위해서 공중보건의사가 근무하는 보건소·보건지소를 연결하는 취약지역 응급의료네트워크를 형성하는 방안도 생각해 볼 수 있을 것이다.

(2) 병원 전 단계의 개선방안

응급환자 발생 시 119 구급대와 구급차가 현장에 도착하기 전에 일반인에 의한 기본 응급처치를 위한 교육이 지속적으로 필요하다. 또한 현장·이송 중 처치 적절성을 높이기 위하여 응급구조사에 대한 의사의 지도 기능도 강화되어야 한다.

이와 함께 구급차가 현장에 도착하여 구급대원에 의한 전문 응급처치가 시행되고 환자가 이송 중 적절한 응급처치를 시행하기 위한 의료지도 시행과 적절한 이송병원의 선정, 응급의료기관에서의 응급환자 처치 준비 및 병원 간 이송을 위한 민간이송단의 관리체계 연계 방안 마련과 함께 업무의 표준화도 필요하다.

(3) 병원 단계의 개선방안

적정한 응급의료 수가는 응급병상 및 응급의료 인력을 결정하는 중요한 요인으로 병원 단계의 응급의료수준 향상에 기여할 수 있다. 또한 응급실이 중증의 응급환자에 대한 최적의 응급의료서비스를 제공하기 위해서는 응급의료전달체계의 확립이 필수적이다. 비응급환자의 응급실 이용을 제한할 수 있는 제도적 장치의 마련과 함께 응급실 근무자에 대한 인력 충원과 안전성 확보는 응급환자의 진료를 위해 기본적으로 보장되어야 할 문제이다.

2

P·A·R·T

재난관리

학습목표

- 재난을 정의하고 분류한다.
- 재난관리의 개념과 재난관리 과정을 이해한다.
- 우리나라의 재난관리체계를 이해한다.
- 재난 유형에 따른 재난관리대책을 이해한다.
- 재난간호를 설명한다.

PART 2

재난관리

1 재난의 정의와 분류

전 세계적으로 온난화로 인한 자연재난과 인간의 과실로 인한 사회재난이 증가하고 있으며, 이로 인한 인적·경제적 손실 또한 지속적인 증가 추세이다. 특히 우리나라의 경우, 국민의 재난에 대한 두려움이 증가하고, 그 대응책에 관심이 고조되어 가면서 정부의 재난관리 정책 및 전략 수립에 대한 요구가 증대되고 있다. 따라서 재난으로 인한 피해를 줄이기 위해서는 과학적인 근거를 바탕으로 하는 체계적인 재난관리와 국가 중심이 되어 세계적인 협력과 더불어 개개인 각자의 노력이 중요하다.

이번 장에서는 재난의 정의와 재난관리의 개념과 과정 및 우리나라의 재난관리 정책에 대해서 알아보고, 재난간호와 재난상황에서 갖추어야 할 간호사의 역량에 대해서 살펴보고자 한다. 이를 통해 우리나라 재난관리의 문제점 및 해결방안을 모색하는 토대를 마련하고자 한다.

1) 재난의 정의

우리나라에서는 "재난"을 국민의 생명·신체·재산과 국가에 피해를 주거나 줄 수 있는 것으로 정의하고 있다(「재난 및 안전관리 기본법(시행 2017.7.26., 법률 제14839호)」). 일반적으로 재난과 재해는 유사한 의미로 사용되고 있다. 하지만 엄격히 구별하자면, 재난은 인적·물적 피해를 줄 수 있는 자연현상이나 사건이며, 재해는 재난과 재난으로 인한 직·간접적 피해를 통칭하는 단어이다.

2) 재난의 분류

우리나라에서는 「재난 및 안전관리 기본법(시행 2017.7.26., 법률 제14839호)」에 따라 재난을 자연재난과 사회재난으로 크게 분류하고 있다.

"자연재난"은 태풍, 홍수, 호우(豪雨), 강풍, 풍랑, 해일(海溢), 대설, 낙뢰, 가뭄, 지진, 황사(黃砂), 조류(藻類), 조수(潮水), 화산활동, 소행성·유성체 등 자연우주물체의 추락·충돌, 그 밖에 이에 준하는 자연현상으로 인하여 발생하는 재해를 말한다.

그리고 "사회재난"은 화재·붕괴·폭발·교통사고(항공사고 및 해상사고를 포함한다)·화생방사고·환경오염사고 등으로 인하여 발생하는 상황으로 대통령령으로 정하는 규모 이상의 피해와 에너지·통신·교통·금융·의료·수도 등 국가기반체계의 마비, 「감염병의 예방 및 관리에 관한 법률」에 따른 감염병 또는 「가축전염병예방법」에 따른 가축전염병의 확산 등으로 인한 피해를 말한다.

그 외에 "해외재난"이란 대한민국의 영역 밖에서 대한민국 국민의 생명·신체 및 재산에 피해를 주거나 줄 수 있는 재난으로서 정부차원에서 자국민의 보호를 위해 대처할 필요가 있는 재난을 말한다.

「재난 및 안전관리기본법」이 제정되기 이전에는 「자연재해대책법」상의 자연재해와 「재난관리법」상의 인적재난으로 이원화되어 있었다. 현재의 사회적 환경이나 과학기술 수준에서 예상치 못했던 새로운 유형의 재난에 대하여는 개념 정립이 없었으나, 국가재난관리시스템 기획단이 한창 운영되던 2003년 5월 화물연대 파업사태 등을 계기로 범국가 차원의 사회적 재난관리시스템 구축의 필요성이 대두되었고, 국무조정실에서는 국가재난관리시스템 기획단에 사회적 재난의 입법화를 요구하였다.

이에 2004년 6월 1일 제정된 「재난 및 안전관리기본법」에는 종전의 재난관리법과 자연재해대책법에서 정의한 자연재해와 인적재난의 개념에 국무조정실에서 요구한 에너지·통신·교통·금융·의료·수도 등 국가기반체계의 마비와 전염병 확산 등으로 인한 피해 등 사회적 재난을 포함하여 확대 일원화된 재난 개념을 정립하였다. 이후 2013년 정부조직법개정으로 인해 「재난 및 안전관리기본법」상에서 자연재난, 인적재난, 사회재난으로 분류되어 있던 재난의 분류가 자연재난과 사회재난으로 변경되었다.

이 가운데 자연재난과 사회재난에 대해서 자세히 살펴보기로 하자.

(1) 자연재난

무분별한 자연훼손에 의한 발생하는 전 지구적인 온난화로 인해 예상하지 못한 자연재난의 발생빈도가 높아졌으며, 이로 인한 손실은 전 세계적으로 지속적인 증가 추세를 보이고 있다. 전 세계적으로 자연재난은 1991~2000년의 2,665건에서 2001~2010년에는 3,968건으로 1.5배 증가하였으며, 자연재난으로 인한 사망자는 1991~2000년 74만 명에서 2001~2010년 122

만 명으로 1.6배 증가하였다. 우리나라도 경제성장과 도시화, 지구온난화로 인한 기후변화로 자연재난에 의한 재산피해가 지속적으로 증가하고 있는 추세이다. 우리나라에서는 1999~2008년 동안 태풍과 집중호우 등의 자연재난으로 총 795명의 인명피해와 18조 1,800여억원의 재산피해가 발생하였다. 우리나라의 자연재난 발생 현황을 살펴보면, 특히 태풍, 홍수, 호우 및 산사태를 포함한 풍수해의 피해가 가장 빈번하였으며, 최근에는 연이은 지진의 발생으로 인해 국민의 불안감이 높아지고 있다.

「2016 재해연보」에 따르면, 2016년 전 지구 평균기온은 20세기(1910~2000년)의 평균기온(14.0℃)에 비하여 0.94℃ 높게 관측되었고, 이러한 결과로 발생한 지구온난화로 인해 다양한 형태의 자연재난이 발생하였다. 이러한 전 지구적인 이상기후의 발생 원인으로는 지구온난화와 엘리뇨의 약화, 북극 해빙면적의 지속적인 감소, 유라시아 대륙의 잦은 폭설 등이 있다. 이로 인해, 동아시아 한파 및 미국 폭설, 폭염, 인도 가뭄, 미국 루이지애나의 폭우, 태풍 '므란티' 등이 발생하여 많은 인명과 재산상의 피해가 있었다.

우리나라의 경우에는 1978년 지진 관측 이후 최대 규모인 5.8의 지진이 2016년 9월에 경주에서 발생하였고, 같은 해 10월에 발생한 태풍 중 가장 강력한 '차바' 등 크고 작은 자연재해가 2016년에만 총 18회 발생하여 7명이 사망하고, 2,884억 원의 재산피해가 발생하였다. 원인별로는 태풍이 77%로 가장 많았으며, 호우로 인한 피해가 12%, 대설이 6.6%, 지진이 3.4%로 나타났다.

우리나라의 최근 10년간 자연재해 원인별 피해액 현황을 살펴보면 〈표 2-1〉과 같다.

2016년 우리나라의 평균기온은 평년보다 1.1℃ 높아 1973년 이래 최고 1위를 기록하였다. 지역별로는 강원영동을 제외하고 전국적으로 평년보다 높은 기온을 보였으며, 특히 중부지방

표 2-1 최근 10년간 원인별 피해액 현황 (단위 : 백만원)

구분	2007	2008	2009	2010	2011	2012	2013	2014	2015	2016	평균
호우	48,470	59,641	262,260	179,153	490,034	35,447	148,227	134,017	1,190	35,886	139,433
대설	8,293	3,733	13,147	65,712	44,559	18,772	10,631	30,553	12,783	18,688	22,687
풍랑	36,920		24,784	6,973	277		41		327	8,302	7,762
강풍	7,667	1,144	7,238	172		24,638	873	89	3,820		4.564
태풍	179,284	880		170,971	202,765	925,809	1,583	4,986	13,159	214,464	171,390
지진										11,019	1,101
계	280,636	65,405	307,431	422,983	737,636	1,004,667	161,359	169,645	31,281	288,361	346,940

※ 2016년도 환산가격 기준

출처 : 2016 재해연보

및 경상도를 중심으로 기온이 높았다. 또한 2015년 12월과 달리 2016년 1월에 북극진동이 발생하여 대륙고기압이 평년보다 강하게 발달하면서 강한 한파가 발생하였다. 같은 해 4월엔 이상고온 및 이상강수가 나타났고, 6~8월의 여름철엔 폭염 및 열대야가 발생하였다.

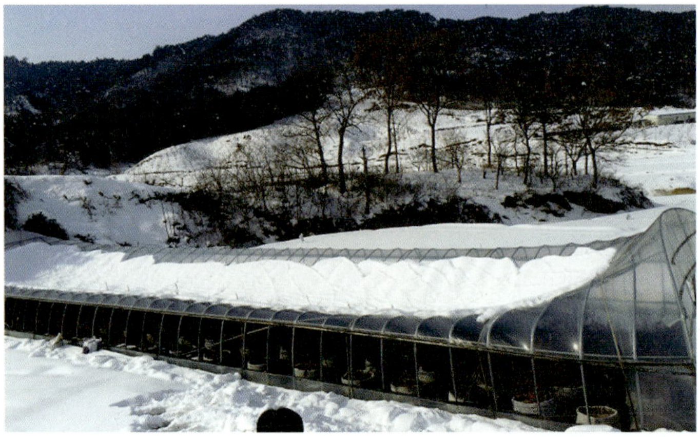

출처 : 2016 재해연보

그림 2-1 대설로 인한 전북 고창의 비닐하우스 피해

2016년에는 총 26개의 태풍이 발생하였고, 그 중 가을철에 태풍 '말라카스'와 '차바'가 우리나라에 영향을 주었다. 특히 태풍 '차바'는 10월에 우리나라에 직접적인 영향을 준 가장 강력한 태풍이었으며, 이로 인한 당해 10월의 강수일수는 1979년 이후 최대 1위, 강수량은 최다 3위를 기록하였다.

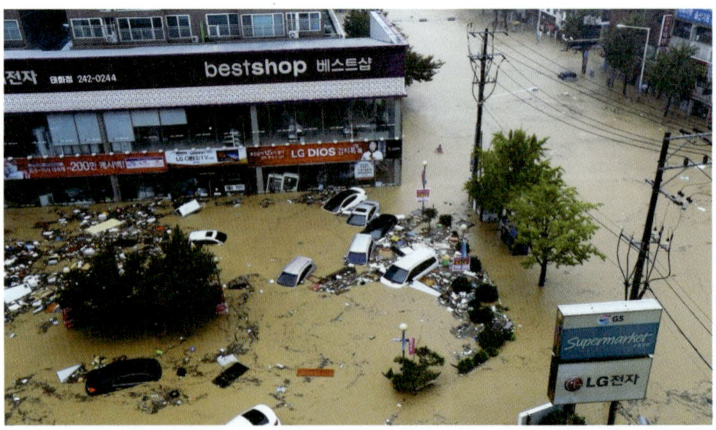

출처 : 2016 재해연보

그림 2-2 태풍 '차바'로 인한 울산 태화시장 침수피해

표 2-2 1978~2016년 사이 우리나라 지진발생 현황 (규모 2.0 이상)

구분	연평균 지진발생 횟수			2016년
	'78~'15년	'78~'98년 (아날로그관측)	'99~'15년 (디지털관측)	
규모 2.0 이상	31.9	19.2	47.5	252
규모 3.0 이상	9.1	8.8	9.4	34
유감지진	7.1	5.9	8.7	55

* 유감지진 : 사람이 진동을 느낄 수 있을 정도의 지진

출처 : 2016 재해연보

2016년에는 규모 2.0 이상의 지진 발생횟수가 총 252회로, 디지털 지진관측을 시작한 1999년부터 2015년까지의 연평균 지진 발생횟수인 47.5회를 합친 것보다 5배 이상 높았다. 우리나라의 지진발생 현황을 살펴보면 〈표 2-2〉와 같다. 또한 유감지진(사람이 진동을 느낄 수 있을 정도의 지진) 발생횟수도 55회로 평균 8.7회보다 크게 증가하였다. 그해 주요 지진은 경북의 경주지진(본진)과 울산해역 지진이 대표적이다.

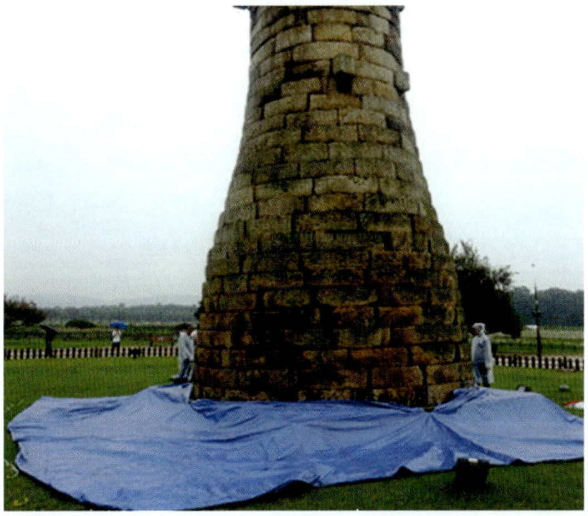

출처 : 2016 재해연보

그림 2-3 지진으로 인한 경북 경주의 문화재 피해

(2) 사회재난

사회재난은 인간의 부주의와 잘못된 기술 이용에 따라 발생하는 사고성 재난과 고의적으로 자행되는 범죄성 재난, 산업의 발달에 따라 수반되는 환경오염 등으로 발생하는 재난 피해로 세분화할 수 있으며, 더불어 교통·선박·항공기사고, 위험물 폭발사고, 원자력 발전소 방사능

누출사고, 에너지, 교육, 통신, 금융, 의료, 수도 등 국가기반체계의 마비와 전염병 확산 등으로 인해 국가운영체계 및 국민의 생활이 마비되는 등의 사회적인 대규모 피해까지도 포함하고 있다.

우리나라에서 발생한 주요 사회재난의 유형은 화재, 붕괴, 폭발, 교통사고, 화생방사고, 환경오염사고 등이며, 대표적인 사회재난으로는 1994년 4월에 발생한 성수대교 붕괴사고(사망자 32명, 부상자 17명)와 1995년 6월에 발생한 삼풍백화점 붕괴사고(사망자 101명, 부상자 938명), 2003년 2월에 발생한 대구 지하철 화재사고(사망자 192명, 부상자 148명), 그리고 2014년 4월의 세월호 침몰사고(사망자 304명) 등이 있다.

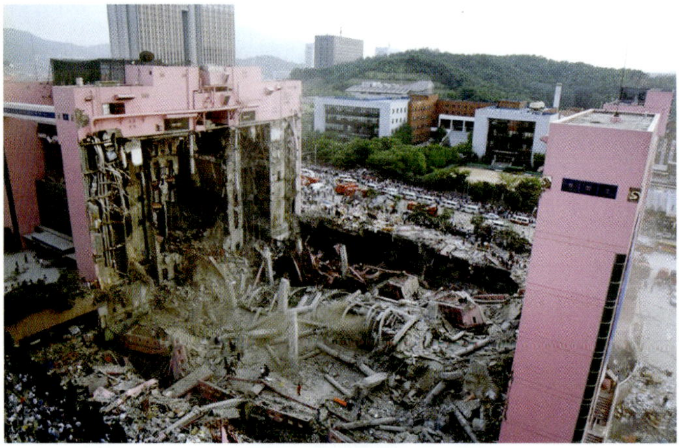

출처 : 한국민족문화대백과

그림 2-4 삼풍백화점 붕괴사고

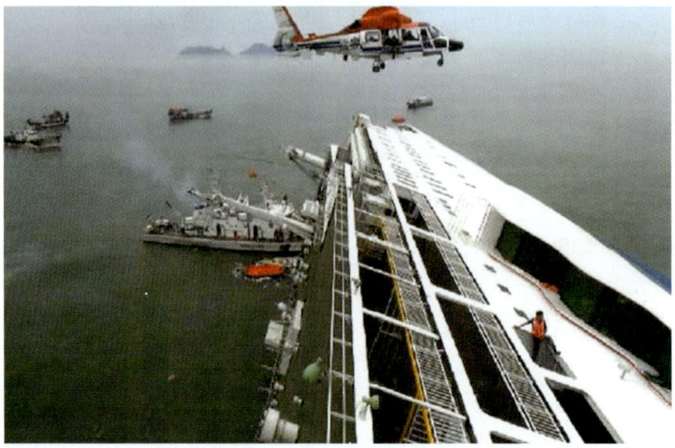

출처 : 2016 재난연감

그림 2-5 세월호 침몰사고

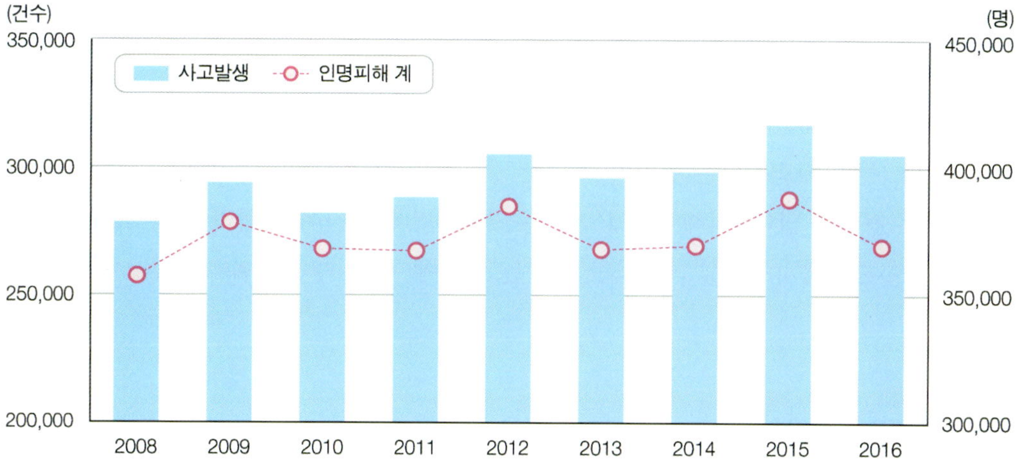

출처 : 행정안전부 재난연감

그림 2-6 최근 우리나라 사고 발생 현황

우리나라의 사회재난은 그 유형이 다양하고 재난의 빈도와 피해규모 등이 증가하고 있다. 2016년에 발생한 사고(화재, 붕괴 등 23개 유형)는 303,578건으로 전년대비 12,158건(3.8%) 감소하였고, 인명피해는 367,851명으로 전년대비 18,540명(4.7%) 감소하였다.

또한 「2016 재난연감」에 따르면, 사회재난(「재난 및 안전관리 기본법」 제3조 제1호 나목에서 정한 피해 중 시군구재난안전대책본부 이상 운영된 재난)은 총 12건으로 전년대비 33% 증가하였으며, 인명피해는 44명으로 전년대비 77% 감소하였고, 재산피해는 약 626억원으로 전년대비 33% 감소하였다. 주요 사회재난 유형별로는 대규모 해양오염, 고속철도 대형사고,

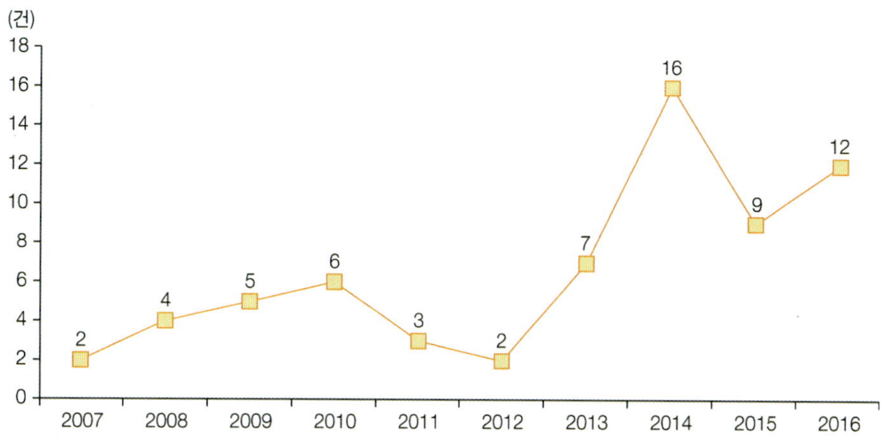

출처 : 2016 재난연감

그림 2-7 최근 10년 간 우리나라 사회재난 발생 현황

다중밀집시설 대형화재, 해양 선박사고, 사업장 대규모 인적사고, 다중밀집건축물 붕괴대형사고, 가축질병, 육상화물 운송사고가 발생하였다.

사회재난은 자연재난과 마찬가지로 재난 발생과정이 돌발적인 성격을 지니며, 충격의 강도는 강력하다. 물론 사회재난은 통제가 가능한 것으로 인식되고 있으나 예측이 어렵고 피난의 여지가 없는 경우도 많다. 피해영향의 범위는 자연재난에 비하여 직접적인 피해를 받지 않은 사람들에게도 영향을 미치며, 피해상황 복구는 상황에 따라 다양할 수 있다.

2 재난관리

1) 재난관리의 개념

재난관리란 재난의 예방·대비·대응 및 복구를 위하여 하는 모든 활동을 말한다(「재난 및 안전관리 기본법(시행 2017.7.26., 법률 제14839호)」). 즉, 사전에 재난을 예방하고 재난에 대비하며, 재난 발생 후 그로 인한 물적·인적 피해를 최소화하고 본래의 상태로 복구하기 위한 모든 측면을 포함하는 총체적인 용어이다.

따라서 재난관리의 목표는 여러 가지 위험요소를 사전에 관리하여 재난이 일어날 확률을 최소화하는 데 초점을 두고 예방적인 정책과 행동을 선정하고 구현하며 평가하는 것이다. 과거에는 재난의 방지에 초점을 두었다고 한다면, 현대에는 인위적인 재난의 발생빈도가 높아짐에 따라 재난의 방지뿐만 아니라 재난의 발생 이후의 문제에도 초점을 맞추는 경향이 있다. 따라서 과거의 재난방지라는 개념 대신에 재난관리라는 개념으로 확대되어 재난 발생 이후의 대응단계와 복구단계까지를 포함하여 관리하는 개념으로 확대되고 있는 추세이다.

재난관리의 중요성을 요약하면 다음과 같다.

첫째, 재난의 예방, 대응, 복구의 과정이 과학적이고 효과적인 체계를 갖추고 실행될 때 이루어질 때 인적·물적 피해를 보다 줄일 수 있다. 즉, 예측하거나 통제할 수 없는 정도의 자연의 파괴가 발생하여도 이에 대한 방어수단을 체계적으로 유지하고 있으면 재난을 어느 정도 방지하고 피해 수준을 경감할 수 있다는 점에서 재난관리는 반드시 필요하다.

둘째, 정책적 측면에서의 재난관리는 특히 그 중요도가 남다르다. 재난관리 중에서 복구관리는 일종의 배분적 성격을 가진다. 복구관리에 투자되는 막대한 재원이 어떤 기준에 의하여 어디에, 누구에게 그 혜택이 돌아가느냐에 대한 측면은 재난관리가 단순한 기술적 측면이 아닌 가치의 권위적 배분이라는 점에서 정책적 중요성이 높다.

사전 방재 단계		사후 수습 단계	
예방단계	대비단계	대응단계	복구단계
• 각종 시설 및 재난유형과 취약요인 분석 • 재난기준 검토 · 정비 • 관련제도 개선 • 재난관련 전문인력 확충 · 교육 • 강화된 재난기준 적용	• 재난정보공유 대비계획 교육 · 훈련 • 대응 물자 · 장비 사전 비축 · 관리 • 관련기관 협조체계 구축 • 민간참여 활성화 • 데이터베이스 구축 • 긴급지원체계 구축 • 비상근무태세 유지	• 재난 현장 정보 공유 초동조치 시행 • 현장 지휘소 설치 · 운영 • 일원화된 지휘체계 유지 • 민 · 관 · 군 협조 하에 긴급구조 및 응급지원 실시	• 단기 수습대책 시행 (배상, 보상) • 복구계획 수립 · 시행 (시설 및 이용자) • 종합평가를 통한 재난 관리체계 개선

그림 2-8 재난관리 단계의 흐름도

셋째, 재난관리가 소극적인 면에서의 대응이라는 차원을 넘어서 거시적인 관점에서 국토개발의 연계성을 가진 지속성을 가지고 운영된다면, 모든 국민에게 보다 안전하고 쾌락한 생활공간을 제공 할 수 있다는 복지차원에서도 그 중요성을 찾을 수 있다.

2) 재난관리 과정

오늘날 많은 나라에서 채택하고 있는 재난관리의 활동과 목표는 총체적 재난관리모형(Comprehensive Emergency Management Model)에 기반하고 있다. 재난관리 과정은 재난 발생 시점이나 관리시기를 기준으로 ① 완화와 예방(Mitigation and Prevention) ② 대비와 계획(Preparedness and Planning) ③ 대응(Response) ④ 복구(Recovery)의 4단계로 설명하고 있으며, 이를 도식화하면 <그림 2-8>과 같다.

(1) 예방단계

예방(mitigation)은 인간 활동에 기인한 인적·기술적 재난에 대해서는 발생원인 및 가능성을 원천적으로 제거하고, 위험 자체를 막을 수 없는 자연적 재난에 대해서는 위험에 대한 취약요소를 사전에 제거하기 위한 대책을 마련하는 것을 말한다.

(2) 대비단계

대비(preparedness)는 재난발생 시 안전한 여건 하에서 효과적인 구호·구조를 위한 인력, 자금, 장비 및 구호물품 등의 조직적인 동원과 체계적인 공급을 위한 활동 및 대책을 말한다. 효율적인 조기경보, 위험지역으로부터의 임시 대피 등을 포함한 재난의 영향에 효과적으로 대응하기 위하여 사전에 취하는 활동과 대책을 의미한다.

(3) 대응단계

대응(response)은 재난발생 중 또는 재난발생 직후에 인명구조, 피해를 입은 주민의 기초적인 생계보장 등, 재난에 대처하기 위한 응급지원 활동을 말한다. 재해현장 및 피해자에 대한 피해상황과 그에 따른 필요조치를 조사·분석하여 이재민들의 이해와 고통을 최소화하고, 재난의 확산방지 노력과 동시에 복구활동을 시작할 수 있도록 조치하는 일련의 활동을 의미한다.

(4) 복구단계

복구(recovery)는 재난 이후 피해지역의 기초적인 생활환경을 회복함과 동시에 재난의 위험도를 줄이기 위하여 필요한 수단을 강구하고, 보장하기 위하여 수행하는 정책과 조치로서 기초적인 사회기능의 회복을 위한 수습(rehabilitation)과 수습 이후 경감활동을 포함한 재건(reconstruction) 활동을 포함한다.

위의 네 가지 과정은 상호 단절된 과정이 아니라 상호 순환적 성격을 가지고 있으며, 예방, 대비, 대응, 복구의 과정은 각 과정이 개별적으로 이루어지는 것이 아니라 재난이라는 상황을 기점으로 앞뒤로 벌어지는 지속적이면서도 순차적 활동이다. 그리고 각 과정의 활동결과 및 내용은 다음 단계에 활동에 영향을 미치며 최종 복구활동의 결과 및 노력 그리고 경험은 최초의 예방단계의 활동에 환류되어 장기적인 재난관리 과정이 하나의 관리체계 속에서 고유한 기능을 지니고 있는 하위체계로서 작용하게 된다.

3) 우리나라의 재난관리체계

재난관리체계(Disaster Management System)는 재난을 예방하고 그 위험으로부터 국민의 생명과 재산을 보호하고 재난위험시설의 안전관리와 재난의 조기수습 대응체계를 구축해 재난 시 신속한 초동 대처로 각종 피해의 최소화를 목표로 하는 행정체계를 말한다. 재난관리체계는 자연재난, 사회재난에 대응하기 위해 존재하는 하나의 네트워크 체계로 구성 요소들 간의 연계 관계를 통해 재난관리 기능을 수행한다. 이러한 네트워크 체계는 정부 간 관계를 포함할 뿐만 아니라 일반 주민, 기업, 자원봉사 단체 등의 민간부문과의 연계를 포함한다. 따라서 재난관리체계는 재난관리를 담당하고 있는 인력, 예산, 장비, 시설, 조직, 개인 등으로 구성된 체계이며, 각종 재난으로부터 국민의 신체 및 생명, 재산을 보호하는 데 주된 목적이 있기 때문에 정부의 가장 기본적인 기능 중의 하나라고 할 수 있다.

표 2-3 우리나라 재난관리체계에서의 정부 조직 역사

시기	내용
90년대 이전	• 1948년 : 내무부장관 소속 하에 건설국 신설 • 1963년 : 건설부 수자원국에 방재과 신설 • 1967년 : 풍수대책법 공포
90년대	• 1990년 : 건설부에서 내무부로 이전 • 1994년 : 방재국이 설치되어 방재기능을 강화 • 1995년 : 재난관리법 제정 – 총리실에 국가재난관리업무를 총괄하는 안전 심의관실 설치 – 내무부의 민방위본부를 민방위재난통제본부로 개편 – 재난관리국 신설
2000년대	• 2003년 : 국가재난관리시스템 기획단 설치 – 국가재난관리 종합대책 수립 • 2004년 : 재난 및 안전관리기본법 제정 – 재난관리전담기구로서 소방방재청 개청 • 2006년 : 신 국가방재시스템 기획단 설치 – 신 국가방재시스템 구축 추진 국무회의 보고 • 2014년 : 국민안전처 신설 – 소방방재청 및 해양경찰청 해체 – 재난관리시스템 구축 추진 • 2017년 : 행정안전부로 통합 – 소방청 및 해양경찰청 분리 및 신설 – 국민안전처 폐지와 관련 업무를 행정안전부로 이관

이에 우리나라에서는 2003년 3월 17일에 국가재난관리시스템 기획단이 14개 부처 7개 연구기관 60명으로 출범하였고, 동년 5월 20일 「재난 및 안전관리 기본법」 제정 관련 대국민 토론회가 개최되었으며, 2004년 3월 11일에 「재난 및 안전관리 기본법」이 공포되었다. 그리고 동법에 의거하여, 재난 및 안전관리를 국가의 고유 업무로 격상시켜 "안전한 사회구현"이라는 시대적 과제를 수행하고, 국민의 생명과 재산을 보호한다는 목표 아래 2004년 6월 1일에 국가재난관리전문기관인 소방방재청이 신설되었다. 그리고 2014년 세월호 침몰사고 이후 소방방재청과 해양경찰청이 해체되고 국민안전처가 발족하였다. 하지만 2017년 6월에 정부조직이 개편되면서 소방청과 해양경찰청이 분리 및 신설되었고 기존 국민안전처의 나머지 기능은 행정자치부와 통합되어 현재는 행정안전부에서 담당하고 있다〈표 2-3〉.

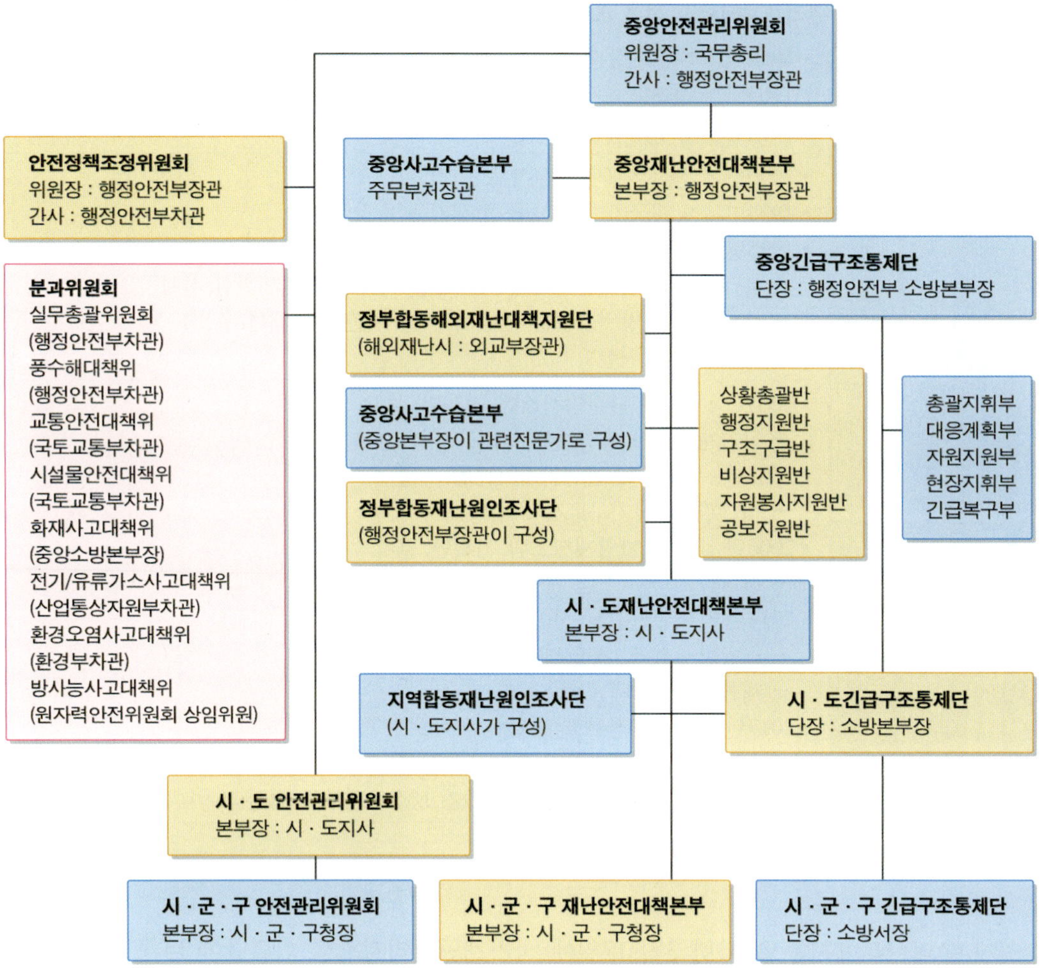

그림 2-9 우리나라 재난관리체계

(1) 우리나라 재난관리 운영체계

「재난 및 안전관리 기본법」에 따르면 재난 및 안전관리를 위해 국무총리 소속으로 '중앙안전관리위원회'를 구성한다. 중앙안전관리위원회는 재난 및 안전관리에 관한 중요 정책, 국가안전관리기본계획, 중앙행정기관의 장이 수립 및 시행하는 계획, 점검 및 검사, 교육 및 훈련, 평가, 안전기준 등의 재난 및 안전관리업무의 조정, 재난사태의 선포, 특별재난지역의 선포 등에 관한 사항을 심의한다. 그리고 중앙안전관리위원회에 상정될 안건을 사전에 검토하고 이를 수행하기 위하여 산하기관으로 '안전정책조정위원회'를 두고 있다. 또한 지역별 재난 및 안전관리에 관한 사항을 심의 및 조정하기 위해 특별시장·광역시장·특별자치시장·도지사·

특별자치도지사 소속으로 '시·도 안전관리위원회'를 두고, 시장·군수·구청장 소속으로 '시·군·구 안전관리위원회'를 두고 있다.

한편 중앙조직으로 대통령령으로 정하는 대규모 재난의 예방·대비·대응·복구 등에 관한 사항을 총괄 및 조정하고 필요한 조치를 하기 위하여 행정안전부에 '중앙재난안전대책본부'를 둔다. 중앙재난안전대책본부의 장은 행정안전부장관이 되며, 대규모 재난이 발생하거나 발생할 우려가 있는 경우에 대통령령으로 정하는 바에 따라 실무반을 편성하고 중앙재난안전대책본부 상황실을 설치하는 등 대규모 재난에 대하여 효율적으로 대응하기 위한 체계를 갖추어야 한다. 또한 국내 및 해외에서 발생한 대규모 재난의 대비·대응·복구를 위하여 필요하면 관계 중앙행정기관 및 관계 기관·단체의 임직원과 재난관리에 관한 전문가 등으로 중앙수습지원단을 구성하여 현지에 파견할 수 있다. 그리고 지역조직으로 해당 관할 구역에서 재난 및 안전관리에 관한 사항을 총괄·조정하고 필요한 조치를 하기 위하여 시·도지사는 '시·도 재난안전대책본부'를 둘 수 있고, 시장·군수·구청장은 '시·군·구 재난안전대책본부'를 둘 수 있다〈그림 2-9〉.

(2) 국가안전관리기본계획 수립체계

우리나라의 「재난 및 안전관리 기본법」에 따르면 국무총리는 대통령령으로 정하는 바에 따라 국가의 재난 및 '안전관리업무에 관한 기본계획(국가안전관리기본계획)'의 수립지침을 작성하여 관계 중앙행정기관의 장에게 명령을 전달하여야 한다. 이처럼 국가안전관리기본계획은 각종 재난 및 사고로부터 국민의 생명·신체·재산을 보호하기 위하여 국가의 재난 및 안전관리의 기본방향을 설정하는 최상위 계획이다. 국가안전관리기본계획을 수립하는 절차는 국무총리가 중앙행정기관장에게 기본계획 수립지침을 시달하고 중앙행정기관장은 소관부처 내용의 기본계획을 작성하여 국무총리에게 제출하고 이를 국무총리가 종합하여 기본계획을 작성한다. 이후 중앙위원회의 심의를 거쳐 관계 중앙행정기관장에게 시달하면 행정기관장은 실제 집행계획을 작성하여 조정위원회 심의를 거쳐 국무총리에게 승인 요청하고, 확정이 되면 집행계획을 행정안전부 장관에게 통보하고 시·도지사 및 재난관리책임기관장에게 시달하고 재난관리책임기관장은 세부집행계획을 작성한 후 시·도지사와 협의하고 소속 중앙행정기관장의 승인과 확정을 득하도록 되어 있다〈그림 2-10〉.

(3) 재난발생 시 신고체계

재난 발견자는 긴급구조기관, 관계 행정기관, 해양경비안전서장, 시·군·구청장에게 신고할 의무가 있다. 신고를 받은 시·군·구청장과 관계 행정기관장은 긴급구조기관의 장에게, 긴급

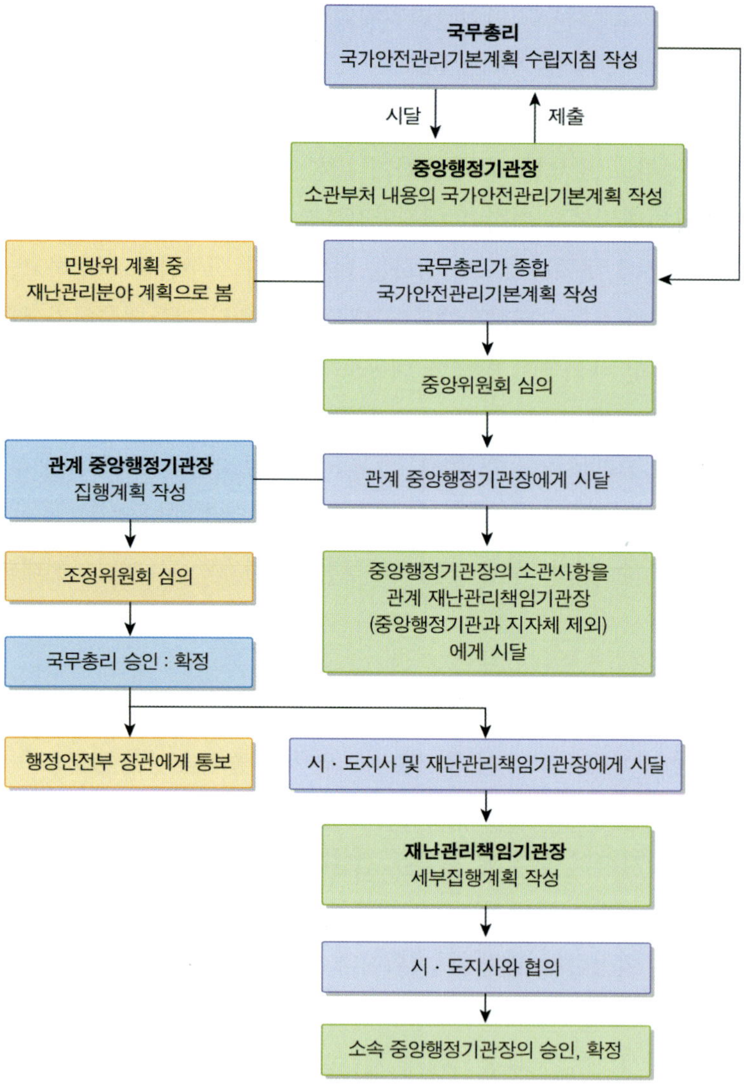

그림 2-10 국가안전관리기본계획 수립체계

구조기관의 장은 소재지 관할 시·군·구청장 및 재난관리 주관기관장에게 통보하여야 하며 재난상황에 대해서는 즉시, 응급조치 및 수습현황에 대해서는 지체 없이 행정안전부 장관, 재난관리주관기관의 장 및 시·도지사에게 보고하여야 하며 재난관리주관기관의 장 및 시·도지사는 보고받은 사항을 확인하고 종합하여 행정안전부 장관에게 통보하도록 되어 있다. 해외재난의 경우에는 재외공관장이 외교부장관에게 보고하고 외교부장관은 행정안전부 장관 및 관계중앙행정기관 장과 재외국민의 보호를 위한 방안을 협의하도록 하고 있다. 우리나라 재

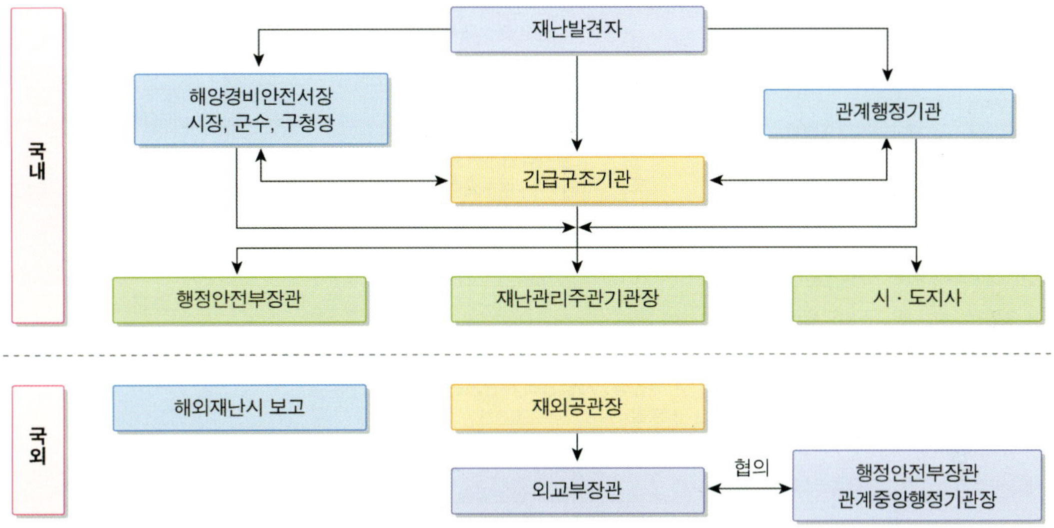

그림 2-11 재난신고체계

난발생 시 신고체계는 <그림 2-11>과 같다.

(4) 재난발생 시 대응체계

재난발생 시 대규모 재난에 대응하고 복구작업을 총괄 및 조정하기 위하여 행정안전부 장관이 본부장인 중앙안전대책본부를 두고, 재난의 종류에 따른 소관부처에 따라 재난관리 주관기관의 상이 위원장이 되는 중앙사고수습본부를 운영하면서 지역사고수습본부 운영 및 지역사고수습본부장을 지명하고 시·도지사 및 시·군·구청장을 지휘하며, 수습지원단 구성운영을 중앙대책본부장에게 요청하도록 되어 있다. 지역에는 지역재난안전대책본부를 두고 시·도지사 및 시·군·구청장이 본부장이 되며, 재난현장 통합지원본부를 설치 운영하도록 되어 있으며, 긴급구조에 대해서는 긴급구조통제단장이 현장을 지휘하도록 하고 있다<그림 2-12>.

(5) 국가재난관리정보시스템

국가재난관리정보시스템(National Disaster Management System, NDMS)은 풍수해, 대설, 지진 등 재난에 대비하여 예방·대비·대응·복구 등 재난관리 단계별의 업무수행 지원하는 전국 단위의 종합정보시스템을 말한다. 국가재난관리정보시스템은 재난발생 시 피해를 최소화하기 위해 재난관리책임기관별로 보유한 재난정보를 통합하고, 단일화된 상황전파체계를 제공한다. 즉, 기상청, 홍수통제소, 도로공사 등 유관기관의 재난정보를 연계 및 활용하고, 중앙

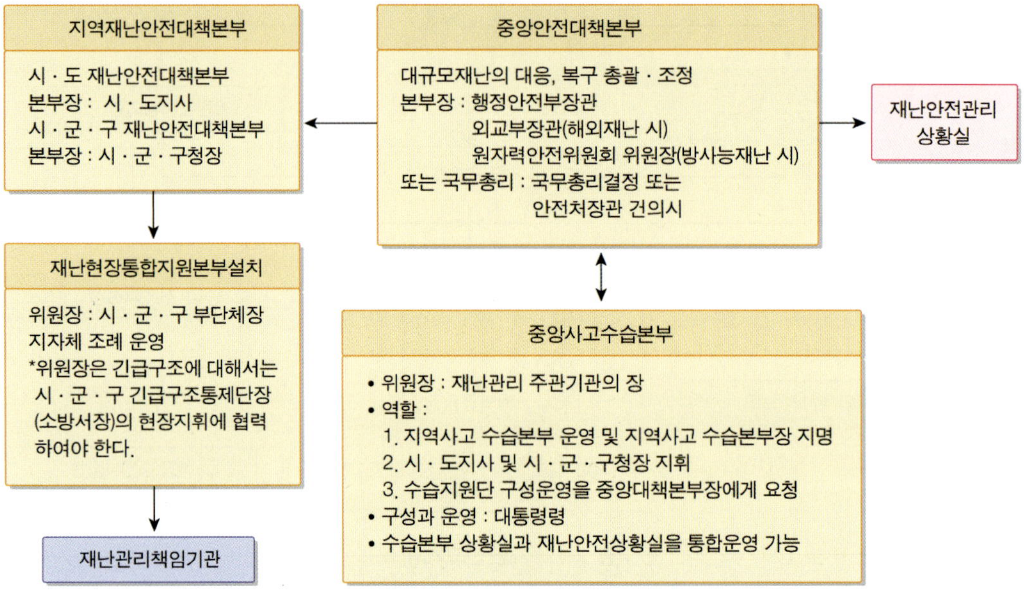

그림 2-12 재난발생 대응체계

과 지자체 및 산하기관까지의 통합 상황전파시스템을 구축하는 것이다. 이는 성수대교 붕괴 사고(1994년), 삼풍백화점 붕괴사고(1995년) 등의 대형 참사 발생으로 재난 예방의 중요성과 과학적이고 체계적인 재난관리의 필요성이 확산되었기 때문이다. 이와 더불어 정보통신기술의 발달로 재난정보의 신속한 수집·분석·전파 등을 처리하는 정보시스템 개발의 여건이 조성되었기 때문이기도 하다.

국가재난관리정보시스템의 구성 및 기능은 다음과 같으며, 이를 도식화하면 〈그림 2-13〉과 같다.

① 재난정보공동활용시스템 : 30여개 재난관리 책임기관의 200여종 재난정보를 실시간 연계·공동 활용

② 재난영상정보(CCTV) 통합·연계 시스템 : 지자체, 유관기관의 재난관리용 CCTV를 표준화한 후 통합·연계 활용

③ 상황전파시스템 : 중앙, 지자체, 유관기관 간 재난상황정보, 대응지시를 메신저 기반으로 실시간 전파

④ 재난문자방송시스템 : 전국 및 해당지역의 이동통신 기지국 내 휴대폰 사용자에게 긴급 재난정보를 실시간 전달하는 서비스

⑤ 국가재난정보센터(safekorea.go.kr) : 유관기관 등에 분산되어 있던 각종 재난정보(기상,

화재, 산불, 풍수해 등 재난정보 및 안전행동요령)를 국민에게 제공하는 재난정보 포털 사이트

⑥ 재난안전정보 포털 앱(안전디딤돌) : 11기관 15개 재난안전관련 앱을 통합·연계하여 스마트폰으로 재난문자, 국민행동요령 및 대피소 조회 등 대국민 서비스 제공

⑦ 재난관리시스템(중앙·시도·시군구) : 재난관리 프로세스 4단계(예방 → 대비 → 대응 → 복구)를 정보화하여 재난상황별 표준절차에 따른 업무지원

⑧ 지진재해대응시스템 : 지진발생시 정보(진앙, 규모, 진도분포도 등)를 분석하여 피해규모(인명, 건물, 라이프라인)를 추계함으로서 지자체의 신속한 초등대응 등 의사결정을 지원

⑨ 풍수해보험업무지원시스템 : 풍수해 보험요율산정, 보험가입대상시설물 및 보험계약 운영정보 수집관리 등 수행

⑩ 재해상황분석판단시스템 기상자료를 활용 강우집중, 하천범람, 도시침수, 토석류 피해우려지역 예측 및 의사결정 지원 수행

⑪ 재난관리정보 DB센터 : 각종 재난관련 정보시스템에 생성·축적되는 재난정보가 자동으로 가공, 분석하여 정책수립, 의사결정지원

⑫ 재난자원관리공동활용시스템 : 재난발생시 각 기관에 분산되어 있는 재난관리자원을 연계·통합 관리하여 자원 현황검색, 비용정산 등 재난업무지원

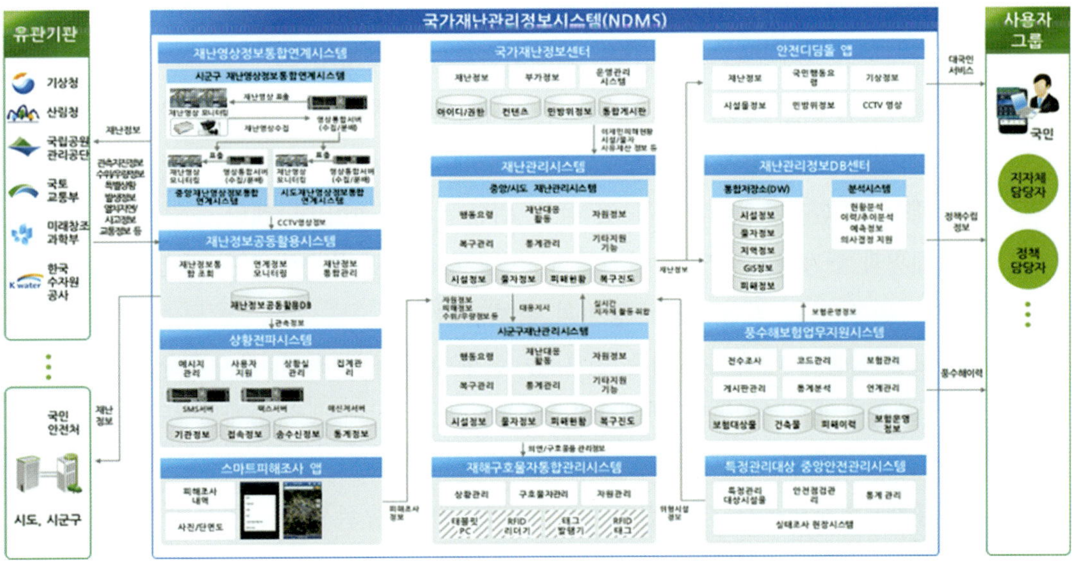

그림 2-13 국가재난관리정보시스템의 개념도

3 재난 유형에 따른 재난관리대책

1) 자연재난 관리대책(국가안전관리기본계획, 2015)

(1) 풍수해

자연재난에서 풍수해는 태풍, 홍수, 호우, 강풍 및 풍랑 등에 의한 재해를 총칭하는 개념으로, 최근에는 태풍의 대형화 및 국지성·게릴라성 집중호우 등으로 인하여 가중되고 있는 풍수해에 대한 근원적 예방대책 및 체계적인 복구대책이 강구되고 있다. 따라서 현장중심의 철저한 사전대비로 재해위험요인을 사전에 점검 및 정비하고, 신속한 상황대응 능력을 강화하여 인명·재산의 피해를 최소화해야만 한다.

풍수해에 대한 주요대책 내용으로는 재난예방을 위한 단계적 관리체계를 구축하고, 유관기관 간 연계체계 확립을 통한 효율적 재난대응 대책을 추진하는 것이다. 그리고 신속한 복구의사 결정과 피해 재발 방지를 위한 복구체계 개선, 수방방재대책 및 사전점검, 공공하수도 우수 배제·저류능력 확대, 호우 대비 하천·하구나 수중에 침적되어 있는 쓰레기 사전수거, 풍수해·설해 및 충해·재선충병 등에 의한 문화재 피해 긴급보수, 노후 항만시설 보수·보강, 침수예상 항만지역 정비, 높은 파고에 안전성이 확보되지 않은 방파제 보강 등이 있다.

이를 재난관리 과정으로 구분하여 구체적으로 살펴보면 다음과 같다.

① 예방대책

- 재해취약성 사전조사, 재해 위험도 평가 후 재해 위험지구 정비계획 수립·시행 및 재해위험지구별 행동매뉴얼 마련 등 재해위험지구 체계적 관리
- 자연재해위험개선지구의 지정·관리, 급경사지 붕괴위험지역 지정·정비 등 재난취약시설의 점검·정비 강화
- 재난예방 및 환경개선과 수질보전 등을 위한 소하천정비종합계획 수립
- 도시계획과 연계하여 지역별 여건에 맞는 방재계획 및 풍수해 저감 종합대책의 수립, 시행을 위한 필요 인력, 예산, 장비의 확보
- 대규모 시설물에 대해 수방기준 및 내풍 설계기준 검토·보완, 우수유출 저감시설 설치, 지하공간의 침수 방지, 재난관리 책임기관별 비상대처(추진)계획수립 등 태풍 피해 저감을 위한 지속적인 제도 개선
- 재난대책본부–방송사 간 사전협조로 효과적 재난방송실시, 공보창구의 단일화 등 재난발생시 실시간 정확한 정보 제공

② 대비대책

- 중앙부처·지자체·유관기관 간 비상소집체제 및 정보 수집·전달수단 확보, 응급대응을 위한 표준행동요령 작성, 정기적 훈련 등 응급대응체계 정비
- 정보의 수집·전달, 구원요청 등 기동력 있는 광역단위의 실천적 방재훈련
- 예보·경보 시스템 작동상태 점검, 자연재난 취약지역 예·경보 시스템 확대·구축
- 상시현장정보 수집·분석을 위한 모니터링시스템을 구축하고 야간·휴일 등 행정 사각시간대 대응체제 확립 및 피해현장 정보수집의 신속화·체계화

③ 대응대책

- **(재난발생 직전)** 비상근무 및 재난대책본부 운영 등 대응체제, 기상·재난상황 대국민 홍보, 침수·고립·산사태·저수지붕괴위험 등 재난위험지역에 대한 주민대피 조치 및 안전대책 강구, 홍수 예상 시 댐, 배수펌프장 등의 사전조치
- **(재난발생 직후)** 지역본부의 현장의 신속한 상황파악, 현장상황관리관과 중앙수습지원단을 활용한 현장상황관리 등 중앙·지방간 상황 공동관리제 운영
- **(재난정보)** 통신수단 확보, 피해상황 조치파악 활동
- **(교통소통)** 도로침수·낙석·토사유실 등 교통두절지역 응급복구, 도로관련 기관과 협조체제 유지 및 대규모 재난 시 군부대 지원요청, 사전 우회도로 지정

④ 복구대책

- 공공시설관리자의 의견을 수렴하여 기능복원과 개선복구의 기본방향 결정, 지자체에서 주민의견을 수렴하여 직질한 복구방안 강구(정부는 이를 지원)
- 중앙합동조사단의 피해조사 및 피해원인분석 재난복구계획(안) 마련, 재난원인분석조사단(민간)을 통해 재난원인분석·평가 기술 검토와 자문
- 재난발생으로 생활기반 상실 등 극심한 피해의 수습·복구를 위하여 국가적 차원의 특별한 조치가 필요하다고 인정되는 경우 특별재난지역의 선포
- 이재민 구호 및 재난복구사업 등 복구비 지원
- 선진기술을 접목한 피해조사장비 현대화, 피해조사 시 민원 청취제도 도입 등
- 국민 스스로가 개인이 소유한 보험가입 대상시설에 대해 위험관리를 실천하는 풍수해보험제도 운영 활성화

(2) 해일

해일은 태풍이나 온대성 저기압 및 지진에 의해 발생하며, 해일 관리대책의 목적은 해일에 대비하여 대국민 예보·경보 시스템을 구축하고, 홍보 강화 및 저지대 등 해안 시설물을 정비하며, 일본 서부해역에 규모 7.0 이상의 지진발생 시 우리나라 동해안에 1~2시간 이내 지진해일 내습가능성에 대비한 지진해일의 대책을 강구하는 것이다.

해일에 대한 주요대책의 내용으로는 과거 해일피해 등을 분석, 대국민 홍보, 민·관·군 합동 해일대비 종합훈련체계 구축, 신속한 상황관리체계의 확립, 경보사각지대 해소를 위한 민방위 경보단말 추가, 노후단말 교체사업 및 지진해일 예보·경보시스템의 운영실태 점검 등이다. 또한 지진해일로 인한 인명 및 재산피해 예측 기술을 개발하고 지진해일대응시스템에 관련기능을 탑재하는 등 신속한 주민대피 지원기능을 강화하는 것이다. 그리고 현행 지진해일 대비 주민대피계획 수립, 지진해일 주민대피지구 및 대피로 등의 관련 시설의 점검 및 관리 강화를 포함한다.

이를 재난관리 과정으로 구분하여 구체적으로 살펴보면 다음과 같다.

① 예방대책

- 해일 취약시설물 점검·정비 등 예방대책 수립
- 해일 예측·정보전달체계 구축 및 교육·훈련·홍보
- 해일재난의 신속한 대응을 위한 표준대응절차 수립과 시설물 응급복구체계 확립
- 대규모 인명피해가 우려되는 다중이용시설, 해안지역 등에 대한 비상대처계획 수립

② 대비대책

- 선박으로부터 접수, 경계순찰 사전준비, 통신수단 정비 등 경계활동체제 확립
- 안전한 피난소·피난경로 사전정비, 즉시피난 유도 등 피난조치활동체제 정비
- 정보 수집·전달체제 확보, 응급대응을 위한 표준행동요령 작성 및 정기적 훈련
- 방재훈련 실시, 재난 예·경보 전달체계 및 재난정보의 전달·분석체계 구축
- 침수방지를 위한 해안보존시설 점검 및 재난우려 시 신속한 대피조치, 연안지역 침수에 따른 전기·감전사고 방지대책, 연안지역 침수피해 확대방지를 위한 이동식펌프 확보 등 2차 재난 방지대책 점검

③ 대응대책

- **(재난발생 직전)** 비상근무 및 재난대책본부 운영 등 대응체제, 주민에 대한 재난 예보·경보 신속 전파, 침수·고립예상지역과 산사태발생 예상지구 등 재난위험지역에 대

한 주민안전대책 강구, 태풍, 홍수 등 발생이 예상될 경우 댐, 보, 수문, 배수펌프장, 양·배수장 등 사전조치 사항을 관계기관에 통지

- **(재난발생 직후)** 지역본부의 현장의 신속한 상황파악, 현장상황관리관과 중앙수습지원단을 활용한 현장상황관리 등 중앙·지방간 상황 공동관리제 운영
- **(2차 피해 방지)** 침수피해지역의 배수와 제방붕괴 등으로 인한 침수피해 확대 방지, 토사재난위험장소를 점검하고 위험성이 높은 장소에 대하여 응급조치 및 필요시 주민대피 유도 등

(3) 설해(대설)·한파

설해 및 한파는 많은 눈으로 인한 피해와 갑작스러운 추위로 인한 피해를 총칭한다. 설해·한파 관리대책의 목적은 예방위주의 방재행정 추진으로 설해로부터 국민의 생명과 재산을 보호하고 원활한 교통소통을 위한 신속한 제설작업 및 자율적 방재체제로 전환하는 것이다. 또한 겨울철 수도시설 동파방지에 선제적으로 대응하고, 폭설로 인해 도로상 재난이 발생하거나 우려될 때 신속한 대응으로 안전하고 원활한 교통소통여건을 조성하는 것이다.

설해·한파에 대한 주요대책의 내용으로는 지역자율방재단과 민간모니터위원을 활용하여 신속한 상황관리 및 사전예방활동을 펼치는 것, 산악지역, 고립예상지구 및 등반객 안전대책의 강구, 자치단체 간 취약경계구간에 대하여 연결제설체계의 구축, 제설인력, 자재, 장비 및 각종 비축물자의 확보, 시설기준 적정여부, 규격품 사용, 관리실태 등 계도의 강화, 동파방지를 위한 계량기 보온, 동파방지 계량기 및 개량형 보호통 보급의 확대, 취약지역 중점관리, 동파방지대책 종합상황관리, 주민 행동요령의 홍보 등이 있다.

이를 재난관리 과정으로 구분하여 구체적으로 살펴보면 다음과 같다.

① 예방대책

- 제설, 동해방지 등에 관한 계획 추진, 눈사태 방지를 위한 삼림조성·시설정비, 재난관리책임기관별 설해대비 조사·연구, 설해예방 조직정비·물자관리 및 장비확보, 도로별·지역별 교통대책 및 농·수산시설 설해경감대책 강구
- 설해대책에 필요한 자료 집적, 시험 및 연구시설 확충, 방재기술개발 등 설해예방대책 연구 활성화
- 단계별 예방·대응 및 복구과정, 재난대응 조직의 구성 및 정비실태, 안전관리체계 및 안전관리규정의 제정·운용 등 재난관리체계 등의 정비·평가 실시

② 대비대책

- 국민행동요령, 강설, 교통통제 및 차량 안전장구 휴대운행 등 설해방재 홍보
- 건축물소유자·관리자 등의 보도·이면도로 제설책임 홍보

③ 대응대책

- 비상근무 및 재난대책본부 운영 등 설해 대응 활동체제 확립
- 언론매체를 통한 대국민 홍보 등 주민에 대한 재난 예보·경보 신속 전파
- 상황발생시 즉시출동이 가능하도록 고립예상 지역별로 동원인력 및 장비 지정, 군·경·산림·소방 등과 인명구조용 헬기지원체제 등 고립예상지역 대책추진

(4) 낙뢰

최근 기후 변화로 소나기성 집중호우와 함께 낙뢰의 발생 횟수가 증가하고 있다. 또한 건축물의 고층화와 등산·골프·낚시 등 야외활동을 하는 인구의 증가로 낙뢰피해가 빈발하여 이에 대한 예방대책 마련이 시급하다.

낙뢰에 대한 주요대책의 내용으로는 낙뢰피해 예방을 위한 자율안전 관리체제를 구축하고 정보공유를 강화하는 것이 있으며, 민·관 합동의 안전관리체계 구축, 법제화 및 제도정비 등으로 피뢰시설 안전관리 및 설치기준의 확대·개선, 낙뢰피해 예방 및 위험요인의 근본적인 해소방안을 강구하는 것이다.

이를 재난관리 과정으로 구분하여 구체적으로 살펴보면 다음과 같다.

① 예방대책 및 대비대책

- **(예방대책 수립)** 비구름을 동반한 기상상황 모니터링, 낙뢰 안전사고 예방을 위해 관계기관별 역할을 분담하고 각각의 소관시설 안전관리대책 마련
- 자치단체별로 안전관리대책 수립, 경보기·음성방송시설 등 낙뢰 피해 예방시설에 대한 안전점검 실시
- **(대국민 홍보·교육)** 중앙 및 지자체의 대국민 홍보·교육 추진
- 낙뢰 발생 시 행동요령과 대처법 등 홍보·교육, 반상회 등의 주민 홍보를 통한 안전의식 고취, 유치원·초·중등 학생을 대상으로 대처법 교육 등

② 대응대책 및 복구대책

- 낙뢰사고 발생 시 교수·전문가 등으로 조사반 구성, 사고현장을 조사, 사고원인을 파악하고 유사사고 재발방지대책을 마련하고 사례를 전파

(5) 가뭄

가뭄에 대한 재난대책은 기상분석, 가뭄상습지 관리, 수리시설 점검·정비 등 용수대책을 사전에 강구함으로써 농작물의 피해를 최소화하는 것이다. 또한 기후변화의 영향 등으로 가뭄 발생빈도가 증가함에 따라 댐·광역상수도의 효율적 운영 및 가뭄피해 저감(低減)을 위한 대책을 마련하고 안정적으로 용수를 공급하는 것이다.

가뭄에 대한 주요대책의 내용으로는 가뭄대비 관계부처의 합동지침 수립, 부처별 가뭄 상황 정보지를 합동 발간 및 정보공유, 민간의 전문성을 활용하고, 가뭄피해 조사 기능(재해경감대책협의회)을 수행하는 것, 상습가뭄재해지역 일제조사 및 중장기 대책의 마련, 시설물 간 연계운영을 통해 용수공급능력의 증대, 지하수 기초조사 확충 및 가뭄대비 지하수 지원체계의 구축, 취수원 이원화 등 비상용수공급 방안의 수립, 지하수, 해수담수화, 빗물저류지 등 다양한 확보 방안의 추진, 신규 댐 건설 및 기존 댐 재개발, 광역상수도 공급지역 확대 및 관로 복선화 등이 있다.

이를 재난관리 과정으로 구분하여 구체적으로 살펴보면 다음과 같다.

① 예방대책

- 가뭄발생시기 예측과 경보발령기준을 정량화, 물절약 프로그램의 개발, 시설물별 용수관리시스템 개발, 가뭄의 평가와 예측 모형, 이수 및 절수관리지침 등 가뭄 예방대책 관련 연구개발 추진
- 효율적 빗물관리 방안 강구, 댐 등 수자원 시설의 효율적 활용, 다양한 수자원(지하수, 해수담수화 등) 확보 등 상습가뭄지역 해소를 위한 중장기계획 마련
- 수계별 댐 저수 현황 및 용수공급전망 검토, 가뭄관리시스템 개선

② 대비대책

- 재난관리책임기관의 가뭄방재를 위한 조사·연구개발과 가뭄대책에 관한 기초자료 집적, 연구시설 확충 등 관련 연구와 조사 활성화
- 양수장비 적정 보유량 확보, 기상분석 및 생육상황 관찰 등 가뭄예상지역 관리
- 가뭄 우려단계 시 용수원 개발 지원, 양수·절수재배 등 가뭄확산 단계 조치사항 시행 및 가뭄대책 추진체제 전환 등의 조치
- 가뭄상황 실시간 모니터링 및 대응계획 수립, 기관 간 공조체계 구축

③ 대응대책

- 비상근무 및 재난대책본부 운영 등 가뭄 대응 활동체제 확립

- 언론매체를 통한 대국민 홍보 등 주민에 대한 재난 예보·경보 신속 전파
- 유휴우물, 비상급수시설, 인근 정수장, 간이 상수도, 전용상수도 등의 활용 및 농업·공업·발전용수 등 다른 수리시설 일시 전용, 비상급수를 위한 시설·장비·인력(군·소방) 확보, 먹는 샘물업체 긴급식수 공급 등 긴급대책 추진
- 지역실정에 따라 1단계(10~30% 감량공급)~4단계(급수 중단)로 구분, 각급기관·지자체별로 단계별 급수대책 수립·추진
- 가뭄 상황 전파 및 피해 최소화를 위한 지원대책 시행
- 경비함정 이용, 도서지역 긴급 식수 공급

④ 복구대책

- 피해 농작물 복구비 지원, 가뭄대책용 양수기, 양수용 관정 설치 등 지원 등
- 가뭄 피해조사 및 복구 시행, 가뭄관리시스템 보완, 용수공급 대책 마련

(6) 지진

최근 우리나라의 지진발생 빈도가 증가하고 대규모 지진발생 가능성에 대한 우려가 확대됨에 따라 지진피해 저감(低減)을 위해 시설물 내진대책, 대응 및 복구 등 지진재해 관리체계 구축의 필요성이 증가하고 있다. 이로 인해 지진으로 인한 수도시설·공공하수처리시설 및 문화재 등에 대한 지진대책을 강구하고, 지진발생 시 적정 생활용수를 공급·유지하며 환경오염 및 수인성 전염병 등 피해를 최소화하는 것이 중요해졌다. 그리고 지진에 선제적이고 효과적으로 대응할 수 있는 대책을 수립·추진하여 에너지 수급의 안정을 도모하는 것이 중요시되고 있다.

지진에 대한 주요대책의 내용으로는 내진설계 상위기준을 설정하고, 시설물의 내진대책을 추진하며, 지진재해의 대응 및 복구, 지진방재 교육 및 훈련을 강화하는 것이다. 또한 환경기초시설(상수도·하수도)의 내진성을 확보하고, 원전 안전, 유지계통 및 용수공급시설의 내진성능 개선, 침수 방호설비 보강, 화력발전소 기존시설물에 대해 내진성능을 평가하여 취약점을 보강하는 것 등이 있다.

이를 재난관리 과정으로 구분하여 구체적으로 살펴보면 다음과 같다.

① 예방대책 및 대비대책

- 국가 내진성능목표 설정, 국가 활성단층지도 제작, 기존 시설물 내진보강 활성화, 지진해일 주민대피계획 개선, 지진방재훈련, 매뉴얼 보완 및 교육·홍보
- 문화재 주변(담장·못·수목 등)이 지진피해 우려 시 관계부서 협의·정비, 건조물 문

화재 주변 지형의 안전성 확보를 위한 정비계획 수립·추진

- 법정 안전검사 및 내진성능 확보, 가스·유류·방사선 등 위험물질 누출방지대책 마련

② 대응대책 및 복구대책

- 지진 및 지진해일대응시스템 및 지진 피해시설물 위험도 평가방안 고도화, 재해복구계획 수립·시행
- 폭발 및 화재위험이 있는 시설의 2차 재난방지를 위한 점검, 추가 붕괴 위험지역 응급조치, 피해복구비 지원
- 구급의약품·복구자재·장비 확보 및 유사시 긴급대응, 이재민 수용시설에 대한 에너지 공급, 에너지설비 응급조치 및 복구대책 추진

(7) 황사

황사는 호흡기·안질환 등을 유발하고 교통·항공부문의 사고, 식물생장의 저해, 산업설비의 피해 등 건강 및 경제적 피해를 유발시킨다. 중국, 몽골 등지에서 시작되는 오염원으로 인한 대기 오염의 문제로 황사가 발생하는 상황에 대한 정보를 제공하고 피해를 줄이려는 노력을 할 필요가 있다. 또한 최근의 황사는 봄철 뿐 아니라 가을·겨울에도 발생하기 때문에 연중 황사대응체계가 필요하다. 특히 황사로 인한 국민 건강 및 산업피해 방지를 위한 대책의 추진 및 신속한 상황전파를 통한 호흡기계 질환자, 어린이와 노인 등의 취약계층 피해 예방이 중요하다.

황사에 대한 주요대책 내용으로는 황사 관측장비의 확충, 황사발생 확률예보 기술개발 등의 예보능력 향상, 황사 성분 관측항목 확대, 고농도 미세먼지 예보·경보제 고도화, 황사 건강영향조사, 위해성 평가를 통한 건강보호 권고기준 제시 등 위해성 경보체계 구축, 건강·산업·노동·교육·농업·항공·식품 등 분야별 대책 추진 및 황사발원·예비특보·특보발령 등 단계별 대응체계의 구축, 황사 대응 정책협의체 강화, 사막화지역 생태복원 공동연구, 사막화방지 협력사업, 황사발원지 국가와 협력네트워크 강화 등 동북아 황사대응 협력, 황사의 주요 발원지인 몽골지역과 중국지역을 대상으로 한 녹화사업으로 국내 황사피해 저감(低減) 노력 등이 있다.

(8) 녹조

냄새원인물질에 의한 수돗물의 비정상적인 냄새와 맛의 발생 등 취수·정수 장애를 유발하는 녹조를 사전에 예방하고, 녹조발생 시 신속적이고 체계적인 대응으로 안전한 먹는 물을 공

급하는 것이 중요하다. 우리나라에서는 2019년까지 4대강 본류구간에서 발생하는 녹조현상을 지금보다 50% 저감하는 것을 목표로 설정하였다.

녹조에 대한 주요대책으로는 농·어촌 마을하수도 확충, 하·폐수처리장의 총인처리시설 설치, 가축분뇨 공동처리시설 및 퇴비화 시설 확충 등 하천의 총인농도 관리강화(0.035mg/L 이하), "범부처 조류연구 협의체"의 구성·운영, 녹조문제 해결을 위해 조류발생 메카니즘과 거동특성 및 정수장의 녹조처리 공정개선 등의 연구, 4대강 수계에 독소와 냄새 등을 처리할 수 있는 고도정수처리시설의 확충, 수계관리 자문협의회, 민관합동 수질모니터단 등 수질관리정책에 민간이 참여하고 지역주민이 자발적으로 수질을 관리할 수 있는 여건(거버넌스)의 조성, 관계부처 합동 녹조대응 TF와 수계별 녹조대응 현장 TF 운영, 녹조발생 시 상류 댐·보·저수지의 저수량을 효율적으로 활용하는 것 등이 있다.

(9) 적조

매년 적조 발생과 그로 인한 피해가 반복되고 있으며, 2014년에도 전남 완도에서 강원도 삼척까지 확산된 적조가 오랫동안 지속되면서 피해가 발생하였다. 따라서 체계적인 적조대책을 마련하여 어업인 피해를 예방하고 최소화하는 것이 중요하다.

적조에 대한 주요대책으로는 남해안 적조 광역조사, 연근해 적조 모니터링 확대, 무인관측장비 활용 자동예찰 시스템 및 '적조종합정보시스템' 개발 운영, 양식장 정화 및 적조방제, 적조 조기예보 및 모니터링 강화, 구제물질 개발, 적조 발생 메카니즘 등 관련 연구개발사업의 추진, 상습 피해어장 면허제한 등 양식면허 관리강화, 피해어장 구조개선 등이 있다.

(10) 폭염

지구온난화 등으로 전 세계적인 폭염관련 건강피해가 증가함에 따라 혹서기에 실시간 건강피해 감시체계를 운영하고 있다. 2000년 이후 전반적으로 폭염 사망자가 증가하였으며, 특히 2012년에는 59명이 사망하였다. 주로 7~8월에 집중적으로 관측자료 및 기후변화 예측결과에서 폭염일수 및 피해가 증가하고 있다.

폭염에 대한 주요대책으로는 응급 의료기관으로부터 폭염으로 인한 건강피해 현황정보를 일간으로 집계하고, 폭염으로 인한 건강피해는 건강수칙의 준수만으로도 예방이 가능하므로 국민인식 제고를 위한 홍보활동의 강화, 폭염으로 인한 온열질환 감시체계의 운영 등이 있다.

(11) 화산재해

현재 백두산 화산폭발의 시기와 규모 등을 정확히 예측하기는 어려우나, 가능성이 상존하며 폭발 시 광범위한 피해가 발생할 것으로 예상됨에 따라 화산재해에 대한 국가 차원의 안전망 구축이 필요한 시점이다.

화산재해에 대한 주요대책으로는 화산재난 관리 기반의 마련, 화산재난 대응체계 구축 및 화산분야 교육과 훈련의 강화, 화산재 관리대책의 마련 등이 있다.

2) 사회재난 관리대책(국가안전관리기본계획, 2015)

(1) 화재(폭발)

대규모 화재(폭발사고) 발생에 대비한 정부의 대응체계를 정립하고 위기상황으로의 발전요인을 사전 제거하고 감소하기 위한 소발 현장대응 역량강화가 필요하다.

화재(폭발)에 대한 주요대책은 다음과 같다.

- 전국 4개 권역별 「119특수구조대」 및 재난현장지휘 교육훈련센터 등 재난환경·소방행정 수요에 맞는 인력 확충 및 장비 개선·보강
- 현장대응능력 강화를 위한 훈련, 신고접수·출동조치 등 종합 상황관제능력 제고
- 중앙상황실 재난영상정보시스템, 지자체 CCTV 연계 119출동 길안내 서비스, 모바일 현장지휘 시스템 등 모바일 재난현장관리 시스템 구축
- 신속하고 안전한 출동체계를 위한 교통시스템 개선, '소방차 길 터주기'의 생활화 및 홍보콘텐츠 개발 등 소방차 5분내 현장도착률 향상
- **(예방)** 종합적 안전관리대책 수립·시행을 통한 선제적 예방관리, 화재위험평가, 소방점검 공영제 도입 등 화재취약시설 중점관리와 지속 가능한 화재예방 제도개선 및 연구개발
- **(대비)** 초고층 화재진압장비 등 첨단 소방장비 지속보강과 다양한 커리큘럼 개발을 통한 소방대원 교육·훈련 강화
- **(대응)** 상황실 ↔ 현장 정보연계, 대원 위치확인 시스템 구축을 통한 Control Tower 기능 제고 등 효율적인 소방활동 전개
- **(복구)** 단계별 화재대응활동 평가 및 평가결과 환류, 철저한 화재원인 규명을 통한 유사사고 재발 방지대책 강구

(2) 산불

최근 기상여건, 산림상태, 사회·경제적 여건상 산불발생 위험과 산불의 대형화 개연성이 높아졌다. 건조일수가 지속적으로 증가하고 불규칙적인 계절풍(푄)의 발생과 함께 숲이 울창해짐에 따라 낙엽층 등 산림 내 연소물질이 증가하고 있다. 산불 대책은 산불 피해의 최소화로 국민의 생명과 재산을 지키고, 산림자원 및 자연 생태계를 보존하여 산림의 생태적·환경적 가치를 향상시키는 것이 목적이다. 따라서 최근 10년 평균 산불피해 면적에 대비하여 매년 5%를 감축하는 것이 구체적인 목표로, 최근 10년 평균 산불피해 면적은 776ha로 이를 2019년에는 600ha로 감소시키는 것이다.

산불에 대한 주요대책은 다음과 같다.

- 원인별 산불요인 사전제거 및 대응체계 구축
- 산불방지 기반시설 확충 및 산불취약지역 관리 강화
- 진화 지휘체계 정착 및 유관기관별 임무 명확화
- 공중진화 향상을 위한 헬기 추가도입 및 승무원 안전교육 강화
- **(예방)** 국민 경각심 고취를 위한 다양한 홍보활동, 산불취약지(주요사찰, 소각 산불 등) 관리사업, 지상과 공중의 입체적 산불감시·계도활동
- **(대비)** 봄·가을 산불방지대책본부 운영, 「산불상황관제시스템」 고도화, 산불방지 및 산불진화 협정 등 국민참여 확대, 산불원인자 검거능력 향상
- **(대응)** 산불상황 전파 및 산불현장 지휘(통합지휘본부), 산불확산 시 지역주민 긴급대피 및 주요시설물·주민 보호
- **(복구)** 피해 유형별·임상별·지역별 특성에 맞는 생태적 복구기술 적용, 국민생활과 밀접한 가옥·축사·농림시설 등에 최우선 응급복구 지원

(3) 도로교통

이상기후로 인하여 국지적 집중호우 및 폭설 등의 자연재해가 증가함에 따라 도로교통에 대한 대책 마련이 필요하고, 사고예방 및 피해발생 시 응급복구 실시로 신속히 교통소통을 정상화하여 국민 불편을 최소화하는 것이 중요하다. 이를 위하여 유관부처 간의 유기적인 협조체제를 구축하여 주요 물류거점 및 사업장별 비상수송 대책 등을 선제적으로 수립하고 시행한다.

도로교통과 관련한 주요대책은 다음과 같다.

- 소규모 교량(100m 미만)에 대한 정밀점검 확대, 유수의 원활한 흐름을 위한 통수단면 부

족교량 개선, 국도변 비탈면 정밀조사 및 보수·보강 등 정비

- 사고발생·위험구간 안전점검 및 시설보강, 교통사고 잦은 곳 안전시설 개선, 교통안전 캠페인, 교통약자 대상 교육·홍보
- 시기별·대상별·사고원인별 사고예방대책 시행, 교통수요 급증대비 특별교통관리, 교차로 소통확보, 무인단속장비 확충
- 사고 시 사상자 구호 및 도로통제 등 신속한 초기대응, 다양한 매체를 활용한 사고정보 전파, 대형사고나 강설·폭우 등 자연재해로 교통두절시 교통통제 및 우회
- 대형교통사고 시 정확한 사고원인 신속규명, 뺑소니, 무보험 등 교통사고 피해자 치료비 지원 서비스
- 화물차 휴게소 및 공영차고지 건설지원, 화물운전자 복지사업 지속추진
- **(예방)** 취약시설 사전점검 및 미비사항 조치
- **(대비)** 우기 전 배수로 정비, 방재물자 비축
- **(대응)** 재난 발생 전 도로 상황에 대한 점검 활동을 강화, 기상특보 시 비상근무 실시 및 재해발생에 신속히 대처, 폭설위험 예상시 사고예방을 위한 '先제설 後통행' 원칙 적용
- **(복구)** 비탈면 붕괴나 도로유실시 신속히 우회도로 지정·안내 및 응급복구, 다음해 우기 전까지 항구복구, 폭설시 신속한 제설 및 교통소통 유지

(4) 해상교통

'우이산호 및 캡틴반젤리스 L호 유류유출사고', '세월호 사고' 등 최근 대형 해양사고의 빈발로 선박안전에 대한 국민의 불안감이 고조되고 있다. 해양사고 원인의 약 90%는 인적요인과 관련되어 있어 인적요인의 체계적 관리와 업계의 자율적인 안전관리 역량을 제고시켜 연안해역의 안전한 통항로를 확보하고 해양사고를 최소화하는 것이 중요하다.

해상교통과 관련하여 주요대책은 다음과 같다.

- 종사자와 일반국민 대상의 안전교육 실시 및 해양안전캠페인 전개, 인적요인 관리기법의 발굴·전파, 해양안전문화지수 개발 및 안전도 향상도모
- 행정지도 강화를 위한 해사안전감독관제 운영, 해사분야의 안전경영 의식고취를 위한 해사안전우수사업자 지정, 주요 선박통항로 안전성 평가 추진
- 해양에서 대형 인명사고 시 '골든타임' 위기대응능력 제고를 위한 특수구조단 운영 내실화, 연안사고 구조역량 강화, 교육훈련 및 수색구조 매뉴얼 고도화
- 민간 구조활성화를 위한 자생기반 조성, 해상수난구호대책위원회를 통한 유관기관 협조

체계 구축, 민간자율구조대 활성화 및 민간 구조자원 D/B화
- 함정·헬기 등 구조장비 최신화, 해상 응급의료 인력·장비 확보, 사고 다발해역 및 주 조업지 분석에 따른 경비함정 전진 배치로 효율적 안전관리
- 연근해 어선에 V-PASS시스템 설치 확대, 구명조끼착용 생활화 운동 및 법제화
- 지구 전 지역의 조난위치를 실시간으로 구현 등 해상 조난·안전 통신시스템 구축, 국제적 수색구조 협력 강화
- 취약시기별 노후 선착장 개선명령 및 유·도선과 시설 점검, 선박검사기관과 복원성 자료 등 정보공유, 해상안전 기동점검단 운영, 운항실태의 과학적 분석을 통한 점검체제 개선, 해상안전 위해사범 단속
- **(예방)** 해양안전교육 강화, 안전점검 강화, 연안해역 안전성 평가
- **(대비)** 위험물컨테이너 점검제도(CIP) 운영 내실화, 항로표지 시설확충 및 기능 강화, 원격 해양응급의료시스템 보강, 러·일·중 등 주변국과 국제 수색구조 협력 강화, 해양선박사고 매뉴얼 개선·보완
- **(대응)** 중앙·지방 구조본부 및 사고수습본부 운영, 기관별 업무지정, 대형사고 시 안전관리비상대책 본부 운영, 사고선박 위치파악 및 정보사항 보고·전파, 위기 유형별 및 단계별 대응조치 시행(관심 → 주의 → 경계 → 심각)
- **(복구)** 복구지원팀 구성, 유가족 지원, 선체인양 등 사고수습

(5) 항공

2013년 7월 샌프란시스코공항 사고, 2013년 11월 삼성동 헬기사고 등이 발생함에 따라 세계 최고수준으로 평가받던 우리나라 항공안전에 대한 우려가 제기되고 있다. 항공 대책은 항공재난 발생의 최소화를 위해 실효성 있는 안전확보 대책을 수립 및 시행하고 항공기 사고 발생 시 즉각 대처할 수 있는 단계별 대응체계 확립으로 신속한 복구와 함께 인적·물적 피해 및 국민 불편을 최소화하는 것을 목적으로 한다. 이에 대한 목표로는 항공사고를 매년 15% 감축하는 것이다.

항공 관리대책의 주요내용은 다음과 같다.

- 항공안전업무의 전문성·효율성 제고를 위한 항공안전법 제정, 경영실적 악화 항공사에 대한 집중관리(전담감독관, 특별점검)
- 인센티브(상시점검횟수 감축)를 통한 안전책임 경영제 정착, 승무원 피로관리 강화를 위해 승무시간 제한기준 개선 및 한국형 피로위험관리시스템(FRMS) 도입, 안전우려 외항

사에 대한 취항금지 규정을 항공법령에 반영

- 재래식 비행절차(사천·포항·대구·광주공항)의 성능기반항행(PBN)절차로 전환, 항공교통량 증가 대비 및 유사시 신속한 안전조치를 위한 「항공안전통제센터」 구축, 지방공항 항행안전시설(계기착륙시설, 예비레이더 등) 확충 및 현대화
- 운항정보를 확인하면서 비행할 수 있는 차세대 감시시스템 운항지원체계 구축, 헬기업체 교육기준을 마련하고 조종사 운항자격심사 확대 추진
- 항공사고 특성에 맞는 골든타임제 운영, 시나리오 다양화를 통한 훈련 실효성 제고 및 실질적 협조체계 구축, 주요공항에 사고대처 등 비상대응요령 교육을 위한 미니부스 설치 등 대국민 항공안전문화 확산
- **(예방)** 안전운영체계 준수여부 등을 정기 및 수시 감독, 국제표준안전을 국내 규정에 반영하여 미비점 개선, 항공안전종합통제센터 구축, 관제시설 현대화
- **(대비)** 사고대응 시나리오 다양화 및 지속적인 항공기 사고수습 모의훈련 실시, 유사 시 승객들이 신속히 대처할 수 있도록 대국민 항공안전 체험교육장 운영
- **(대응)** 매뉴얼에 따른 신속한 상황보고·전파, 중앙사고수습본부 및 항공사 사고대책반 등 기관별 대책기구를 설치·운영, 정부의 위기관리 활동을 적극 홍보
- **(대응)** 피해자·가족 지원시설 설치, 공항 내 사고 시 신속한 시설물 복구 및 공항 운영 정상화 대책 추진, 철저한 사고원인 조사·평가 및 재발방지대책 시행

(6) 철도

철도 관리대책의 목적은 철도 안전제도 선진화, 정부의 안전감독 기능 강화 등을 통해 인적과실 및 차량 고장으로 인한 사고와 장애 예방을 강화하는 것이다. 구체적인 목표로는 철도사고 사망자의 수를 2019년까지 10명으로 감축하는 것이다.

철도와 관련한 주요대책의 내용은 다음과 같다.

- 철도운영자에 대한 예방적·상시적 안전관리를 위한 철도안전관리체계 승인제도 도입, 철도안전감독관 업무매뉴얼을 수립 및 활동 강화
- 기관사 기본안전수칙(출발 전, 운전취급절차 등)을 철도안전법령에 반영, 철도관제업무 종사자에 대해 자격제도를 도입
- 노후시설 교체 및 전기·신호설비 보강, 철도역사내 스크린 도어 설치 확대
- 고속열차 안정화(열차장애 예방) 대책 추진, 기대수명을 고려한 예방적 차량 안전관리(기대수명 도래 차량 5년마다 정밀진단 등)

- **(예방)** 안전시설 및 설비 개선·보완 등 사고요인 사전 제거, 역사 및 터널 내 화재사고 대비 방재설비 개선, 교량·터널 등 철도운행 관련 취약시설 집중 관리, 신설·개량선에 대한 사전점검, 철도위험물 안전 운송체계 확립
- **(대비)** 대피소·긴급대피로 등 긴급 구조·구난체계 구축, 사고 대비 인력·장비·물자 동원 태세 구축, 유관기관 역할분담 및 협력체계 점검, 철도관계자 교육·훈련 및 사고발생시 승객 대피요령·대응방법 등 홍보활동 강화
- **(대응)** 현장 위주의 신속한 초동조치, 2차사고 방지, 신속한 사고·피해 규모 파악, 가용 장비·인력 등을 신속히 투입, 가스·전기 등 복합적 재난대응체제 가동
- **(복구)** 철도안전감독관 및 조사단 등의 사고원인 조사, 재발방지대책 마련, 사상자 처리·지원 대책 강구, 사고 후 영향조사 및 장기수습대책 수립

(7) 방사능

증가하는 원자력 안전 수요에 선제적으로 대응하여 국민이 안심하고 신뢰할 수 있는 원자력 안전관리체계를 구축 및 운영하고 국가 방사능 방재체제의 효율적인 구축·운영을 통해 방사능 재난으로부터 국민의 생명과 재산을 보호하는 것이 중요하다. 방사능 관리대책의 목표는 체계화된 원자력 안전관리, 재난 규모별 효율적인 비상대응체계 구축, 안전소통·협업·협력의 확대이다.

방사능 관련 주요대책으로는 설계·제작·구매·납품·설치·정비 등 원전 전 분야에 안전관리체계 구축, 방사선 이용기관의 책임강화를 통해 종사자 안전보장 및 방사능사고 사전예방, 국제 핵안보 환경변화를 반영한 효과적 방호체제 구축 및 핵투명성 유지, 비상계획구역 설정 등 방사능방재 기반체계 확립, 비상시에 대비한 시설·장비·물품 확충 및 체계적 관리, 훈련 강화 등을 통해 유관기관 비상대응역량 제고, 방사능재난 비상대응시설·장비 상시 가동태세 유지, 원자력안전 정책 및 관련 정보 공개 및 주민 교육·홍보 등 원자력안전 소통체계 구축, 국제기구 및 주요 국가와의 원자력안전 협력확대, 원자력안전정책협의회, 사고대응·의료 등 방재유관기관 간 국가차원의 유기적 방재체계 구축 등이 있다.

이를 재난관리 과정으로 구분하여 구체적으로 살펴보면 다음과 같다.

① 예방대책

- 원자력시설에 대한 철저한 검사·점검 및 품질보증검사, 방사선투과검사 발주자에게 안전한 작업환경 제공 및 일일작업량 보고의무를 부여
- 방사성 오염 수입고철의 국내유입 감시, 한·IAEA(International Atomic Energy

Agency) 안전조치협정 이행, 핵물질 수출입 요건확인 시스템 개선, 원자력 전용품목 관련기술 통제 체제 강화

② 대비대책

- 군·경·소방기관 등이 참여하는 원자력시설 부지별 합동훈련 및 주민보호·환경탐사·비상진료 등 분야별 집중훈련 실시
- 방사선 비상진료기관 및 비상진료 장비·시설 확충을 통한 신속한 의료대응체계 구축, 주민보호시설·물품에 대한 점검 강화, 물리적 방호 협력체계 구축 등
- 긴급 경보시설을 기존 원전반경 2km에서 예방적 보호조치구역으로 확대 설치, 비상계획구역 확대에 따라 인구분포, 구호소 활용가능 시설 등 지역 상황을 고려하여 지자체별 구호소 확대 지정
- 갑상선 방호약품을 비상계획구역 전체로 점진적 확충, 대규모 사고로 현장지휘센터 설치 지역이 방사능에 오염되는 경우에 대비하여 주거성 강화 설비 설치

③ 대응대책

- 방사능 재난대응 총괄조정 및 현장대응활동 지휘·통제
- 환경방사능탐사 및 방사선영향평가 수행을 통해 대피, 음식물 섭취 제한, 방호약품 배포 등 주민보호조치 결정
- 연합정보센터 운영을 통한 통일되고 일원화된 대외정보 제공, 유언비어 대응
- 사고현장 환경방사능감시활동 및 방사선 피폭 의료대응 총괄
- IAEA 등 국제기구 방사능재난 상황 통보
- 필요시 원전사고 수습 및 방사능오염 제거를 위한 관계기관 인력·장비 지원 요청

④ 복구대책

- 원자력안전위원회·사업자·지자체 등으로 구성된 재난조사위원회 구성, 사고원인 및 피해상황에 대한 조사
- 대피주민 복귀방안, 사고지역 제염·복구 등 중장기 방사능 재난 사후대책 시행
- 원자력사업자의 배상책임한도액 만큼 재정적 담보를 확보하고 원자력손해 발생 시 배상책임한도액까지 신속 보상

4 재난간호

최근 태풍, 폭염과 지진 및 해일 등의 빈번한 자연재난과 붕괴, 선박 침몰사고 등의 대형사고 발생은 재난간호의 영역을 구분하고, 재난관리 차원에서 응급의료체계와의 공조체계 구축과 역할분담을 요구하고 있다. 재난간호는 일반적인 임상간호나 지역사회간호와는 환경적 상황이 매우 달라 재난의 유형과 이에 대처하는 재난관리체계에 따라 다루어지는 비중도 각기 다르다. 따라서 세계보건기구(WHO)와 기타 관련된 기구들은 재난에 대비하고 이에 대응하는 능력을 향상시키고자 전문 기구를 결성하여 필요한 교육을 실시하고 간호사의 재난간호 역량을 향상시키기 위해서 노력하고 있다.

이옥철 등(2010)은 재난간호를 '재해로 인하여 변화된 환경에서 스스로 문제를 해결할 수 없는 대상자를 돕기 위해 발달 단계별 간호를 제공하는 것'이라고 정의하였다. 재난간호의 대상자는 재난피해자, 피해자의 가족, 그리고 재난구호요원 모두가 포함되며, 간호제공 단위는 개인, 가족, 집단 및 지역사회 등 다양하다. 재난간호 대상자는 건강문제와 연령층이 다양하며, 육체적인 문제뿐만 아니라 정신적인 문제 등에도 직면하게 되므로 재난간호를 제공하는 간호사는 한 영역에 전문적인 간호능력보다는 일반적이고 다양한 요구를 수용할 수 있는 간호능력이 요구된다.

세계보건기구(WHO)에서는 재난상황에서 요구되는 간호사의 핵심 역량을 다음의 8가지로 제시하고 있다.

① 윤리적·법적 쟁점에 대한 의사결정
② 치료 원칙
③ 간호 제공
④ 요구 사정과 계획
⑤ 안전과 보호
⑥ 의사소통과 대인 관계
⑦ 공중 건강
⑧ 응급상황에서의 건강관리체계와 정책

세계보건기구는 위의 핵심 역량을 배양하기 위해 재난간호 교육과정에 포함시킬 내용을 권고하고 있으며 구체적으로는 아래와 같다.

- 기본 인명 소생술
- 간호현장 구축과 관련된 체계 및 계획 수립
- 누구에게 무엇을 보고해야 하는지에 대한 이해를 포함한 의사소통 능력
- 장비와 물자가 손상된 상황에서의 근무
- 환자와 의료진의 안전
- 팀원으로서 각자의 역할과 책임의 이해
- 감염관리
- 정신·사회적지지

또한 국제간호협회(ICN, 2009)는 재난간호 역량을 예방/완화 역량, 대비 역량, 대응 역량, 복구/재활 역량으로 재난 단계별로 구분하여 제시하고 있다. 이 4개의 범주 안에는 10개의 영역으로 구분되어 있는데, 이는 아래와 같다. 다만 아래의 역량은 우선순위를 의미하는 것은 아니라고 하였다.

① 위험감소 및 질병예방과 건강증진
② 정책개발과 계획
③ 윤리적 실무, 법적 실무와 책임감
④ 의사소통과 정보공유
⑤ 교육과 대비
⑥ 지역사회간호
⑦ 개별 대상자와 가족간호
⑧ 정신심리 간호
⑨ 취약집단 간호
⑩ 개인, 가족, 지역사회의 장기적인 회복

그리고 재난간호 제공을 위해 지켜야 할 간호사의 수칙은 다음과 같다.

- 자신의 안전을 최우선으로 한다.
- 대상자의 건강요구의 우선순위를 안다.
- 의료관련법(의료법, 응급의료법 등)을 알고, 그에 따른 기준에 맞추어 수행한다.
- 공조체계 내에서 지시에 따른다.
- 대다수를 위해 최선을 다한다.

- 경고신호의 의미를 알고 자신 및 대상자의 안전을 확보한다.
- 필요 시 리더십을 발휘한다.
- 필요 시 적절한 기관에 의뢰한다.
- 이용 가능한 의료자원과 인력을 이용한다.
- 건강의 위협을 감소키기 위한 환경과 조직활동의 변화를 관찰한다.

3

P·A·R·T

응급환자 간호사정

학습목표

- 응급환자 간호사정의 개요를 설명한다.
- 응급환자의 일차사정과 이차사정을 설명한다.
- 응급환자를 분류한다.

PART 3 응급환자 간호사정

1 응급환자 간호사정의 개요

의료진은 응급환자에게 적절한 치료를 제공하기 위하여 신속한 신체사정을 실시하고 이에 따른 정확한 환자 상태 정보를 수집해야만 한다. 이러한 신체사정은 병력조사와 함께 이루어져야 하고, 병력조사는 환자 및 보호자, 기존 치료 정보를 통해 얻을 수 있다. 또한 습득한 정보는 다른 의료진과 공유되어야 한다. 신체사정과 병력조사는 간호사정에서 가장 중요한 요소로 정확한 응급환자의 상태를 파악하고 적절한 치료방향을 결정하기 위해서 필수적으로 요구되는 과정이다.

신체사정의 기본적인 방법은 시진, 청진, 촉진, 타진으로 구성되어 있다. 시진(inspection)은 시각을 이용하여 신체를 체계적으로 관찰하는 것이다. 신체구조의 전반적인 양상이나 보행하는 모습, 언어나 행동의 반응 및 정신상태를 평가할 수 있으며, 문제가 발생한 특정 부위를 집중적으로 사정한다. 청진(auscultation)은 직접 또는 청진기를 사용하여 신체에서 나는 소리를 듣는 것이다. 주로 직접 실시하기 보다는 청진기를 사용하며, 청진기는 의복 위보다는 직접 피부에 닿게 하여 듣는 것이 바람직하다. 촉진(palpation)은 손을 이용하여 신체를 만지는 것이다. 피부의 온도, 습기, 조직구조, 긴장도 등을 사정할 수 있다. 타진(percussion)은 손가락을 이용하여 신체의 진동을 만들어 내도록 두드리는 것이다. 이를 통해 통증 여부 및 병소 조직의 위치를 파악할 수 있다.

환자의 병력조사는 환자가 대답을 할 수 있는 경우에는 직접 대답하게 하지만 그렇지 못할 경우에는 가족이나 목격자로부터 확인할 수 있다. 급성 외상이나 질환의 경우에는 신체사정을 하기 전에 응급상황이 언제 어디서 어떻게 일어났으며 환자의 주 호소, 증상의 지속 시간 등을 우선 자세히 확인한다. 또한 환자에게서 발견되는 외상이나 환자가 직접 호소하는 증상을 구체적으로 확인한다. 그리고 원인이 될 만한 과거 병력을 확인하고 수술이나 외상 등의 과거력을 확인한다. 응급수술이 필요한 경우(예 : 급성 복막염, 뇌출혈 의심 등)나 식중독이 의심되는 경우에는 마지막으로 먹은 음식물이 무엇이며 얼마나 먹었는지를 반드시 확인해야 한다. 가끔 환자의 상태를 파악할 수 있는 환자 인식표가 있는 경우엔 이를 확인한다. 환자 인식표에는 알레르기, 투약 여부 및 내용, 병력, 통화 가능한 연락처 등을 알 수 있어 응급 상황일 때 담당 의사나 가족과 연락할 수 있다.

2 일차 사정

일차 사정(primary survey)은 환자의 생명을 위협하고 있는 상해나 질환이 있는지를 판단하는 단계로, 환자 접촉 후 즉각적이고 신속하게 평가한다. 일차 사정 중 발견되는 생명에 위협적인 상태, 즉 기도가 막혔거나 심한 출혈이 있는 경우엔 반드시 응급처치를 시행하고 대상자 평가를 계속한다. 평가로는 첫째, 환자의 주변 상황이 안전한가를 살피고 가장 고통스러워하는 곳을 중심으로 상태를 파악하며 손상이 발생한 상황을 알아본다. 둘째, 환자의 반응 정도나 정신 상태를 평가한다. 환자에게 응급처치를 실시함을 설명하고 척추 부상이 의심되면 부상자가 움직이지 않도록 고정한다.

1) 의식수준 사정

우선 사람과 장소, 시간 및 사건에 대한 지남력을 사정하여 의식수준의 단계를 신속하게 파악한다. 의식수준의 단계는 〈표 3-1〉의 5단계로 파악할 수 있다. 또한 Glasgow coma scale (GCS)〈표 3-2〉을 이용하거나 AVPU를 이용하여 지속적인 변화를 사정한다. AVPU는 의식이 명료한지(alert), 언어 지시에 반응을 하는지(response to verbal order), 통증에 반응을 하는지(response to pain), 그리고 반응이 없는지(unresponse)를 평가하는 것이다.

2) 순환 기능 평가(Circulation)

경동맥이나 대퇴동맥에서 맥박을 확인한다. 맥박 수, 맥박의 특성을 확인한다. 순환이 확인되지 않으면 심폐소생술을 시행한다.

옷이 피에 젖었거나 주위에 출혈의 흔적이 있는 경우에는 환자의 몸 전체를 살펴보고 출혈 부위를 알아낸다. 출혈 부위는 직접 압박을 하거나 압박붕대로 감아 지혈한다. 이때 상처 바로 위의 동맥을 압박하기도 한다.

환자의 피부상태를 확인하여 색깔, 온도, 발한 여부 등을 확인한다. 피부색이 어두운 사람

표 3-1 의식수준의 5단계

명료(Alert)	• 정상적인 의식 상태로서 시각, 청각 및 기타 감각에 대한 자극에 충분하고 적절한 반응을 보이는 상태 • 시간, 장소, 사람에 대한 지남력이 있는 상태
기면(Drowsy)	• 졸음이 오는 상태로서 자극이 없으면 잠들고 자극이 주어질 때는 반응이 느리고 불완전하며 의사소통이 원활하지 않는 상태 • 질문에 대한 혼돈이 있고 때로는 섬망이나 불안을 나타내는 상태
혼미(Stupor)	• 계속적으로 강한 자극(큰 소리, 통증, 밝은 빛 등)을 주면 반응을 하지만 그렇지 않은 경우 반응을 보이지 않는 상태 • 통각을 주면 자극을 피하려는 듯 의도적 행동을 보이기도 하는 상태
반혼수(Semicoma)	• 자발적인 근육의 움직임은 거의 없고 고통스러운 자극을 주었을 때는 어느 정도 피하려는 반응을 보이거나 신음소리를 중얼거리기도 하는 상태
혼수(Coma)	• 모든 자극에 반응이 없는 상태 • 연수의 기능은 유지하고 빛에 대한 동공반사는 있는 상태

표 3-2 Glasgow Coma Scale

행동	반응	점수
개안반응 (Eye opening response)	자발적(Spontaneously)	4
	언어(To speech)	3
	통증(To pain)	2
	무반응(No response)	1
언어반응 (Best verbal response)	지남력(Oriented to time, place, and person)	5
	혼란(Confused)	4
	부적절(Inappropriate words)	3
	이해곤란(Incomprehensible sounds)	2
	무반응(No response)	1
운동반응 (Best motor response)	지시에 따라 움직임(Obeys commands)	6
	통증 위치 분별(Moves to localized pain)	5
	통증을 피함(Flexion withdrawal from pain)	4
	굴곡(Abnormal flexion)	3
	신전(Abnormal extension)	2
	무반응(No response)	1
총점 (Total score)	최상 반응(Best response)	15
	혼수상태 대상자(Comatose client)	8점 미만
	전체적 무반응(Totally unresponsive)	3

의 경우에는 피부색의 변화를 쉽게 알기 어려운 경우도 있다. 이때에는 입 속, 결막, 손톱 부위를 확인한다. 혈관이 수축하거나 맥박이 느려지면 피부가 차갑고 창백해진다. 혈관이 확장되어 혈류가 증가하면 피부가 따뜻해진다.

3) 기도 유지(Airway)

환자가 말을 하거나 반응을 보이면 기도가 열려있는 상태이다. 반면 반응이 없고 척수 손상이 의심되지 않을 경우에는 머리젖히고－턱들어올리기(head tilt-chin lift) 방법으로 기도를 개방한다. 그러나 척추 손상이 의심되는 경우 되도록 움직이지 않도록 하고 턱 밀어올리기(jaw thrust) 방법으로 기도를 유지하도록 한다.

이물질로 인해 기도가 폐쇄된 경우에는 하임리히법으로 이물질을 제거하고, 구토를 하는 경우에는 고개를 옆으로 돌려 기도가 막히지 않도록 한다. 필요에 따라서는 산소를 공급하기도 한다.

4) 호흡 평가(Breathing)

환자가 반응을 보이면 숨을 쉬고 있다는 증거이며 골골하거나 코고는 소리와 비슷한 비정상적인 숨소리나 호흡곤란 증상이 있는지 관찰한다. 환자가 반응이 없을 때에는 기도를 유지하고 인공호흡을 실시한다. 필요하다면 인공 기도삽관을 준비하고 기도 내 이물질을 흡인하며 산소를 공급하도록 한다. 기흉이 의심되는 흉부 상태는 폐쇄 붕대를 적용한다.

5) 기능 장애 평가(Disability)

교통사고나 기타 외상이 있는 경우에는 우선적으로 척추 손상이 있는지 확인한다. 머리를 다친 환자는 확인될 때까지 척추 손상이 있는 것으로 간주한다. 척추 손상 여부를 확인하기 위해서는 환자의 손가락과 발가락 등 말초부위의 감각을 확인하고, 움직여 보도록 하여 운동성을 사정한다. 또한 간호사의 손을 꽉 쥐게 하거나 하지 저항에 대항하여 움직여 보도록 한다. 척추 손상이 의심되면 환자의 머리나 목을 움직이지 않도록 고정한다.

6) 손상부위 노출(Exposure)

옷 때문에 손상부위가 가려질 수 있기 때문에 환자의 의복을 제거한다. 어느 정도의 노출이 필요한지는 환자의 상태와 상처 부위의 크기에 따라 달라진다. 이때 유의할 점은 옷을 제거하다 2차적 손상이 있을 수 있으므로 강제적으로 제거하기 보다는 가위를 이용하여 자른다. 또한 저체온증의 가능성이 있으므로 불필요한 노출은 삼가고 담요는 덮어주어 이를 예방하도록 한다. 그리고 척추나 사지 손상부위, 골절부위는 부목으로 고정하도록 하고 개방상처는 멸균포나 깨끗한 천으로 덮어 상처를 보호하도록 한다.

3 이차 사정

이차 사정(secondary survey)은 일차 사정으로 생명의 위급 여부를 확인한 후 체계적인 신체검사를 수행하는 단계이다. 이를 통해서 발견하지 않고 그냥 둘 경우 위험에 빠질 수 있는 질병이나 외상을 찾을 수 있다. 급성 질환이나 부상을 입은 경우에는 환자의 주 호소에 초점을 맞추어 신체검사를 시행하고 충분히 설명하도록 한다.

1) 활력징후 측정

활력징후를 측정하여 환자상태를 평가하고 지속적인 변화 양상을 파악할 수 있어야 한다. 따라서 간호사는 각 활력징후의 정상 범위를 알고 현 상태가 무엇을 의미하는지 이해해야만 한다.

2) 과거력 사정

환자가 호소하는 주 호소와 현 병력 및 과거 병력은 SAMPLE 방법〈표 3-3〉으로 사정하고, 통증이나 현재의 증상은 PQRST 방법〈표 3-4〉에 기초하여 사정할 수 있다.

표 3-3 SAMPLE 방법

S(Signs/Symptoms)	호소하는 증상/징후는 무엇인가?
A(Allergies)	알레르기(음식, 약물, 환경)가 있는가?
M(Medication)	최근 복용한 약물은 있는가? 있다면 무엇인가?
P(Past history)	과거병력이 있는가?
L(Last oral intake)	마지막으로 먹은 음식 또는 음료는 무엇이며 언제 먹었는가?
E(Events)	손상이나 질병을 야기할만한 사건이 있었는가?

표 3-4 PQRST 방법

P 유발인자(provokes)	• 통증을 증가 혹은 감소시키는 요인이 무엇인가? • 어떤 증상이 나타나는가?
Q 양상(quality)	• 통증의 특성(둔함, 날카로움, 칼로 베는 듯함 등)은 어떠한가? • 증상을 악화 혹은 완화시키는 것은 무엇인가?
R 부위/전이(region/radiation)	• 통증이 한 곳에 국한 혹은 다른 부위로 전이되는가? • 증상이 다른 부위로 확대되는가?
S 정도(severity)	• 통증의 강도는 어느 정도인가? (VAS, NRS 척도사정) • 증상은 얼마나 심한가? (강도)
T 시기(timing)	• 통증 유발시간이 주기적으로 반복되는가? • 증상 발현이 언제 나타나며 주기적으로 반복되는가?

3) 머리부터 발끝까지 중점적 사정

(1) 두부와 경부

두부와 경부는 고정하고 뇌척수액 유출이나 유양돌기에 반상출혈이 있는지 확인한다. 안면부를 촉진하여 통증이나 변형이 있는지 확인하고 치아의 배열상태 등을 확인한다. 눈은 대광반사가 있는지 확인하고 양쪽이 대칭인지 관찰한다. 안검하수 등이 있는지도 관찰한다.

(2) 흉부

창상이 있는 경우에는 즉시 개구부를 막고 양쪽 흉곽이 대칭인지 확인한다. 출혈이나 다른 손상 여부를 확인하고 호흡음을 청진한다. 환자가 숨을 쉬지만 반응이 없다면 왼쪽을 아래로 하여 누운 자세를 취해준다.

(3) 복부

복부는 시진, 청진, 타진, 촉진의 순서로 사정한다. 개방성 상처가 있는지, 압통이 있는지 알아보고 복부의 불편감이나 덩어리 등이 만져지는지 확인한다. 하복부 골반부의 변형이나 개방성 상처, 압통이 있는지 확인한다. 골반과 치골부위의 골절이 의심될 때는 더 이상의 손상을 주지 않도록 주의한다.

(4) 사지

변형이나 출혈이 있는지 확인한다. 말초부위 맥박을 촉진하여 순환상태를 확인하고, 간호사의 손가락을 쥐게 하거나 발가락을 움직이게 하는 등 운동기능 및 감각기능 상태를 평가한다.

4 환자분류

응급 상황이 발생하였을 때 환자를 효과적이고 체계적으로 관리하기 위해서는 손상 정도, 질병 정도를 파악하여 우선순위를 결정해야 한다. 특히 재난으로 많은 사상자가 발생했을 때 응급환자를 빠르게 파악하여 중증과 경증으로 분류하여 의료자원을 할당하는 것이 중요하다. 환자분류(triage)는 이처럼 응급처치와 환자이송의 우선순위를 결정하여 가장 효율적인 치료가 가능하게 하여 많은 사람의 생명을 구하기 위해서 환자의 증상을 중증도별로 구분하는 것이다. 중증도 분류는 응급의료 자원의 효율성을 높이는 동시에 환자의 만족도를 높일 수 있다. 중증도 분류는 원래 전쟁 중에 빠르게 전장에 복귀시킬 수 있는 부상자를 분류하기 위해 도입되었다.

응급처치나 이송의 우선순위를 정하는데 여러 가지 방법이 있으며, 주로 4가지 색상으로 환자를 분류한다. 적색은 가장 긴급한 환자로 즉각적인 처치를 하지 않으면 사망할 수 있다. 황색은 응급환자로 즉시 응급처치가 필요한 경우로 1시간 이내에 처치와 이송을 해야 한다. 녹색은 비응급 환자로 위급하지 않아 3시간 정도 응급처치와 이송을 기다릴 수 있다. 검은색은 사망하였거나 의학적 상태로 판단할 때 살아날 가능성이 없는 경우이다〈표 3-5〉.

표 3-5 재난 시 중증도에 따른 응급상태 분류

분류	분류색	중증도
긴급 (Immediate)	적색	생존율을 높이기 위해 즉각적인 치료가 필요한 환자
응급 (Delayed)	황색	생존에 영향을 주지 않는 범위에서 치료가 지연돼도 안전한 환자
비응급 (Minimal)	녹색	치료가 필요한 손상이 있으나 치료여부와 상관없이 생존이 예상되는 환자
사망예상 (Expectant)	흑색	생존해 있으나 사용가능한 자원으로는 생존시키기가 거의 불가능하다고 판단되는 환자
사망 (Dead)		자발호흡의 증거가 전혀 없는 사망자

4

P·A·R·T

심폐소생술

학습목표

- 심폐소생술의 필요성을 설명할 수 있다.
- 생존사슬을 설명한다.
- 심폐소생술의 법적인 측면을 이해한다.
- 심폐소생술에서 소아와 성인의 차이를 구분할 수 있다.
- 성인 심정지 환자의 심폐소생술 순서를 설명한다.
- 기본소생술과 전문심장소생술의 차이를 이해할 수 있다.
- 심정지 후 통합치료에 대해 설명한다.

PART 4

심폐소생술

1 심폐소생술의 개요

우리나라는 인구의 고령화와 더불어 예측되지 않는 심정지의 발생률 및 심정지로 인한 사망자의 수가 증가하고 있는 추세이다. 심정지는 의료기관 내에서 뿐만 아니라 가정, 공공장소 등 장소에 관계없이 발생한다. 우리나라의 심정지 발생률은 심정지 조사가 시작된 2006년의 인구 10만 명당 37.5명에서 매년 증가하여 2010년에는 인구 10만 명당 46.8명으로 조사되었다(Ro 등, 2013). 심정지 환자의 생존율은 국가나 지역사회의 응급의료체계 효율성, 심폐소생술 및 자동제세동기 보급률 등에 따라 큰 차이를 보인다. 우리나라에서 2006년부터 2010년에 걸쳐 조사된 병원 밖 심정지 환자의 생존율은 3.0%이며, 신경학적으로 회복된 심정지 환자는 0.9%에 불과하다(Ro 등, 2015). 최근 우리나라의 병원 밖 심정지 환자의 생존율은 높아지고 있는 추세이나, 여전히 미국, 유럽, 일본 등에 비하면 생존율이 낮은 편이다(Chan 등, 2014; Stromsoe 등, 2015; Kitamura 등, 2012). 또한 심정지로부터 회복되더라도 저산소성 뇌손상으로 인한 신경학적 후유증의 발생 가능성이 높기 때문에 심정지 환자는 가족과 사회의 (의료) 부담에 되고 있는 실정이다. 따라서 심정지 환자의 생존율을 높이려면 심정지의 발생을 예방하고, 심정지가 발생하였을 때 목격자가 심정지의 발생을 인식하여 심폐소생술을 시작하고 자동제세동기를 사용할 수 있어야 한다. 그리고 응급의료체계의 신속한 반응과 현장 치료 및 병원에서의 치료가 효율적으로 제공되어야만 한다.

이를 위하여 우리나라에서는 심정지의 위험성과 심폐소생술의 중요성을 국민에게 인식시키고, 심폐소생술 교육을 확대하여 목격자에 의한 심폐소생술 시행률을 높이며, 일반인 제세동 프로그램(public access defibrillation)을 광범위하게 시행하고, 응급의료체계 및 병원에서의 효율적인 전문 치료를 심정지 환자에게 제공하기 위해서 '2015 심폐소생술 가이드라인'을 마련하였고 이를 적극적으로 적용하려고 노력하고 있다.

한국 심폐소생술 가이드라인은 심폐소생술 관련 학술단체 및 사회단체가 참여하여 운영하고 있는 대한심폐소생협회(Korean Association of Cardiopulmonary Resuscitation, KACPR)에 의해 2006년 처음으로 제정되었다. 한국 심폐소생술 가이드라인은 심폐소생술 국제연락위원회가 2015년 10월에 새로운 심폐소생술과 응급실혈관치료 가이드라인을 발표하면서 '2015 심폐소생술 가이드라인'으로 재개정하게 되었다. 이번 가이드라인에서는 2011년과 비교하여 다음의 내용을 강조하였다.

- 심정지의 예방과 조기 발견의 중요성
- 응급의료전화상담원 역할의 중요성
- 일반인 구조자는 가슴압박소생술을 하도록 권고
- 가슴압박 깊이와 속도의 조정
- 전문소생술 중 호기말 이산화탄소 분압 측정의 유용성 강조
- 심정지 후 치료 과정에서 목표체온유지치료와 관상동맥조영술에 대한 권고
- 자동 기계 심폐소생술과 체외 심폐소생술에 대한 권고

2 기본소생술

1) 생존사슬

심정지가 일단 발생하면 환자를 정상으로 회복시키는 것은 매우 어렵다. 따라서 심정지 발생 가능성이 높은 고위험 환자를 선별하여 심정지 발생을 예방하는 노력이 선행되어야 한다. 생존사슬(chain of survival)은 심정지 환자의 생존율을 증가시키기 위해 반드시 필요한 일련의 단계들로, 심정지가 발생된 경우에는 목격자가 심정지 상태를 신속하게 인지하고 즉시 응급의료체계에 신고해야 한다. 신고를 한 이후에는 목격자가 현장에서 심폐소생술을 시행하고, 신고 받은 응급의료체계는 신속히 환자 발생 현장에 도착하여 제세동을 포함한 전문소생술을 시행해야 한다. 심정지 환자의 자발순환이 회복된 후에는 심정지 원인을 교정하고 통합적인 심정지 후 치료를 시행함으로써 심정지 환자가 신경학적으로 완전히 회복될 수 있도록 노력해야 한다. 심정지 환자의 생존율을 높이기 위해서는 이와 같은 5가지의 필수적인 단계들이 사슬과 같이 서로 유기적으로 연결되어야만 한다〈그림 4-1〉.

생존사슬은 다음의 5가지 단계들로 구성되어 있다.

① 심정지의 예방과 조기 발견

② 신속한 신고

그림 4-1 생존사슬

③ 신속한 심폐소생술
④ 신속한 제세동
⑤ 효과적 전문소생술과 심정지 후 치료

(1) 심정지의 예방과 조기 발견

생존사슬의 첫 번째 고리로 2015년에 새롭게 도입한 개념은 심정지의 예방과 조기 발견이다. 심정지가 발생된 이후에는 적절한 심폐소생술이 시행되더라도 생존율이 매우 낮다(Daya 등, 2015). 소아의 경우에서는 질병보다는 사고 또는 손상에 의한 심정지 발생률이 높으므로 심정지를 예방할 가능성이 높다. 성인에서도 심장, 뇌혈관 질환에 대한 위험인자를 줄임으로써 심정지의 발생을 예방할 수 있다. 우리나라의 성인 심정지 환자의 낮은 생존율을 고려할 때 심정지 발생을 예방하는 것은 소아 심정지와 마찬가지로 매우 중요하다. 병원 밖에서는 심정지를 일으킬 수 있는 유발요인 및 위험요인을 감소시키기 위해 노력해야 하며, 병원 안에서는 심정지 발생 전에 나타나는 징후들을 빨리 파악하고 대처를 할 수 있는 원내응급팀(medical emergency team)이나 원내신속반응팀(rapid response team)의 역할이 중요하다.

심정지가 발생했을 때는 목격자가 심정지를 신속하게 인지함으로써 응급의료체계로의 신고시간을 단축시켜야 한다. 심정지를 목격할 가능성이 높은 일반인 또는 의료제공자에게 심정지 증상을 교육함으로써 신속하게 심정지를 인지할 수 있도록 해야 한다.

(2) 신속한 신고

생존사슬의 두 번째 고리는 신속한 신고이다. 이 과정에서는 심정지를 인식한 목격자가 응급의료체계에 전화를 걸어 심정지의 발생을 알리고, 연락을 받은 응급의료전화상담원이 환자 발생 지역으로 119 구급대원을 출동시키는 일련의 과정이 포함된다. 두 번째 고리가 신속하게 연결되려면 응급환자를 신고할 수 있는 신고체계가 갖추어져야 하며, 전화신고에 반응하여 구급대원이 출동할 수 있는 연락체계가 있어야 한다. 우리나라에서 심정지 환자를 신고하는 전화번호는 119이다.

(3) 신속한 심폐소생술

신속한 신고 후에 구급대원이 도착할 때까지 심정지 환자에게 가장 필요한 처치는 목격자에 의한 심폐소생술이다. 목격자에 의한 심폐소생술이 시행된 경우에는 목격자에 의한 심폐소생술이 시행되지 않은 경우보다 심정지 환자의 생존율을 2~3배 증가시킨다(Swor 등, 1995). 따라서 학교, 군대, 집단거주지, 직장, 공공기관 등에서는 기본소생술을 교육하여야 한다.

(4) 신속한 제세동

제세동 처치는 빨리 시행할수록 효과적이다. 심실세동에서 제세동이 1분 지연될 때마다 제세동의 성공 가능성은 7~10%씩 감소한다(Larsen 등, 1993; Holmberg 등, 2000). 빠른 제세동을 위해 구급차에 자동제세동기가 보급되었고, 일반인 제세동 프로그램에 의해 자동제세동기가 공공장소에 설치됨으로써, 제세동 치료를 받은 심실세동 환자의 생존율이 획기적으로 높아지고 있다. 자동제세동기는 심정지 환자에게 패드를 붙여 놓기만 하면 환자의 심전도를 자체적으로 판독하여 자동으로 제세동을 유도하는 의료장비이므로 일반인도 일정 수준의 교육을 시행 받은 뒤에 안전하게 사용할 수 있다.

(5) 효과적 전문소생술과 심정지 후 치료

제세동 처치에 반응하지 않는 심정지 환자의 자발순환을 회복시키려면 약물투여로의 확보, 혈관수축제 또는 항부정맥제 등의 약물 투여, 전문기도유지술 등의 전문소생술을 시행해야 한다. 효과적인 전문소생술은 심정지 환자의 생존율을 증가시킬 것으로 예측되었지만 현장에서의 전문소생술이 심정지 환자의 생존율을 뚜렷이 증가시킨다는 근거는 아직까지 부족하다(stiell 등, 2004). 그러나 자발순환이 회복된 환자에서 혈역학적 안정을 유지하고 심정지의 재발을 막기 위한 효과적인 전문소생술은 환자의 생존에 중요하다. 자발순환이 회복된 심정지 환자에게는 통합적인 심정지 후 치료가 필요하다. 심정지 후 치료는 일반적인 중환자 치료와 더불어 목표체온유지치료(TTM), 급성심근경색에 대한 관상동맥중재술, 경련발작의 진단 및 치료 등이 포함된 통합적 치료과정이다. 그러므로 심정지로부터 소생된 환자는 심정지 후 치료를 위하여 이러한 치료과정을 전문적으로 수행할 수 있는 의료기관 또는 시설로 이송하여 치료하여야 한다.

2) 심폐소생술의 법적인 측면

(1) 응급의료종사자

응급의료종사자가 심폐소생술을 하는 것에 대해서는 법적인 문제가 없다. 기본소생술의 시행은 1급 응급구조사뿐만 아니라, 2급 응급구조사의 업무 범위에도 해당되며 의료인의 구체적 지시가 없어도 가능하다.

(2) 일반인 구조자

일반인에 대해서는 「응급의료에 관한 법률」 제5조에 "응급환자를 발견한 때에는 즉시 이를 응급의료기관 등에 신고하여야 한다."라는 신고 의무와 "응급의료종사자가 응급의료를 위하여 필요한 협조를 요청하는 경우에는 이에 적극 협조하여야 한다."라는 협조 의무만을 규정하고 있다. 그러나 같은 법의 제4조에는 "모든 국민은 응급상황에서의 응급처치 요령, 응급의료기관 등의 안내 등 기본적인 대응방법을 알 권리가 있으며, 국가 및 지방자치단체는 이를 위한 교육·홍보 등 필요한 조치를 강구하여야 한다."라고 규정하고 있다. 따라서 심폐소생술을 모든 국민에게 교육하고 응급상황에서 시행할 수 있게 하는 것은 국민의 기본 권리에 해당된다.

(3) 선의의 응급의료에 대한 면책(선한 사마리아인 조항)

「응급의료에 관한 법률」에는 선의의 응급의료에 대한 면책조항이 있다. 이 법 제5조 제2항(선의의 응급의료에 대한 면책)은 "생명이 위급한 응급환자에게 해당하는 응급의료 또는 응급처치를 제공하여 발생한 재산상 손해와 사상에 대하여 고의 또는 중대한 과실이 없는 경우 해당 행위자는 민사 책임과 상해에 대한 형사 책임을 지지 아니하고 사망에 대한 형사 책임은 감면한다."로 규정함으로써, 선의의 구조자를 보호할 수 있는 법적 근거를 제공하고 있다. 상기 법률의 해당 행위자에는 일반인 및 업무시간 외의 응급의료종사자가 포함된다.

3) 심폐소생술에서의 소아와 성인의 구분

소아와 성인 사이에는 심정지 원인에 차이가 있으며 체격이 다르기 때문에 심폐소생술의 방법에도 약간의 차이가 있다. 소아의 체격이 커서 성인과의 구분이 어려울 때에는 구조자의 판단에 따라 소아 또는 성인 심폐소생술을 적용한다. 비록 구조자가 심정지 환자의 연령을 잘못 판단하였더라도 환자에게 중대한 위해를 초래하지는 않는다. 심폐소생술에서 나이의 정의는 다음과 같다.

- 신생아 : 출산된 때로부터 4주까지
- 영아 : 만 1세 미만의 아기
- 소아 : 만 1세부터 만 8세 미만까지
- 성인 : 만 8세부터

4) 심정지 환자에 대한 구조자의 행동요령

심정지 발생장소는 가정 54%, 공공장소 20%, 비공공장소 13% 등으로, 심정지의 대부분이 가정에서 발생하고 있다. 심정지 환자에서 심폐소생술은 뇌손상을 지연시킬 수 있는 약간의 시간을 연장할 수는 있지만 즉시 심박동을 회복시키지는 못한다. 자발순환을 회복시키려면 심정지 초기에 제세동 처치가 시행되어야 한다. 제세동이 지연되면 생존율은 5분에 50%, 7분에 30%, 9～11분에 10%, 12분에 2～5%로 감소되며 심정지 발생 후 1분 이내에 제세동이 이루어졌을 때 생존율은 90%까지 보고되었다(Larsen 등, 1993). 따라서 쓰러진 사람을 발견한 경우, 반응이 없다고 판단되면 심정지 상황이라고 생각하고 즉시 119에 도움을 요청하고, 주변사람에게 자동제세동기를 가져오도록 해서 빠른 제세동이 가능하도록 하며, 목격자는 즉시 심폐소생술을 시행해야 한다.

기본소생술의 주요 내용은 〈표 4-1〉과 같다.

심폐소생술의 순서에서 인공호흡 이전에 가슴압박을 먼저 시행한다. 심폐소생술 순서는 가슴압박(compression)－기도유지(airway)－인공호흡(breathing)의 순서(C-A-B)이다. 일반인 구조자의 경우에는 가슴압박만 하는 '가슴압박 소생술(hands-only CPR)'을 시행한다. 인공호흡을 할 수 있는 구조자는 인공호흡이 포함된 심폐소생술을 시행할 수 있다. 그러나 119 구급대원을 포함한 응급의료종사자는 반드시 가슴압박과 인공호흡을 함께 하는 심폐소생술을 시행하도록 한다. 성인 심정지 환자에서 가슴압박의 깊이는 약 5cm 깊이를 유지하고, 속도는 분당 100～120회이다. 가슴압박의 중단을 10초 이내로 최소화하고, 인공호흡을 과도하게 시행하지 않아야 한다. 심정지의 즉각적인 확인은 무반응과 비정상적인 호흡의 유무로 판단한다. 비정상적인 호흡이란 환자가 숨을 쉬지 않거나, 심정지 호흡(gasping)과 같이 정상이 아닌 모든 형태의 호흡을 말한다. 일반인이 심정지를 확인하기 위하여 맥박을 확인하는 과정은 권장하지 않는다. 의료제공자는 10초 이내에 맥박과 호흡을 동시에 확인하도록 하며, 맥박 유무를 확인하기 위해 가슴압박을 지연해서는 안 된다. 그리고 여러 명의 구조자가 함께 심폐소생술을 시행하는 과정을 교육함으로써, 팀 접근에 의한 체계적인 심폐소생술이 시행될 수 있어야 한다.

표 4-1 기본소생술의 주요 내용

<table>
<tr><th colspan="2"></th><th>성인</th><th>소아</th><th>영아</th></tr>
<tr><td colspan="2" rowspan="2">심정지의 확인</td><td colspan="3">무반응</td></tr>
<tr><td colspan="3">무호흡 혹은 심정지 호흡
10초 이내 확인된 무맥박(의료제공자만 해당)</td></tr>
<tr><td colspan="2">심폐소생술의 순서</td><td colspan="3">가슴압박 – 기도유지 – 인공호흡</td></tr>
<tr><td colspan="2">가슴압박 속도</td><td colspan="3">분당 100~120회</td></tr>
<tr><td colspan="2">가슴압박 깊이</td><td>약 5cm</td><td>가슴 두께의 최소 1/3 이상(4~5cm)</td><td>가슴 두께의 최소 1/3 이상(4cm)</td></tr>
<tr><td colspan="2">가슴 이완</td><td colspan="3">가슴압박 사이에는 완전한 가슴 이완</td></tr>
<tr><td colspan="2">가슴압박 중단</td><td colspan="3">가슴압박의 중단은 최소화(불가피한 중단은 10초 이내)</td></tr>
<tr><td colspan="2">기도유지</td><td colspan="3">머리젖히고–턱들어올리기(head tilt-chin lift)</td></tr>
<tr><td rowspan="2">가슴압박 대 인공호흡 비율</td><td>전문기도 확보 이전</td><td>30:2</td><td colspan="2">30:2(1인 구조자)
15:2(2인 구조자, 의료제공자만 해당)</td></tr>
<tr><td>전문기도 확보 이후</td><td colspan="3">가슴압박과 상관없이 6초마다 인공호흡</td></tr>
<tr><td colspan="2">일반인 구조자</td><td>가슴압박 소생술</td><td colspan="2">심폐소생술</td></tr>
</table>

5) 성인 심정지 환자의 심폐소생술 순서

심폐소생술의 순서는 연속된 평가와 행동으로 이루어져 있다. 심폐소생술 흐름도는 다양한 구조자들이 심폐소생술 순서의 각 단계를 쉽게 배우고 익혀서 시행하기 쉽도록 구성한 것이다. 흐름도는 1인 구조자가 행동의 우선순위를 결정할 때 활용하도록 고안되어 있다. 즉, 일반인 구조자가 심폐소생술을 하는 경우〈그림 4-2, 표 4-2〉와 의료제공자가 심폐소생술을 하는 경우〈그림 4-3, 표 4-3〉로 구분하였다. 병원 내 심정지와 같이 여러 명의 구조자가 심정지를 치료할 수 있는 경우에는 심폐소생술 각 단계의 순서에 관계없이 다수의 구조자가 동시에 심폐소생술에 필요한 역할을 수행할 수 있다.

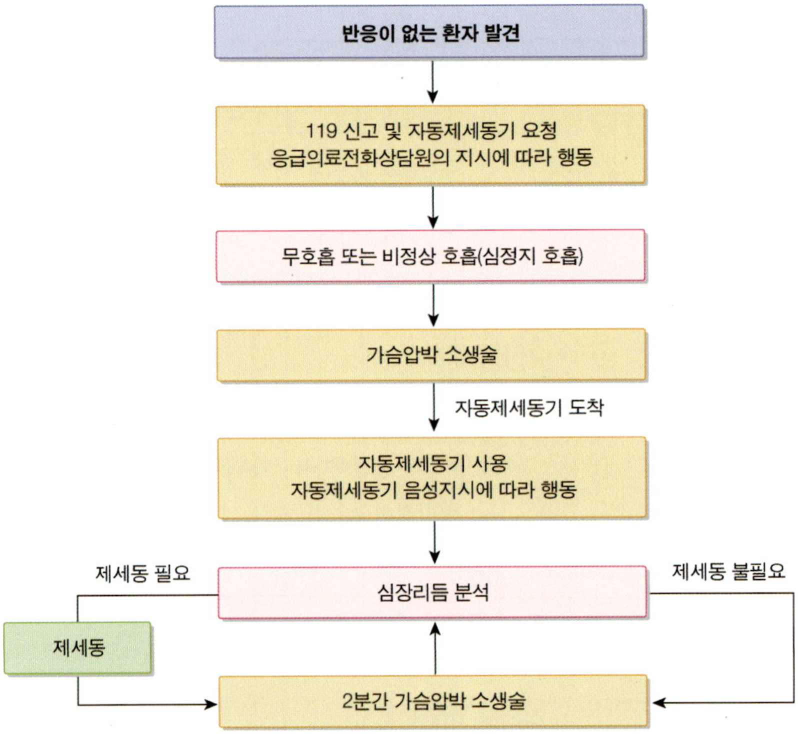

그림 4-2 일반인 구조자에 의한 기본소생술 흐름도

표 4-2 일반인 구조자에 의한 기본소생술 흐름도 참고표

치료	내용
가슴압박	압박 위치 : 가슴뼈의 아래쪽 1/2 압박 깊이 : 성인 약 5cm, 소아 4～5cm, 영아 4cm 압박 속도 : 분당 100～120회
가슴압박 소생술	인공호흡 없이 가슴압박만 계속 하는 심폐소생술
심폐소생술	인공호흡을 할 수 있는 일반인은 심폐소생술 시행
자동제세동기 사용	자동제세동기가 도착하는 즉시 전원을 켜고 사용
심장리듬 분석	가슴압박을 중단한 상태에서 시행
제세동 후 심폐소생술	제세동 쇼크를 시행한 후에는 즉시 가슴압박을 다시 시작

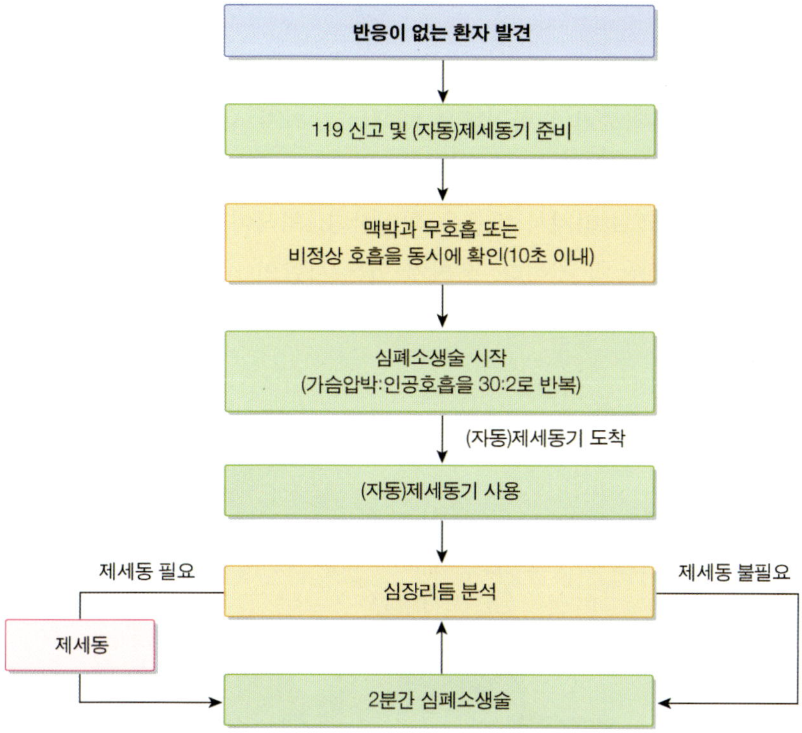

그림 4-3 의료제공자에 의한 기본소생술 흐름도

표 4-3 의료제공자에 의한 기본소생술 흐름도 참고표

치료	내용
호흡과 맥박 확인	10초 이내에 맥박과 무호흡(또는 비정상 호흡)을 동시에 확인
가슴압박	압박 위치 : 가슴뼈의 아래쪽 1/2 압박 깊이 : 성인 약 5cm, 소아 4～5cm, 영아 4cm 압박 속도 : 분당 100～120회
가슴압박 대 인공호흡 비율	가슴압박 : 인공호흡을 30 : 2
(자동)제세동기 사용	(자동)제세동기가 도착하는 즉시 전원을 켜고 사용
심장리듬 분석	가슴압박을 중단한 상태에서 시행
제세동 후 심폐소생술	제세동 쇼크를 시행한 후에는 즉시 가슴압박을 다시 시작

(1) 반응의 확인

심정지 환자의 치료에서 중요한 첫 단계는 즉시 환자의 반응을 확인하는 것이다. 일반인이 갑자기 쓰러진 사람을 목격하거나 발견했을 때에는 쓰러진 사람에게 접근하기 전에 우선 현장의 안전을 확인하고 쓰러진 사람의 반응을 확인해야 한다. 쓰러져 있는 사람의 어깨를 두드리면서 "괜찮으세요?"라고 소리쳐서 반응을 확인한다. 의식이 있다면 그 사람은 대답을 하거나 움직이거나 신음 소리를 낼 것이다. 쓰러져 있는 사람의 머리나 목의 외상이 의심되면 불필요한 움직임을 최소화하여 손상이 악화되지 않도록 한다.

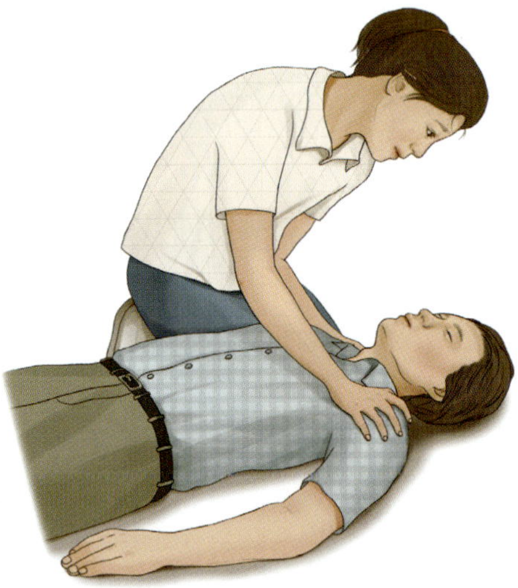

그림 4-4 반응의 확인

(2) 119 신고

쓰러진 사람이 반응이 없으면, 즉시 119에 신고하고 자동제세동기를 요청한다〈그림 4-5〉. 환자가 반응이 없고, 호흡이 없거나 심정지 호흡처럼 비정상적인 호흡을 보인다면 심정지 상태로 판단한다. 특히, 심정지 호흡은 심정지 환자에게서 첫 수 분간 흔하게 나타나며, 이러한 징후를 놓치면, 심정지 환자의 생존 가능성은 낮아진다. 만약 신고자가 자동제세동기 교육을 받은 구조자이고 주변에 자동제세동기가 있다면 즉시 가져와 사용한다. 두 명 이상의 구조자가 현장에 있다면 한 명은 심폐소생술을 시작하고, 다른 한 명은 신고와 자동제세동기를 가져오도록 한다.

119에 신고할 때 구조자는 응급의료전화상담원에게 발생 장소와 상황, 환자의 숫자와 상태, 필요한 도움 등에 대답을 해야 한다. 구조자가 심폐소생술 교육을 받은 적이 없거나 심폐소생

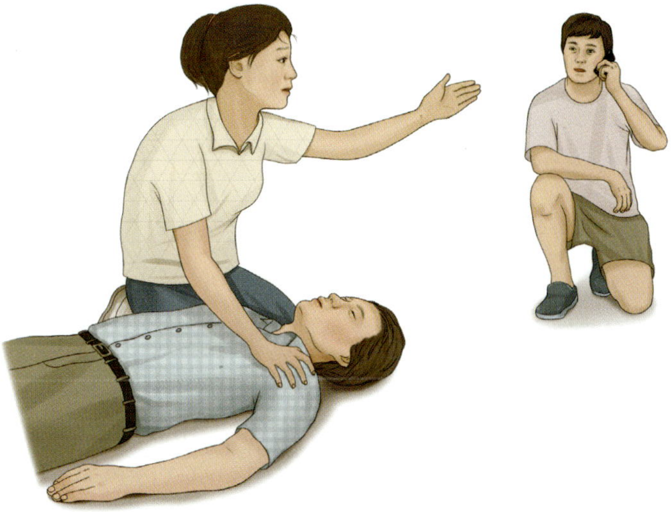

그림 4-5 119 신고

술 시행에 자신이 없다면, 응급의료전화상담원의 지시를 따른다. 구조자는 응급의료전화상담원이 전화를 끊어도 된다고 할 때까지 전화지시를 따르며 심폐소생술을 계속한다.

(3) 호흡과 맥박 확인

① 호흡 확인

2015년 가이드라인에서는 119 신고 후 호흡을 확인하는 것을 중요시 한다. 심정지 환자의 반응을 확인하면서 호흡을 확인하는 것이 아니라 반응 확인 및 119 신고 후에 환자의 호흡을 확인하는 것이다. 그 이유는 호흡의 확인과정이 매우 어려우며, 특히 심정지 호흡이 있는 경우 심정지 상황에 대한 인지가 늦어져 가슴압박의 시작이 지연되기 때문이다. 일반인은 반응을 확인한 후 반응이 없으면 119에 신고하고 자동제세동기를 요청한 후 응급의료전화상담원의 안내에 따라 호흡의 유무 및 비정상 여부를 판별해야 하며 호흡이 없거나 비정상이라고 판단되면 즉시 가슴압박을 시작한다. 의료제공자는 반응을 확인하고 반응이 없으면 119에 신고하고 자동제세동기를 요청한 후 맥박과 호흡의 유무 및 비정상 여부를 동시에 10초 이내에 판별해야 한다. 반응이 없고 정상 호흡이 아니라고 판단되면 심정지 상황으로 인식해서 심폐소생술을 시행한다.

비정상 호흡 중 판단이 필요한 중요한 호흡이 심정지 호흡이다. 심정지 호흡은 심정지 발생 후 초기 1분간 40% 정도의 환자에서 나타날 수 있다. 심정지 호흡을 심정지의 징후라고 인식하는 것이 신속한 심폐소생술을 진행하고 소생 성공률을 높이는 데 매우 중요하다. 반응이 없으나 정상의 호흡을 보이는 경우에는 회복자세를 취해 입안의 이물이 흡인되는 것을 예방한다.

② 맥박 확인

여러 연구에서 심정지 의심 환자의 맥박 확인 과정은 일반인뿐 아니라 의료인에게도 어렵고 부정확한 것으로 알려졌다. 의료인도 심정지를 확인하는 과정으로서 맥박을 확인하는 데 너무 많은 시간을 소모하는 것으로 나타났다. 따라서 심정지가 의심이 되는 경우, 즉 반응이 없는 환자가 정상적인 호흡을 보이지 않는 경우에 일반인들은 맥박 확인을 하지 않고 바로 가슴압박을 하도록 한다. 의료제공자는 맥박을 확인해야 하며, 성인 심정지 환자에서 경동맥을 확인하는데 소요되는 시간이 10초가 넘지 않도록 하여야 한다.

(4) 가슴압박

효과적인 가슴압박은 심폐소생술 동안 심장과 뇌로 충분한 혈류를 전달하기 위한 필수적인 요소이다. 가슴압박으로 혈류를 효과적으로 유발하려면, 가슴의 중앙인 가슴뼈(sternum)의 아래쪽 절반 부위를 강하게 규칙적으로, 그리고 빠르게 압박해야 한다. 성인 심정지의 경우 압박 깊이는 약 5cm, 가슴압박의 속도는 분당 100회~120회를 유지한다. 가슴압박을 할 때 손의 위치는 '가슴뼈의 아래쪽 1/2' 지점이다〈그림 4-6〉. 또한 가슴압박 이후 다음 가슴압박을 위한 혈액이 심장으로 충분히 채워지도록 각각의 가슴압박 이후 가슴의 이완을 최대로 한다. 가슴압박이 최대한으로 이루어지기 위해 가슴압박이 중단되는 기간과 빈도를 최소한으로 줄여야 한다. 가슴압박과 인공호흡의 비율은 30 : 2이다〈그림 4-7〉. 심폐소생술 시작 1.5~3분 사이부터 가슴압박의 깊이가 얕아지기 때문에 매 2분마다 가슴압박을 교대해 주는 것이 구조자의 피로도를 줄이고 고품질의 심폐소생술을 제공하는 데 도움이 될 수 있다.

심폐소생술 교육을 받은 적이 없거나, 받았더라도 자신이 없는 경우, 혹은 인공호흡에 대해 거부감을 가진 경우에는 심폐소생술을 시도조차 하지 않는 경우가 많다. 그러나 인공호흡을 하지 않고 가슴압박만 하더라도 아무 것도 하지 않는 경우에 비하여 심정지 환자의 생존율을 높일 수 있다. 따라서 일반인은 가슴압박 소생술을 시행하도록 하고, 인공호흡을 할 수 있는 구조자는 인공호흡이 포함된 심폐소생술을 시행하도록 한다. 그러나 익수 혹은 약물중독으로 인한 질식성 심정지(asphyxia arrest), 심정지로부터 오랜 시간이 경과한 경우에는 가슴압박과 더불어 반드시 인공호흡을 시행해야 한다. 119구급대원을 포함한 응급의료종사자는 반드시 가슴압박과 인공호흡을 함께 하는 심폐소생술을 하도록 한다.

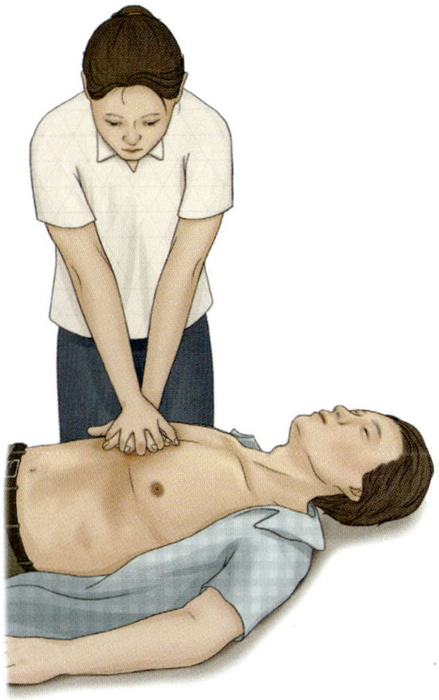

그림 4-6 가슴압박

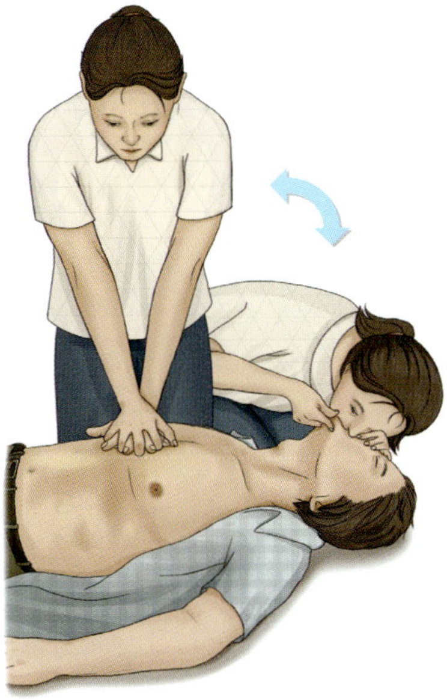

그림 4-7 가슴압박과 인공호흡

1인 또는 2인 이상의 구조자가 성인 심정지 환자의 심폐소생술을 하는 경우 가슴압박 대 인공호흡의 비율은 30 : 2이다〈그림 4-7〉. 기관내 삽관 등 전문기도기가 유지되고 있는 경우에는 한 명의 구조자는 분당 100회~120회의 속도로 가슴압박을 중단 없이 계속하고 다른 구조자는 백밸브 마스크로 6초에 한번씩(분당 10회) 호흡을 보조한다. 그리고 심폐소생술의 고품질 유지와 구조자의 피로도를 고려하여 2분마다 가슴압박과 인공호흡을 교대하도록 한다.

① 가슴압박의 위치와 자세

성인과 소아 심정지 환자에서 가슴압박의 위치는 가슴뼈의 아래쪽 1/2 지점이다〈그림 4-8〉. 심정지 환자의 가슴뼈 상단(흉골상패임)과 하단의 가운데를 확인한 뒤에 구조자의 양손을 가슴뼈 아래쪽 절반 부위의 중앙에 위치하도록 한다. 가슴압박 위치를 확인하기 위해 젖꼭지를 연결하는 가상의 선을 이용할 수 있으나 환자의 특성에 따라 정확한 압박 위치 선정에 도움이 되지 않을 수도 있다. 복강 내 장기의 손상을 방지하기 위해 가슴뼈의 가장 하단에 위치한 검상돌기를 압박하지 않도록 주의한다.

현장이 위험하지 않다면 일단 발견된 장소에서 가슴압박이 시작되어야 한다. 환자 이송 중에는 가슴압박을 효과적으로 시행하기 어렵다. 가슴압박의 효과를 최대화하기 위해서 환자를 바닥이 평평하고 단단한 곳에 등을 대고 눕히거나 환자의 등에 단단한 판을 깔아준다. 구조자는

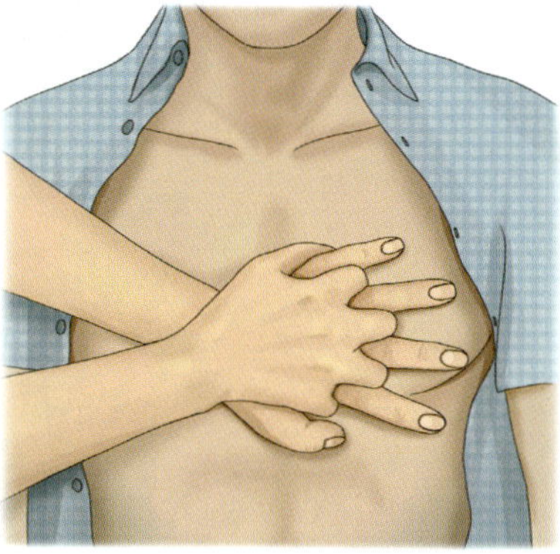

그림 4-8 가슴압박 위치

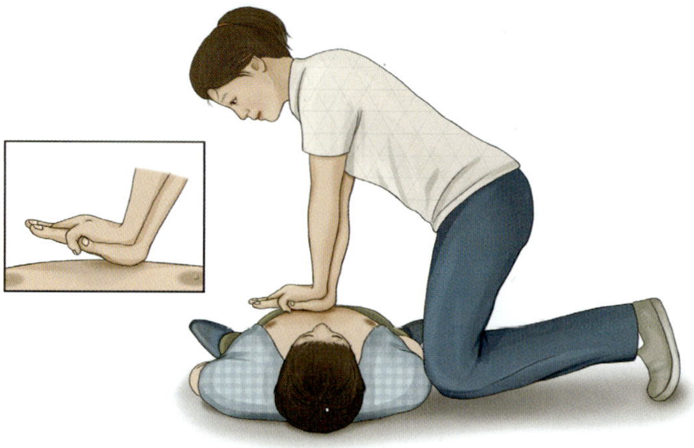

그림 4-9 가슴압박 방법

환자의 가슴 옆에 무릎을 꿇은 자세를 취한다. 제한된 공간에서는 환자의 머리맡에서 가슴압박을 할 수도 있다. 구조자는 한 쪽 손바닥을 압박 위치에 대고 그 위에 다른 손바닥을 평행하게 겹쳐 두 손으로 압박한다. 손가락은 펴거나 깍지를 껴서, 손가락 끝이 가슴에 닿지 않도록 한다. 팔꿈치를 펴서 팔이 바닥에 대해 수직을 이룬 상태에서 체중을 이용하여 압박한다〈그림 4–9〉.

② 가슴압박 깊이

보통 체격의 성인 심정지 환자에게 가슴압박의 깊이는 약 5cm로 시행한다. 압박 깊이가 6cm를 넘는 경우에는 합병증의 발생이 증가될 가능성이 높다. 그러나 실제 심정지 현장에서 일반인 또는 의료제공자가 시행한 심폐소생술의 40% 정도에서는 가슴압박 깊이가 불충분한 것으로 알려져 있다. 충분한 깊이의 가슴압박이 시행되지 않는 경우에는 적절한 혈역학적 효과를 나타낼 수 없기 때문에 모든 구조자는 효과적인 가슴압박을 시행할 수 있도록 충분히 연습해야 한다.

③ 가슴압박의 속도, 압박과 이완의 비율

심폐소생술 동안 적절한 혈류를 유발하려면 최소한 분당 80회 이상의 가슴압박이 필요하다. 따라서 가슴압박 속도는 분당 100회~120회가 권고된다. 가슴압박 과정에서 압박에 걸리는 시간(duty cycle)은 1회의 압박-이완 시간의 50%를 권장한다.

④ 가슴압박 후 이완

심장으로의 정맥 환류를 위해 각각의 가슴압박 후에는 가슴이 정상 위치로 즉, 완전히 올라오도록 이완시킨다. 심폐소생술을 하는 동안 가슴압박 후 가슴을 완전히 이완시키지 않는 경우가 자주 발생되고 있으며, 이러한 상황은 구조자가 지쳤을 때 많이 나타난다. 불충분한 가슴 이완은 흉강 내부의 압력을 증가시켜 심장박출량을 감소시킴으로써, 관상동맥과 뇌동맥으로 가는 혈류를 감소시킨다. 완전한 가슴 이완은 효과적인 심폐소생술에서 필수적인 부분이므로 심폐소생술을 교육할 때 그 중요성을 강조하여야 한다.

⑤ 가슴압박 중단의 최소화

심폐소생술이 시행되는 모든 기간 동안에 특히 맥박 확인, 인공호흡, 심전도 리듬 분석, 제세동 전후에 발생하는 가슴압박의 중단시간을 10초 이내로 최소화 한다. 제세동기 충전 중에도 가슴압박을 계속하는 것이 바람직하다. 일반인은 순환회복을 확인하기 위해 가슴압박을 중단해서는 안 되며, 자동제세동기나 응급의료종사자가 도착하거나 환자가 깨어날 때까지 가슴압박을 계속 시행해야 한다. 의료제공자도 가슴압박의 중단을 최소화하려고 노력해야 하며, 맥박확인, 심전도 확인, 제세동 등 필수적인 치료를 위하여 가슴압박의 중단이 불가피한 경우에도 10초 이내로 가슴압박 중단 시간을 최소화 한다.

⑥ 가슴압박의 교대

가슴압박을 하는 구조자가 지치면 가슴압박의 속도나 깊이가 부적절해진다. 구조자 자신은 가슴압박을 시행한 후 5분 정도까지도 피로를 느끼지 못할 수 있으나, 가슴압박을 시작하고 1분 정도가 지나면 압박 깊이가 줄어든다. 두 명 이상의 구조자가 심폐소생술을 할 때에는 2분마다 또는 5주기(1주기는 30회의 가슴압박과 2회의 인공호흡)의 심폐소생술 후에 가슴압박 시행자를 교대해 준다. 임무를 교대할 때에는 가능하면 가슴압박이 5초 이상 중단되지 않도록 한다. 두 명의 구조자가 환자의 양편에 위치하는 경우에는 교대할 사람이 미리 준비하고 있다가 교대한다. 여러 명의 구조자가 있다면 2분마다 돌아가면서 가슴압박을 시행하는 것이 바람직하다.

⑦ 가슴압박에 의한 합병증

가슴압박이 적절히 시행되더라도 늑골 골절이 발생할 수 있다. 심폐소생술 후 사망한 환자를 부검한 연구에 의하면 늑골(13~97%)이나 가슴뼈의 골절(1~43%)이 흔히 관찰되었으며 드물지만 기흉, 혈흉, 폐좌상, 간 열상, 지방색전증, 혈심낭염, 대동맥열상, 비장 손상 등이 발생하였다. 심정지 호흡을 하는 환자에게는 심폐소생술을 시작하도록 권고하고 있으며, 경우에 따라서는 일반인 구조자가 심정지가 아닌 환자에게 가슴압박을 시작할 수도 있다. 따라서 심폐소생술에 의한 합병증의 발생 가능성과 심폐소생술에 의한 소생가능성의 효과를 비교한다면 심정지가 의심되는 환자에게 심폐소생술을 시행할 것을 권고한다.

(5) 인공호흡

① 기도유지 방법

• **일반인 구조자에 의한 기도유지**

가슴압박과 인공호흡을 자신 있게 수행할 수 있도록 훈련된 구조자는 머리젖히고-턱들어올리기(head tilt-chin lift) 방법을 사용한다〈그림 4-10〉. 이 방법은 한 손을 심정지 환자의 이마에 대고 손바닥으로 압력을 가하여 환자의 머리가 뒤로 기울어지게 하면서, 다른 손의 손가락으로 아래턱의 뼈 부분을 머리 쪽으로 당겨 턱을 받쳐주어 머리를 뒤로 기울이는 것이다. 이때 턱 아래 부위의 연부조직을 깊게 누르면 오히려 기도를 막을 수 있기 때문에 주의한다. 기도가 열리면 환자의 입을 열어 입-입 호흡을 준비한다.

• **의료제공자에 의한 기도유지**

의료제공자는 머리나 목에 외상의 증거가 없는 심정지 환자의 기도를 확보할 때, 반드시

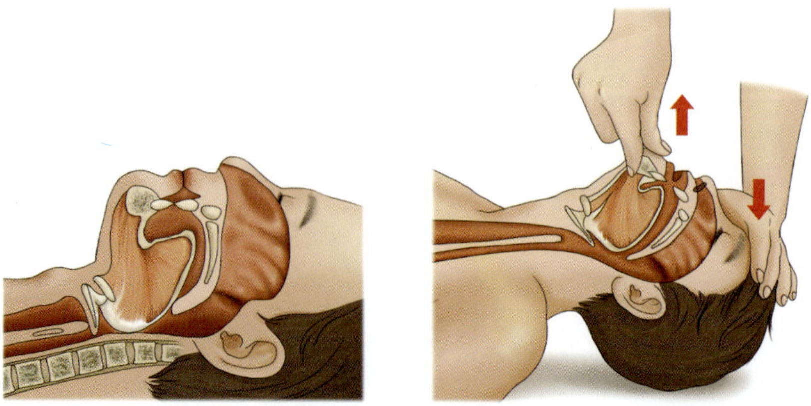

그림 4-10 머리젖히고-턱들어올리기(head tilt-chin lift) 방법

머리젖히고–턱들어올리기 방법으로 기도를 유지해야 한다. 척추 손상 위험이 의심되는 경우에는 척추고정 장치를 적용하는 것보다 먼저 구조자의 손으로 척추 움직임을 제한한다. 경추 손상이 의심되는 경우에는 머리를 신전시키지 않는 턱밀어올리기(jaw thrust) 방법을 사용하여 기도를 확보한다. 구조자는 심정지 환자의 머리 쪽에서 두 손을 각각 환자 머리의 양 옆에 두고, 팔꿈치는 바닥에 닿게 한다. 그리고 두 손으로 아래턱 모서리를 잡아 위로 들어올린다. 입술이 닫히면 엄지손가락으로 아랫입술을 밀어 열리게 한다. 기도 개방을 유지하고 적절한 환기를 제공하는 것이 경추 손상의 보호보다 우선되기 때문에, 만약 이 방법이 기도확보에 적절하지 못한 경우에는 머리젖히고–턱들어올리기 방법을 사용한다. 척추고정 장치는 기도유지를 방해할 수 있으나, 환자를 이송하는 과정에는 필요하다.

② 인공호흡 방법

정상인에게는 산소화와 이산화탄소 배출을 유지하기 위해 체중 1kg당 8~10ml의 일회 호흡량이 필요하다. 심폐소생술에 의한 심장박출량은 정상의 약 25~33% 정도이므로, 폐에서의 산소–이산화탄소 교환량이 감소한다. 심폐소생술 중에는 정상적인 일회 호흡량이나 호흡수 보다 더 적은 환기를 하여도 효과적인 산소화와 이산화탄소의 교환을 유지할 수 있다. 따라서 성인 심폐소생술 중에는 500~600ml(6~7ml/kg)의 일회 호흡량을 유지한다. 이 일회 호흡량은 가슴 팽창이 눈으로 관찰될 때 생성되는 일회 호흡량과 일치한다.

갑작스런 심실세동 심정지가 발생한 직후 몇 분 동안, 인공호흡은 가슴압박보다 중요하지 않다. 심정지가 갑자기 발생한 경우에는 심폐소생술이 시작되기 전 또는 심폐소생술 시작 후 수 분 동안은 동맥혈 내의 산소 함량이 유지되기 때문이다. 심정지가 지속되거나 심정지로부터 경과한 시간을 정확히 모를 경우에는 인공호흡과 가슴압박이 모두 중요하다. 또한 익사 등 저산소증을 초래하는 질식성 심정지 환자는 반드시 인공호흡을 시행해야 한다.

• 입–입 인공호흡(mouth to mouth)

입–입 인공호흡을 하는 방법은, 먼저 환자의 기도를 개방하고, 환자의 코를 막은 다음 구조자의 입을 환자의 입에 밀착시킨다〈그림 4-11〉. 인공호흡은 '보통 호흡'을 1초 동안 환자에게 불어넣는 것이다. 보통 호흡이란 구조자가 숨을 깊이 들이 쉬는 것이 아니라 평상시 호흡과 같은 양을 들이쉬는 것이다. '깊은 호흡'보다 '보통 호흡'을 하는 것은 환자의 폐가 과다팽창 되는 것을 방지하고, 구조자가 과호흡할 때 발생되는 어지러움이나 두통을 예방할 수 있기 때문이다. 인공호흡이 실패하는 가장 흔한 원인은 부적절한 기도 개방이므로, 첫 번째 인공호흡을 시도했을 때 환자의 가슴이 상승되지 않는다면 머리젖히고

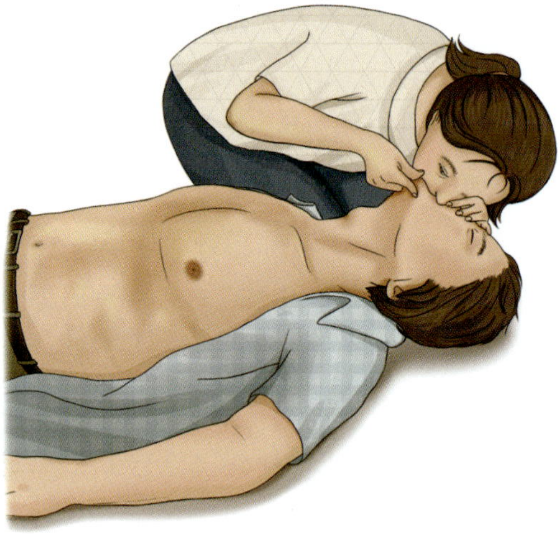

그림 4-11 입-입 인공호흡 방법

-턱들어올리기를 다시 정확하게 시행한 다음에 두 번째 인공호흡을 시행한다. 만약 자발순환이 있는 환자(예, 강한 맥박이 쉽게 만져지는 경우)에게 호흡 보조가 필요한 경우에는 5~6초마다 한 번씩 인공호흡을 시행하거나 분당 10~12회의 인공호흡을 시행한다.

- **입-보호기구(barrier device) 인공호흡**

구조자는 입-입 인공호흡을 직접 시행하기 보다는 보호기구 사용을 선호한다. 그러나 입-입 인공호흡을 통해 질병이 전염될 위험성은 매우 낮은 것으로 알려져 있으므로 보호기구를 준비하기 위해 인공호흡을 지연시키지 않아야 한다.

- **입-코, 입-창(stoma) 인공호흡**

입-코 인공호흡은 환자의 입을 통해 인공호흡을 할 수 없거나 입을 열 수 없는 경우, 입과 입의 밀착이 어려운 경우나 환자가 물속에 있는 경우에 입-입 인공호흡 대신으로 권장한다. 환자가 기관절개 창(stoma)을 가지고 있는 경우에는 입-창 인공호흡을 시행하는데, 둥근 소아용 안면마스크를 창 주변에 꼭 맞게 밀착시켜 사용할 수도 있다. 입-창 인공호흡의 안전성, 효과, 수행가능성에 대한 과학적 근거는 아직 발표된 바 없으나, 후두절제술을 받은 환자를 대상으로 한 연구에서 소아용 안면마스크의 사용이 표준 환기 마스크보다 창 주위를 더 잘 밀폐시킬 수 있었음을 보여주었다.

- **백-마스크 인공호흡**

백-마스크는 경험을 갖춘 2인 이상의 구조자가 사용할 때 가장 효과적이다. 한 구조자가 환자의 기도를 확보하고 얼굴에 마스크를 밀착시키는 동안 다른 구조자는 백을 눌러 인공호흡을 시행한다. 인공호흡을 시행할 때에는 가슴의 상승을 관찰한다. 구조자는 성인 환자에게 약 500~600ml의 일회 호흡량을 성인용 백(1~2L)으로 제공한다. 만약 기도가 확보되어 있다면, 얼굴과 마스크 사이를 밀착시키고 1L 성인용 백을 2/3정도 또는 2L 성인용 백을 1/3정도 압박하면 적절한 일회호흡량을 제공할 수 있다. 전문기도가 확보되기 전까지는 30회 가슴압박과 2회 인공호흡을 반복하며, 인공호흡을 할 때에는 가슴압박을 잠시 멈추고 인공호흡을 시행한다. 인공호흡은 1초 동안 시행하며, 가능하면 산소(산소농도 40% 이상, 최소 10~12L/min)를 함께 투여한다.

- **전문 기도기(advanced airway) 삽관 후의 인공호흡**

전문 기도기가 삽관된 후에는 30회의 가슴압박과 2회의 인공호흡의 주기를 더 이상 유지할 필요가 없다. 가슴압박을 중단하지 않고 분당 100~120회의 속도로 가슴압박을 시행하며, 인공호흡은 6초마다 1회씩(분당 10회 속도) 시행한다. 기도기를 삽관하고 기도기를 통하여 인공호흡을 시행하는 것은 충분한 훈련과 경험이 있는 응급의료종사자들에게만 허용된다.

(6) 자동제세동기

① 자동제세동기

갑자기 발생된 심정지의 대부분은 심실세동에 의해 유발되며, 심실세동의 가장 중요한 치료는 전기적 제세동(electrical defibrillation)이다. 제세동 성공률은 심실세동 발생 직후부터 1분마다 7~10%씩 감소되므로, 제세동은 심정지 현장에서 신속하게 시행되어야 한다. 자동제세동기는 의료지식이 충분하지 않은 일반인이나 의료제공자들이 쉽게 사용할 수 있도록 환자의 심전도를 자동으로 분석하여 제세동이 필요한 심정지를 구분해주며, 사용자가 제세동을 할 수 있도록 유도하는 장비이다. 자동제세동기는 신속하게 사용될 수 있도록 많은 사람들이 이용하는 공공장소에 설치되어야 하며, 심정지 환자를 발견한 사람은 누구라도 지체 없이 자동제세동기를 사용해야 한다.

② 일반인 제세동(public access defibrillation, PAD) 프로그램

병원 밖 심정지 환자의 생존율을 증가시키기 위해 많은 사람들이 이용하는 공공장소(호텔, 백화점, 경기장, 항공기, 선박 등)에 자동제세동기를 설치하고, 일반인에게 자동제세동기 교육을 실시하는 일반인 제세동(public access defibrillation, PAD) 프로그램이 세계적으로 시행되고 있다. 일반인 제세동 프로그램의 목적은 심정지 발생 위험이 높은 장소에 자동제세동기와 훈련된 일반인을 미리 배치하여 심정지 환자에게 목격자 심폐소생술과 제세동 처치가 신속하게 시행되도록 함으로써 궁극적으로 병원 밖 심정지 환자의 생존율을 증가시키는 것이다. 실제로 공항과 카지노에 자동제세동기를 설치하고, 공항직원과 경찰관들이 직접 자동제세동기를 사용하면서 병원 밖 심정지 환자의 생존율이 급격하게 증가된 것으로 알려졌다. 일본의 일반인 제세동 프로그램은 일반인에 의한 제세동 시행률을 증가시키고, 제세동까지의 시간을 단축시켰으며, 결과적으로 병원 밖 심정지 환자의 생존율을 2배 이상 증가시켰다(Kitamura 등, 2010). 네덜란드의 일반인 제세동 프로그램에서도 역시 생존률이 증가하였고 좋은 신경학적 예후로 퇴원한 환자는 5배 증가하였다(Berdowski 등, 2010). 그러므로 병원 밖 심정지 환자의 생존율을 증가시키기 위해 우리나라에서도 일반인 제세동 프로그램의 시행을 권고하며, 더 많이 확대되는 것이 바람직하다.

③ 자동제세동기 사용 방법

자동제세동기 사용 방법은 자동제세동기의 종류 및 제조회사에 따라 약간의 차이가 있으나 기본적인 사용 원칙은 동일하다. 심폐소생술을 시행하고 있는 도중에 자동제세동기가 도착하면, 먼저 자동제세동기를 심폐소생술에 방해가 되지 않는 위치에 놓은 후에 전원버튼을 누른다. 환자의 상의를 벗긴 후에, 두 개의 패드를 포장지에 그려져 있는 대로 환자의 가슴에 단단히 부착한다. 패드 부착 부위에 땀이나 기타 이물질이 있으면 제거한 뒤에 패드를 부착한다. 자동제세동기가 심정지 환자의 심전도를 분석하는 동안 혼선을 주지 않기 위해 환자와의 접촉을 피하고, 환자의 몸이 움직이지 않도록 한다. 제세동이 필요한 경우라면 '제세동이 필요합니다'라는 음성 또는 화면 메시지와 함께 자동제세동기가 스스로 제세동 에너지를 충전한다. 이후에 '제세동 버튼을 누르세요'라는 음성 또는 화면지시가 나오면, 안전을 위하여 심정지 환자와 접촉한 사람이 있는지 확인한 뒤에 제세동 버튼을 누른다. 제세동을 시행한 뒤에는 지체 없이 심폐소생술을 다시 시작해야 하므로, 즉시 가슴압박을 시작한다. 자동제세동기가 '제세동이 필요하지 않습니다.'라고 분석한 경우에도 마찬가지로 심폐소생술을 다시 시작한다〈그림 4-12〉. 자동제세동기는 2분마다 환자의 심전도를 자동으로 분석하여 제세동의 필요성을 판단한다. 그러므로 구조자는 환자에게 자동제세동기를 적용한 상태로 119 구급대가 현장에 도착하거나 환자가 회복되어 깨어날 때까지 심폐소생술과 제세동을 반복하여 시행한다.

자동제세동기의 패드는 심장에 최대의 전류를 전달할 수 있는 위치에 부착되어야 한다. 한 패드를 오른쪽 빗장뼈 아래에 부착하고, 다른 패드는 왼쪽 젖꼭지 아래의 중간겨드랑선(midaxillary line)에 부착하는 전외 위치법(antero-lateral placement)이 일반적으로 사용된다. 다른 방법으로는 두 개의 패드를 가슴의 앞뒤로 부착하는 전후 위치법(antero-posterior placement)이 사용되며, 이 방법은 한 패드를 흉골의 왼쪽에 부착하고, 다른 패드는 등의 견갑골

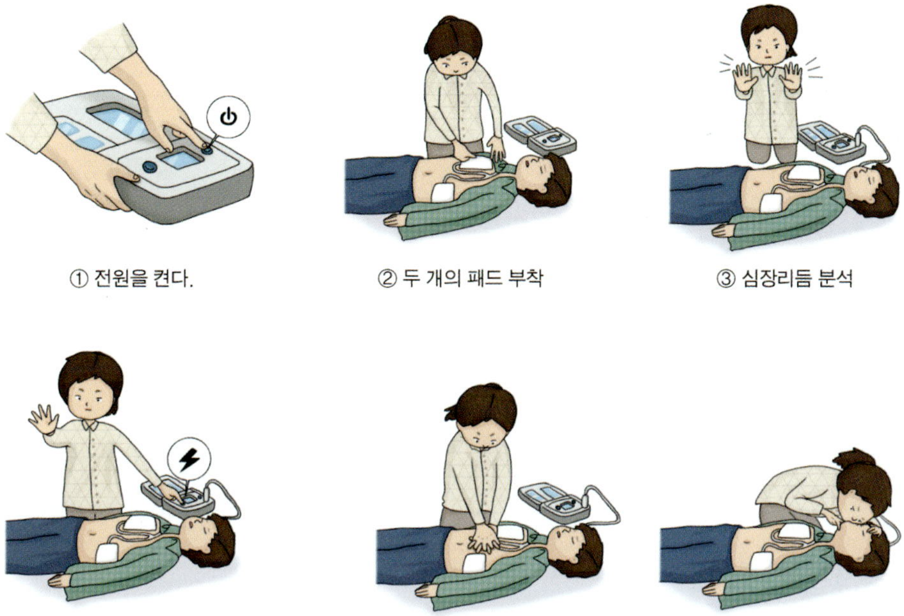

① 전원을 켠다. ② 두 개의 패드 부착 ③ 심장리듬 분석

④ 제세동 시행 ⑤ 즉시 심폐소생술 다시 시행

그림 4-12 자동제세동기 사용 방법

밑에 부착하는 방법이다. 패드를 부착하는 방법에 따른 제세동 성공률은 서로 비슷하며, 비교적 적용하기 편리한 전외 위치법이 가장 많이 사용된다.

④ 소아에서 자동제세동기의 사용

8세 미만의 소아에서는 성인에 비해 심정지의 발생빈도가 적으며, 다양한 원인에 의해 심정지가 유발된다. 소아 심정지 환자의 초기 심전도의 5~15%는 심실세동이라고 보고되고 있으며, 이 경우에는 성인과 마찬가지로 제세동을 해야 한다. 소아 심정지 환자에게는 성인에 비해 적은 에너지인 2~4J/kg로 제세동을 하는 것이 권장되며, 일부 자동제세동기는 성인용 패드를 소아용 패드로 교체하거나 소아용 열쇠를 꽂음으로써 제세동 에너지를 줄이도록 설계되어 있다. 그러므로 8세 미만의 소아 심정지 환자에게는 가능한 소아 제세동 용량으로 변경시킨 뒤에 자동제세동기를 적용하는 것이 바람직하다. 그러나 소아용 패드나 에너지 용량 조절장치가 구비되어 있지 않은 경우에는 성인용 자동제세동기를 그대로 적용할 수 있다. 1세 미만의 영아에게는 소아 제세동 용량으로 변경시킨 뒤에 자동제세동기를 적용한다.

⑤ 병원에서의 자동제세동기 적용

병원에서 심정지 환자가 발생된 경우에는 3분 이내에 제세동 처치가 시행되는 것이 바람직하다. 병원이라 할지라도 환자에 대한 심전도 감시가 이루어지지 않는 병동, 외래, 검사실 등에서 심정지 환자가 발생된 경우에는 제세동 처치가 지연될 수 있다. 자동제세동기는 병원 내 심정지 환자에게 보다 신속한 제세동 처치를 시행할 수 있는 방법으로 고려될 수 있다. 특히 수동제세동기를 자주 사용하지 않거나, 심전도 판독능력이 부족한 의료진이 근무하는 장소에는 자동제세동기 설치를 고려하는 것이 바람직하다. 병원 내에 자동제세동기를 설치한 뒤에는 이를 사용할 직원 및 의료진에 대한 정기적인 교육이 이루어져야 하며, 실제 심정지 환자에 대한 자동제세동기의 적용결과가 지속적으로 기록되고 피드백 되어야 한다.

3 전문심장소생술

전문심장소생술에서의 치료는 심정지의 예방과 치료에 목적을 두고 있으며 기도관리, 호흡 환기보조 그리고 서맥성 부정맥과 빈맥성 부정맥의 치료를 포함한다. 심정지를 치료하려면 전문심장소생술의 처치가 기본소생술의 토대 위에서 진행되어야 한다. 즉, 심정지의 신속한 인지와 응급의료체계의 활성화, 신속한 심폐소생술, 신속한 제세동 및 약물치료를 통한 자발순환회복, 전문기도처치와 생리학적 모니터링이 심정지의 치료과정에 동반되어야 한다. 일단 심정지 환자의 자발순환이 회복되면 심정지 후 통합치료가 시작되어야 생존과 신경학적 예후의 개선을 기대할 수 있다.

심정지 초기에 관찰되는 심전도 리듬에는 심실세동/무맥성 심실빈맥, 무맥성 전기 활동, 무수축이 있다. 전문심장소생술은 관찰되는 심전도 리듬에 따라 조금씩 다르게 적용되어야 한다.

전문심장소생술을 하는 구조자는 심폐소생술을 시작하고 제세동을 한 후에 약물 투여 경로(주사로) 확보, 약물투여, 전문기도유지술을 한다. 이때 구조자는 심폐소생술을 하는 동안 호기말 이산화탄소분압 감시 장치 등 사용 가능한 감시 장치를 사용하고 산소를 공급하며 제세동을 한다. 전문심장소생술 과정에도 심정지의 원인을 찾고 교정 가능한 원인을 교정한다. 하지만 심폐소생술 동안 전문기도유지술을 하기 위해 가슴압박이 지연되어서는 안 된다. 전문기도유지술 후 삽관 결과를 확인하기 위해 호기말 이산화탄소분압(end tidal CO_2, $ETCO_2$) 감시 장치를 이용한다. 또한 심정지 전후 시기 동안에도 호기말 이산화탄소분압 감시 장치 사용을 통해 심폐소생술의 적절성을 지속적으로 평가한다. 호기말 이산화탄소분압 감시 장치를 성인에게 사용할 경우, 호기말 이산화탄소의 값이 적절하게 상승하는 것을 확인함으로써 기관내삽관의 올바른 위치를 확인하고 가슴압박의 효율성을 감시하며 자발순환의 회복을 탐지할 수 있다. 환자를 이송하는 도중 또는 이송 중에 기도기 또는 기관삽관 튜브의 위치를 확인하고 모니터링 하기 위해 호기말 이산화탄소분압 감시 장치의 파형을 관찰해야 한다.

증상이 있는 불안정한 서맥성 부정맥의 치료과정에서 아트로핀의 우선 투여와 더불어 경피적 인공심장박동조율, 도파민, 이소프로테레놀 또는 에피네프린을 투여한다.

1) 심정지의 치료

심정지의 치료과정에서는 심전도 리듬에 따라서 제세동의 필요 여부와 투여 약물이 다르므로, 전문심장소생술을 효과적으로 수행하려면 전체 알고리듬과 심정지 심전도 리듬의 이해가 필수적이다. 전문심장소생술은 기본소생술 시행과 연속하여 전문심장소생술을 할 수 있는 인력과 장비, 약물이 있다면 즉각적으로 함께 시행하여야 한다. 따라서 심실세동/무맥성 심실빈맥이 발생하면 목격자의 신속한 심폐소생술과 조기 제세동으로 생존율을 높일 수 있다. 전문기도유지술과 자동심폐소생술장치, 체외순환장치 등이 자발순환회복과 같은 단기 생존율을 향상시킨다. 그리고 자발순환이 회복된 환자의 장기 생존은 수준 높은 기본소생술, 효과적인 전문소생술과 함께 목표체온유지치료(target temperature management, TTM), 관상동맥중재술 등 통합적인 심정지 후 치료가 함께 이루어질 때 보장될 수 있다. 또한, 병원 내 심정지인 경우 심정지의 발생 가능성이 높은 환자를 찾아내고 신속히 대응함으로써 병원 내 심정지의 발생을 감소시킬 수 있다.

(1) 심전도 리듬에 기초한 성인 전문소생술 알고리듬

심정지의 전문소생술 과정 중에는 심전도 리듬이 바뀌는 경우가 흔히 있기 때문에 각 심전도 리듬에 따른 별도의 알고리듬보다는 통합된 형태의 알고리듬이 현장에서 사용하는 데 더 효율적이다〈그림 4-13〉.

심정지의 치료는 기본소생술로부터 시작한다. 기본소생술에는 환자의 발견, 심정지의 확인, 도움 요청과 신속한 심폐소생술의 시작이 포함되어 있다. 심전도 리듬에 상관없이 가슴압박은 강하고 빠르게, 중단 없이 시행되어야 한다. 또한 시행자의 피로도를 최소화하기 위해 매 2분마다 가슴압박을 교대한다. 가슴압박의 중단은 최소화하도록 노력하여야 한다.

심폐소생술의 효율성과 질을 평가하는 방법으로서 압박에 대한 기계적 지표와 생리적 지표(호기말 이산화탄소 분압 감시, 이완기 혈압, 중심정맥 산소포화도 등)를 사용한다. 전문기도가 확보되지 않은 상황에서는 가슴압박 대 인공호흡을 30 : 2로 할 것을 권장하며 전문기도가

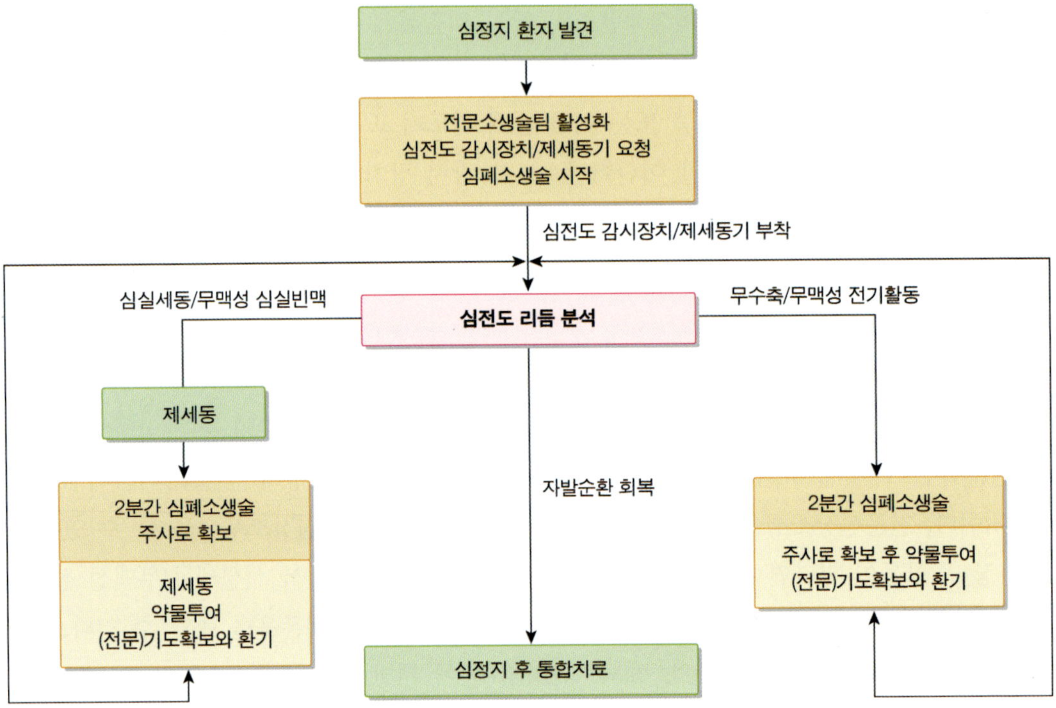

그림 4-13 성인 심정지 환자에서의 전문소생술 과정

확보되면 분당 100~120회의 가슴압박과 6초에 1회(분당 10회)의 인공호흡을 한다. 어떠한 경우에 있어서도 과환기는 피해야 한다.

전문심장소생술에서는 자동제세동기가 아니라 수동 제세동기가 심전도 리듬 확인과 제세동하는 데 사용된다. 약물투여를 전문기도유지술보다 우선하여 시행할 것을 권장하지만, 전문소생술 팀 구성인원이나 술기 숙련도에 따라 약물투여와 전문기도유지술을 동시에 시행할 수 있다. 심실세동 환자에서는 첫 제세동 후 에피네프린 투여를 위한 약물 투여로(정맥 주사 또는 골내 주사)를 확보한다. 제세동이 필요하지 않은 무수축이나 무맥성 전기활동인 경우 에피네프린 투여가 빠를수록 생존예후를 향상시킬 수 있다. 심정지의 원인을 찾아 치료하는 것은 모든 심정지 치료의 기본 원칙이다.

① 심실세동/무맥성 심실빈맥의 치료 과정

심실세동이나 무맥성 심실빈맥에서 가장 중요한 치료는 목격자가 즉시 심폐소생술을 시작하고 신속히 제세동하는 것이다. 심폐소생술 중 심전도에서 심실세동이 발견되면 즉시 제세동을 한 후에는 심전도 리듬을 확인하지 않고 바로 가슴압박을 시작하여 2분간 시행한다. 가슴압박이 진행되는 동안 정맥주사로 또는 골내주사로를 확보한다. 2분 후 심전도 리듬을 다시 확인한다.

심실세동이 계속 관찰되면 두 번째 제세동부터는 첫 에너지 권고량과 동일하거나 혹은 높은 에너지로 제세동 후, 다시 2분간 가슴압박을 한다. 그 동안 에피네프린을 주사하고 수액을 주입한다. 다른 구조자는 전문 기도유지술을 한다. 2분간의 가슴압박 후, 다시 심전도 리듬을 확인하여 심실세동이 지속되면 3번째 제세동을 하고 바로 2분간 가슴압박을 시행한다.

제세동 에너지량은 불응성 심실세동/무맥성 심실빈맥이 지속되는 경우 최대 에너지까지 사용할 수 있다. 가슴압박을 시행하는 중에 아미오다론을 주사한다. 지속적으로 심실세동이 반복된다면 이 과정을 반복한다. 에피네프린은 1mg을 3~5분 간격으로 투여하는 것을 원칙으로 하되, 2분마다 가슴압박을 교대할 경우 두 번의 교대마다 맞춰 투여한다. 가슴압박을 교대하는 2분의 교대 간격인 4분마다 에피네프린을 투여할 경우에 2번 째 가슴압박 교대－약물투여 시간을 일치시킴으로써 구조화된 전문심장소생술이 가능하다.

② 무수축과 무맥성 전기활동의 치료과정

무수축은 심실 무수축(ventricular asystole)을 의미한다. 그러므로 심방의 수축 여부에 관계없이 심실의 수축이 없는 경우는 무수축의 치료를 한다. 무맥성 전기활동(pulseless electrical activity, PEA)은 가성－전기기계해리(pseudo-electromechanical dissociation), 심실고유리듬(idioventricular rhythms), 심실이탈리듬(ventricular escape rhythms), 제세동 후 심실고유리듬, 서맥－무수축리듬(bradyasystolic rhythms) 등 다양한 무매성 리듬을 모두 포함하는 용이이다. 무맥성 전기활동은 심전도에는 전기적인 활동이 나타나지만, 맥박 촉지나 비침습적 혈압감시장치로 맥박 또는 혈압을 감지할 수 없는 경우이다. 무맥성 전기활동이 있는 환자에서 심장초음파와 유치 압력 카테터(indwelling pressure catheter)를 통하여 관찰하면 심근의 수축이 있긴 하지만 수축이 맥박 또는 혈압이 감지되지 않는다.

무수축과 무맥성 전기활동은 치료과정에서 제세동을 필요로 하지 않으므로 "쇼크 불필요 리듬(non-shockable rhythm)"이라고 한다. 무맥성 전기활동은 가역적 원인으로 발생하는 경우가 많으므로, 원인을 확인해서 교정하면 치료될 수 있다. 무수축이 발생한 심정지 환자의 생존율은 매우 낮다. 무맥성전기활동 또는 무수축 환자에서 소생에 대한 가능성은 가역적 원인을 찾아내고 교정하는 데 있다.

심전도 리듬이 쇼크 불필요 리듬이면 즉시 가슴압박을 2분간 시행한다. 만약 무맥성 전기활동에서 QRS파가 구체적으로 확인이 되는 경우에는 신속하게 맥박을 확인한다. 맥박이 없으면 즉시 2분간 심폐소생술을 하며 주사로를 확보한다. 주사로가 확보되면 에피네프린을 3~5분

간격으로 또는 가슴압박 두 번의 교대마다 투여하기 시작한다. 가슴압박 2분이 지나면 심전도 리듬을 확인한다. 지속적으로 무수축이거나 무맥성 전기활동이 계속되면 다시 2분간 가슴압박을 시행하고 전문기도유지술을 한다. 무수축의 치료에서 아트로핀은 더 이상 사용하지 않는다.

2) 심정지 시 약물 투여 경로

심정지 시에는 높은 수준의 심폐소생술과 빠른 제세동이 가장 중요하며 약물 투여는 다음 고려사항이다. 심폐소생술을 시작하고, 제세동을 실시한 후에는 약물 투여를 목적으로 정맥이나 골내 삽관을 시행한다. 하지만 삽관이 가슴압박을 방해해서는 안 된다. 제세동이 필요한 리듬을 지닌 심정지에서는 제세동이 우선적으로 시행된 다음 주기부터 에피네프린 투여가 시작되지만, 제세동이 필요하지 않은 리듬인 경우 가슴압박이 시작되고 정맥로만 확보되었다면 조기에 즉시 투여한다.

(1) 말초정맥

소생술 시 사용하는 약물을 말초정맥로를 통해 주입하는 경우, 반드시 bolus 주사 후 20ml의 수액을 추가 주입하여 약물이 사지에서 중심혈류로 빨리 들어가도록 도와야 한다. 약물 주입 후에 사지를 들어주는 것도 이론적으로 중력을 이용하여 중심혈류로의 유입을 촉진한다고 알려져 있다(대한심폐소생협회, 2015).

(2) 골내주사

골내주사로는 허탈현상 없이 정맥으로의 접근이 가능하여 말초정맥로를 통해 약물을 주입하는 경우와 비슷한 약물 전달 능력을 지닌다. 골내주사는 안전하며 수액 주입이나 약물 투여, 검사를 위한 혈액 채취에 유용하여 모든 나이의 환자에게 시행할 수 있다. 특히 소생술 및 수액치료를 위한 정맥로 확보가 필요한 환자 중 확보가 쉽지 않은 경우에 시행하여 수액과 응급약물을 투여할 수 있으나, 드물게 근괴사, 성장판 손상, 주사부위의 국소 감염 및 골수염, 지방색전증 등이 발생할 수 있다.

(3) 중심정맥

중심정맥로의 장점은 말초정맥로에 비해 약물의 최고 농도를 높일 수 있고 약물의 순환 시간이 짧다는 점이다. 게다가 중심정맥관은 상대정맥까지 닿아 있어 중심정맥혈 산소포화도를 감시하고, 관상동맥관류압을 예측할 수 있으며, 이를 통해 자발순환회복을 예측할 수 있다. 하지만, 중심정맥관 삽입은 심폐소생술을 방해할 수 있어 소생술 중 권장하지는 않는다.

(4) 기관 내 약물 투입

소생술 시 약물을 기관으로 주입하는 것은 같은 양을 정맥로로 주입하는 것에 비해 낮은 혈중 농도를 보인다. 비록 일부 약물의 기관 내 투입이 가능하지만, 예측 가능한 약물의 전달과 약리학적인 효과를 기대할 수 있는 정맥주사로나 골내주사로를 통하여 약물을 투입한다. 대신 정맥주사로와 골내주사로가 모두 확보되지 않았을 경우에 에피네프린, 바소프레신, 리도카인은 기관내로 투입할 수 있지만, 아미오다론은 투여할 수 없다. 기관내로 약물을 투입할 경우에는 정맥로 투입 용량의 2~2.5배를 투여한다.

3) 심정지 치료에 사용되는 약물

심정지 시 약물 치료의 주요 목적인 자발 순환의 회복과 유지이다. 심정지 치료에 사용하는 약물은 보통 자발순환회복과 생존 입원 확률을 높이지만 신경학적 결과가 양호한 장기적 생존율을 높이지는 못한다.

(1) 혈관수축제

심정지 환자에게 투여된 혈관수축제는 자발순환의 회복 가능성을 높인다.

① 에피네프린

에피네프린은 α-아드레날린 수용체에 작용하는 염산염이다. 에피네프린의 α-아드레날린 효과는 심폐소생술 중 관상동맥관류압과 뇌관류압을 증가시킨다.

성인의 심폐소생술 중 투여되는 표준용법으로는 매 3~5분마다 혹은 가슴압박 교대 2주기(4분)마다 에피네프린 1mg을 1:1,000 앰플, 또는 상품화된 1:10,000 정제주사 형태로 신속하고 정확하게 투여한다. 투여 경로는 정맥이나 골내주사 한다. 만약 정맥주사로와 골내주사로가 확보되지 않은 경우에는 기관으로 2~2.5mg을 줄 수 있다.

심폐소생술 중 에피네프린 투여 시기는 심정지 리듬에 따라 다르다. 제세동이 필요하지 않은 리듬에서는 에피네프린은 가능한 빠른 시기에 투여하도록 한다.

(2) 항부정맥제

항부정맥제는 불응성 심실세동과 무맥성 심실빈맥에서 단기간 퇴원 시 생존율을 높였다.

① 아미오다론

아미오다론은 나트륨, 칼륨, 칼슘 통로에 영향을 주어 α-아드레날린, β-아드레날린 차단 효과를 보인다. 아미오다론은 제세동과 심폐소생술, 혈관수축제에 반응이 없는 심실세동/무맥성 심실빈맥의 치료에 사용한다. 첫 용량은 300mg을 정맥주사 또는 골내주사로 투여하며, 불응성인 경우 가슴압박 교대 2주기 이후(4분 이후)에 150mg를 1회 추가 투여한다.

② 리도카인

아미오다론을 사용할 수 없는 경우에는 리도카인 투여를 고려할 수 있다. 첫 용량은 1~1.5mg/kg를 정맥주사하고, 5~10분 간격을 두고 최대 3mg/kg까지 투여할 수 있다.

4 심정지 후 통합치료

심정지로부터 자발순환이 회복 후에는 여러 장기의 기능 장애가 발생할 수 있으므로 통합치료가 필요하다. 통합치료란 심정지로부터 소생된 환자를 신경학적으로 회복시키기 위한 모든 치료를 말한다. 통합치료에는 기도 확보, 적절한 산소화 및 환기를 통한 호흡 유지, 혈역학적 감시, 체액 보충, 혈관수축제 투여 등을 통한 순환 유지, 급성관상동맥증후군에 대한 중재 등 심정지 유발 원인에 대한 치료, 체온 조절, 혈당 조절, 발작 조절 등을 통한 추가적인 뇌 손상 완화, 신경학적 예후 예측, 그리고 재활치료 등이 포함된다. 심정지 후 자발순환이 회복된 환자에 대한 심정지 후 통합치료는 체계화된 프로토콜을 사용한 다학제 간 협력 치료가 필요하다.

심정지 후 통합치료의 단계별 목표는 다음과 같다.

- 자발순환회복 후 심폐 기능과 주요 장기 관류의 최적화
- 심정지 후 통합 치료가 가능한 적절한 병원이나 중환자실로 환자 이송
- 심정지 유발 원인의 확인과 치료 그리고 재발 방지
- 생존과 신경학적 회복을 위한 체온 조절
- 급성 관상동맥증후군의 확인과 중재
- 폐 손상을 최소화하기 위한 적정 기계 환기
- 다발성 장기부전의 예측, 치료 및 예방
- 신경학적 예후에 대한 객관적 평가
- 재활이 필요한 생존자에게 적절한 재활치료 제공

심정지 후 통합치료의 순서와 과정은 다음과 같다〈표 4-4, 그림 4-14〉.

표 4-4 심정지 후 통합치료 과정

치료	내용
산소화 유지	저산소혈증 피하기 동맥혈 산소포화도 94~98% 유지
폐 환기 유지	과환기 금지 동맥혈 이산화탄소압(35~45mmHg) 또는 호기말 이산화탄소분압(30~40mmHg) 유지
순환 유지 (혈역학)	신속한 저혈압(수축기혈압 <90mmHg, 평균동맥압 <65mmHg) 교정 수축기혈압 ≥100mmHg 유지
순환 유지(약물)	노르에피네프린 : 분당 0.1~0.5mcg/kg 도파민 : 분당 5~10mcg/kg 에피네프린 : 분당 0.1~0.5mcg/kg
심정지 원인조사 및 치료	저혈량혈증, 저산소증, 산증, 저/고칼륨혈증, 저체온, 폐혈색전증, 심근경색, 긴장성 기흉, 심장눌림증, 약물중독

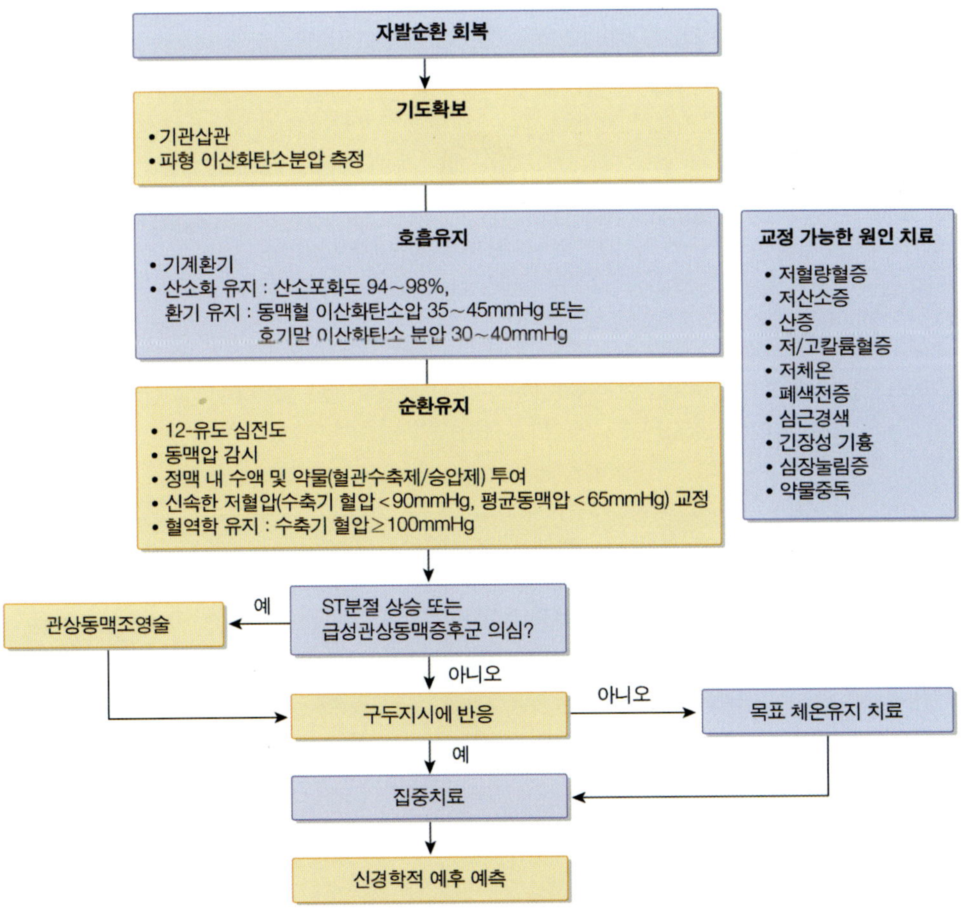

그림 4-14 심정지 후 통합치료 순서

5

P·A·R·T

산소요법과 기도유지

학습목표

- 산소요법을 이해하고 산소공급 방법을 설명한다.
- 전문기도유지술을 이해하고 기도유지 방법을 설명한다.

PART 5

산소요법과 기도유지

1 산소요법

산소요법(oxygen therapy)은 대기 중의 산소보다 높은 농도의 산소를 투여하는 것으로, 호흡활동을 감소시키면서 동맥혈 산소 분압을 유지하고, 심장의 부하를 줄이면서 조직 내 산소를 적절히 공급하는 것이다.

여러 가지 요인으로 발생한 저산소혈증을 교정하기 위해 산소요법을 시행하는데, 주요한 적응증은 다음과 같다.

첫째, 동맥혈 가스분석에서 산소의 분압이 낮을 때이다.

둘째, 호흡운동량이 증가하였을 때이다. 이는 신체가 저산소혈증일 때, 호흡의 깊이와 횟수를 증가시켜 더 많은 산소를 공급하려고 한다. 그러나 호흡 노력이 증가할수록 조직의 산소요구량은 증가하여 악순환이 반복된다.

셋째, 심근의 부담이 증가하였을 때이다. 이는 저산소혈증에 대한 보상으로 심장은 과부하되기 때문이다. 산소의 필요성은 임상적 평가뿐만 아니라 동맥혈 가스분석, 산소포화도 등을 통해 결정된다.

산소를 공급할 때는 동맥혈산소분압(PaO_2)을 60~90mmHg까지 유지하는 것을 목표로 한다. 산소를 공급하는 방법은 여러 가지가 있으나 부적절한 산소화를 나타내는 변화를 주의 깊게 관찰하는 것이 특히 중요하다.

하지만 산소요법은 산소 독성(oxygen toxicity), 산소 유도성 환기 저하(oxygen induced hypoventilation), 흡수성 폐확장 부전(absorption atelectasis), 감염, 점막의 건조, 연소(발화) 등의 위험성을 배포하기 때문에 세심한 주의가 요구된다.

1) 산소공급 방법

산소를 공급하는 방법에는 투여되는 산소의 속도에 따라 저유량 방법(low flow)과 고유량 방법(high flow)의 두 가지가 있다. 저유량 방법은 실내 공기에 포함되어 있는 산소를 보충하는 정도의 속도로 산소를 공급하는 방법이며, 고유량 방법은 환자의 호흡양상에 관계없이 총 흡기요구량을 제공하는 것으로 정확하게 흡입산소분획(fraction of inspired oxygen, FiO_2)을 맞출 수 있다. FiO_2는 숨을 들이쉬는 공기 중의 산소 비율로 백분율로 표시되며, 호흡 수, 호흡량, 산소공급 속도 및 방법에 따라 달라진다〈표 5-1〉.

표 5-1 산소공급 방법에 따른 FiO_2

비강 캐뉼라	산소마스크	저장백이 있는 산소마스크
• 1L/min : 24% • 2L/min : 28% • 3L/min : 32% • 4L/min : 36% • 5L/min : 40% • 6L/min : 44%	• 5～6L/min : 40% • 6～7L/min : 50% • 7～8L/min : 60%	• 6L/min : 60% • 7L/min : 70% • 8L/min : 80% • 9L/min : 90%

(1) 저유량 산소공급 방법

저유량 산소공급 방법은 24～90%까지 광범위한 농도의 산소를 투여할 수 있다. 비강 캐뉼라, 안면 마스크, 저장백이 있는 마스크 등이 주로 저유량 산소공급 방법에 포함된다. 그러나 산소 농도는 정확하지 않고 환자의 호흡 양상에 따라 산소량이 달라진다. 저유량 방법에서 FiO_2는 안정 시 호흡량과 환기 양상에 따라 다른데 안정 시 일회 호흡량이 많을수록 FiO_2는 낮아지고 안정 시 일회 호흡량이 작을수록 FiO_2는 높아진다.

① 비강 캐뉼라(nasal cannula)

비강 캐뉼라는 1～6L/min의 산소를 전달할 수 있다. 6L 이상의 산소를 공급하여도 저장소가 부족해지고 입이나 코로 다시 나온다. 또한 6L 이상의 산소 공급은 비강의 점막건조 및 상처만 초래할 뿐이다. 입으로 숨을 쉬어도 FiO_2에 크게 영향을 주지 않는데 이는 산소가 기도로 빨려 들어가기 때문이다. 비강 캐뉼라는 착용한 다음 움직일 수 있고 식사와 대화, 기침 등이 가능하다. 비강 내가 건조해지기 쉬우므로 산소는 가습하여 투여하고 점막이 손상되지 않도록 한다.

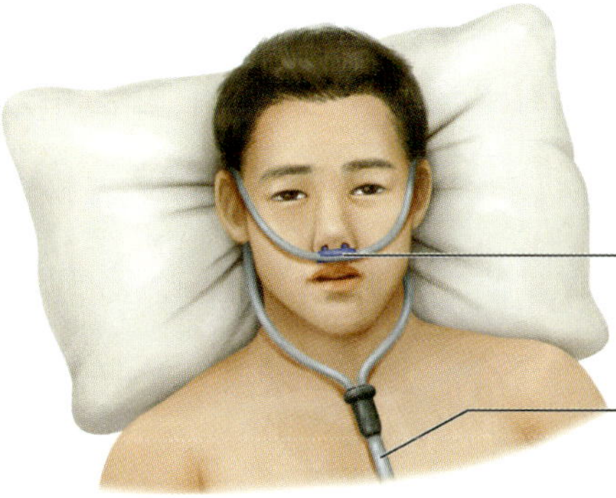

그림 5-1 비강 캐뉼라

② **단순 안면 마스크**(simple face mask)

마스크 내에 공기 저장소가 있어 비강 캐뉼라보다 높은 농도의 산소를 제공할 수 있다. 그러나 호기된 공기를 재흡입할 수 있으므로 최소 5L/min 이상의 산소를 공급한다.

③ **부분 재호흡 마스크**(partial rebreathing mask)

부분 재호흡 마스크는 흡기와 호기동안 팽창된 저장 주머니가 있다. 호기동안 배출하는 공기에도 산소함량이 높으므로 마스크와 저장 주머니가 모두 산소를 보유하는 역할을 할 수 있어 고농도의 산소를 공급할 수 있다. 산소마스크에는 구멍(호기포트)이 있어 흡기 동안 외부 공기가 들어오고 숨을 내쉬는 공기의 1/3은 주머니를 채우게 되고 나머지는 구멍을 통해 환기된다.

④ **비재호흡 마스크**(non-rebreathing mask)

부분 재호흡 마스크와 비슷하지만 호기포트에 마개가 있어 실내 공기가 마스크 내로 들어오는 것을 차단하고 마스크 저장 주머니 사이에 마개로 숨을 들이마실 때는 주머니 속의 공

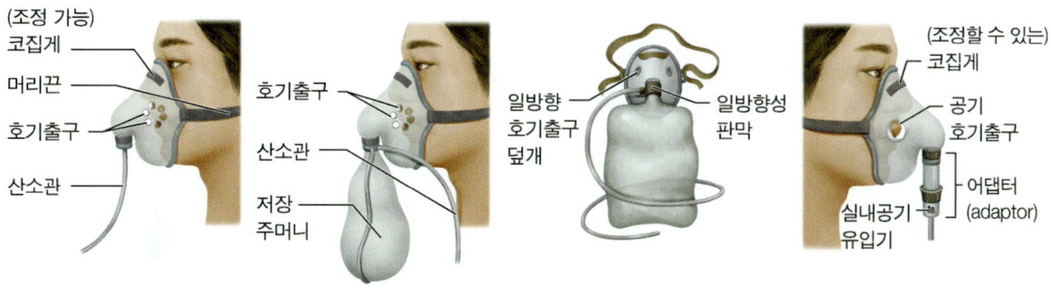

그림 5-2 산소마스크의 종류

기가 마스크로 들어오게 열리지만 숨을 내쉴 때 마스크의 공기가 주머니로 들어갈 수 없도록 닫힌다. 매 호흡 시 마개가 작동하는지 확인하고 주머니가 항상 부풀려 있도록 주의한다.

(2) 고유량 산소공급 방법

고유량 산소공급 방법은 정확한 FiO_2를 지속적으로 제공할 수 있고, 흡기를 완전히 조절하며, 정확하게 공급되는 산소의 농도를 알 수 있다. 고유량 산소공급 방법은 고농도 산소나 저농도 산소 모두를 제공할 수 있다.

① 벤츄리 마스크(Venturi mask)

벤츄리 마스크는 비침습적 방법 중 가장 정확한 농도의 산소를 전달한다. 이 마스크는 일반 공기와 원하는 양의 산소를 정확하게 공급할 수 있어 만성폐쇄성 폐질환 환자에게 유용하다. 벤츄리 마스크는 어댑터(adaptor)는 교환할 수 있어 원하는 산소의 농도를 조절할 수 있고 환자가 내쉰 공기는 호기포트를 통해 마스크 밖으로 빠져 나간다.

마스크는 얼굴에 잘 맞는 것을 착용하도록 하여 환자의 눈으로 산소가 들어가지 않도록 하고 얼굴에 꼭 끼어 불편하지 않도록 한다. 환자가 식사하거나 약을 먹을 때는 마스크 대신 비강 케뉼라로 교환하여 산소를 공급할 수 있다.

② T-piece

T-piece는 기관 내관이나 기관 절개술을 한 환자의 흡입 산소 농도를 유지하기 위해 사용하는 연결 장치이다. T-piece를 사용할 때는 습화된 산소를 공급한다.

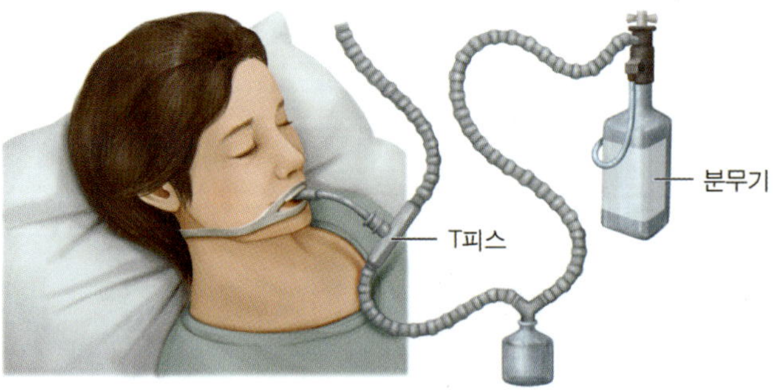

그림 5-3 T-piece

2 전문기도유지술

심정지 동안의 기도관리와 환기는 기도관리, 입-입 인공호흡, 입-마스크 인공호흡, 백-마스크 환기, 기관내 삽관 등이 있다. 실제 현장에서는 소생술 동안 복합적인 시도가 단계별로 시도되어야 한다.

심정지 동안 기도를 유지하는 적절한 방법은 의료인의 경험, 응급의료체계의 특징 그리고 환자 상태에 따라 다르게 선택한다. 경험 미숙자가 기관내 삽관을 하거나 기관 내 튜브의 위치 확인이 부적절하면 합병증의 확률이 높아진다. 기관 내 튜브의 위치 이동이나 식도 내 삽관의 위험성을 줄이기 위해서는 환자 위치가 변할 때마다 호기말 이산화탄소 분압 측정 장치나 식도감지 기구 등을 사용한다. 시행자는 처음 선택한 보조기구로 환기가 불가능한 경우에 대비하여 대체 기도관리 전략을 갖고 있어야 한다.

1) 기도기(Airways)

기도기는 혀나 분비물로 인해 상부 기도의 개방성이 유지되지 않을 때 적용된다. 삽입이 쉽고 합병증의 위험이 적다.

(1) 구강인두 기도기(Oropharyngeal airway, OPA)

구강인두 기도기는 무의식 상태나 무반응인 환자에게 적용한다. 구강인도 기도기를 삽입할 때 혀가 인두로 밀려들어가 기도폐쇄를 일으킬 수 있으므로 주의해야 한다. 의식이 있는 환자에게서는 구역질 반사(gag reflex)를 일으켜 구역질, 구토 또는 성문 연축을 유발할 수 있다. 구강인두 기도기는 영아용, 소아용 그리고 성인용의 다양한 크기로 준비해야 하며, 충분히 교육을 받은 사람만이 삽입해야 한다.

(2) 비강인두 기도기(Nasopharyngeal airway, NPA)

비강인두 기도기는 입 벌림 장애, 물기, 꽉 다문 턱 또는 턱-얼굴 손상 때문에 구강인두 기도기 삽입이 불가능한 환자에게 사용할 수 있다. 두개골 기저부 골절 등 심한 두개 안면부 손상이 의심되는 환자에게는 조심스럽게 사용한다. 깊은 무의식 상태에 빠지지 않은 환자는 구강인두 기도기보다 비강인두 기도기를 잘 견딘다. 삽입할 때 코 점막이 손상되어 출혈이 일어날 수 있으므로 윤활제를 충분히 바른 후 삽입한다.

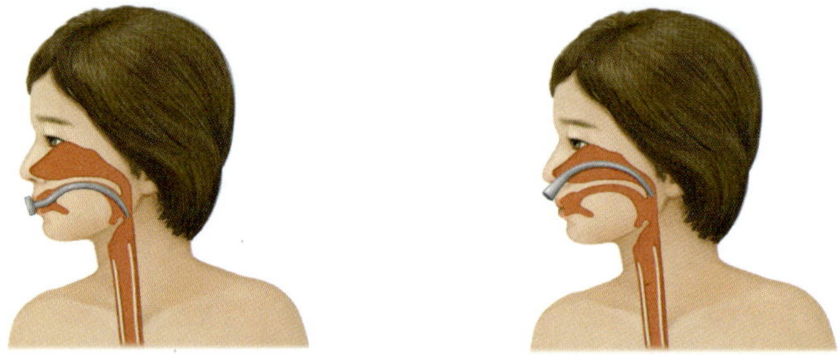

그림 5-4 구강인두관의 비강인두관

2) 마스크 기도기

(1) 백-마스크 환기(Bag-mask ventilation)

백-마스크는 소생술 초기 몇 분간 전문기도유지술이 시행되기 전에 유용하다. 모든 의료인은 백-마스크 사용에 숙달되는 것이 중요하다. 백-마스크를 안면 마스크나 상부기도기, 기관내 삽관에 연결하여 사용할 수 있다. 1인 구조자가 안면 마스크를 사용할 때에는 환자 얼굴과 안면 마스크를 한 손으로 밀착하고 다른 손으로 백을 짜야 한다. 마스크가 얼굴에 정확히 밀착되지 않으면 저환기가 생기고, 기도유지가 적절히 유지되지 않으면 공기가 식도로 들어간 위 팽만이 생기고 흡입의 위험이 있다. 따라서 한 사람이 안면 마스크를 두 손으로 잡고 다른 사람이 백을 짜는 2인법이 더욱 효과적이다. 기관내 삽관이 되거나 성문상 기도기가 삽입된 경우에는 환기를 하는 동안에도 가슴압박을 계속하고 분당 10회로 환기한다.

(2) 후두 마스크 기도기(Laryngeal mask airway, LMA)

후두 마스크 기도기는 기관 삽관 없이 기도를 유지하기 위한 기구이다. 경추 손상환자는 기도관리가 힘들고 기도 확보 방법 적용 시 이차적 경추 손상이 유발될 수 있다. 후두 마스크 기도기는 목의 굽힘이나 후두경 사용 없이도 기도 확보를 위해 적용되는 기구이다. 후두 마스크 기도기는 성대가 보이지 않아 기관내 삽관이 어렵거나 기도 부종이나 경부의 병리적 이상으로 기관내 삽관이 실패한 경우 효과적인 대처 방법이다. 그러나 기관내 삽관과는 달리 위액 흡인을 방지하기는 어렵다. 따라서 위액 흡인의 위험이 높은 환자에게서는 금기이며, 성문하 폐색, 폐순응도 저하, 기도저항의 증가, 인두 이상, 구강의 크기가 작은 경우도 피해야 한다.

후두 마스크 기도기만으로는 100%의 삽입과 환기를 보장할 수 없기 때문에 응급기도유지를 할 때에는 기도 관리에 대한 대체 전략을 세워두는 것이 중요하다. 시행자들은 후두 마스

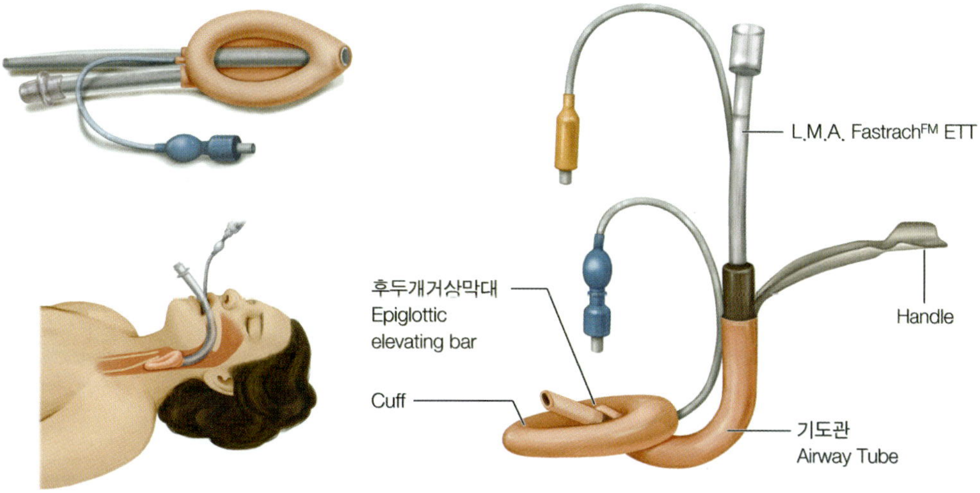

A. 후두마스크 기도기　　B. 삽관형 후두마스크 기도기

그림 5-5 후두 마스크 기도기

크 기도기의 사용에 대한 충분한 초기교육을 받아야 하고, 삽입 성공률을 극대화하고 합병증 발생을 최소화하기 위해 정기적인 실습을 해야만 한다.

3) 기관내 삽관(Endotracheal intubation)

코나 입을 통한 기관내 삽관은 기도를 개방하고 유시하는 방법으로 응급상황에서 우선적으로 선택하는 방법이다. 기관 튜브는 기도를 유지하고, 기도 내 분비물을 흡입하며, 고농도의 산소공급이 가능하고, 일부 약물의 투여 통로로 사용된다. 또한 폐환기를 유지하고, 위 내용물이나 구강, 인두의 혈액과 점액 흡인으로부터 기도를 보호하는 역할을 한다.

기관내 삽관을 통해 관(tube)의 끝은 기관 분기점(carina) 위 3～5cm에 위치하도록 삽입한다. 관은 후두개와 성대를 지나기 때문에 환자는 말을 할 수 없고 기관내 관을 고정할 수 있는 커프(cuff)가 있다.

기관내 삽관은 훈련을 받은 의료인이 후두경(laryngoscope)을 이용하여 시행한다. 관이 삽입되면 관의 외부로 공기가 새어나가는 것을 막고 관을 고정시키기 위해 커프를 팽창시킨다. 커프는 기관지 내벽에 압력을 가해 손상을 줄 수 있으므로 20～25mmHg 정도로 유지한다. 커프의 압력이 높은 상태로 지속되면 혈액순환이 차단되어 기도 내 허혈, 기도식도루, 기관협착, 출혈 등을 유발할 수 있다. 커프의 압력이 낮은 경우에는 흡인성 폐렴의 위험이 증가한다. 정기적으로 커프 내의 공기를 빼주는 것이 허혈을 완화시킨다고 하였으나 오히려 흡인성 폐렴의 위험을 증가시키므로 권장하지는 않는다.

삽관 직후 관이 제대로 삽입되었는지 확인하기 위해서는 폐를 청진하고 흡기 시 양쪽 흉곽이 확장되고 호기 시에 도관에 김이 서리는지 확인하며, X-ray 촬영을 한다. 오른쪽 기관지가 왼쪽보다 곧기 때문에 우측으로 삽입되는 경우가 있다.

기관내 삽관은 3주 이상 사용할 수 없으므로 기관지벽 자극과 상처를 줄이고 후두신경 손상의 위험성이 낮은 기관절개를 고려할 수 있다.

기관 내관을 제거할 때는 미리 충분한 산소를 공급하고 축적된 분비물을 제거한 후 커프의 공기를 빼고 조심스럽게 제거한다. 관을 다시 삽입해야 할 경우를 대비하여 삽관 기구를 미리 준비해둔다.

(1) 응급상황에서의 기관내 삽관

기관내 삽관은 백-마스크와 비교해서 여러 가지 장점이 있다. 기관내 삽관을 하면 가슴압박을 중단하지 않고 환기를 할 수 있으며, 폐나 가슴의 탄성에 관계없이 효과적인 환기를 할 수 있다. 또한 위 팽만과 역류를 최소화할 수 있으며, 위 내용물의 폐 흡입 위험도 낮다. 이론적으로는 백-마스크의 사용이 위 팽만과 흡입의 위험을 높일 것이라 예상되지만, 심정지 환자에서 백-마스크 환기가 기관내 삽관보다 흡입이 많이 된다는 근거는 없다. 병원 전 단계의 치료과정에서는 백-마스크와 비교할 때 기관내 삽관이 불리할 수도 있다. 기관내 삽관은 식도삽관의 위험성, 삽관 시도 동안 가슴압박의 중단 가능성, 높은 삽관 실패율, 숙련도 유지의 어려움 등이 있다. 병원 전 단계에서 기관내 삽관을 하는 의료인은 구조적이고, 포괄적인 훈련을 바탕으로 삽관 시도를 해야 한다. 구조자는 기관내 삽관을 결정할 때에는 기관내 삽관의 위험과 이익을 판단해야 한다. 구조자는 가슴압박 중단을 하지 않고 삽관을 할 수 있어야 한다. 가슴압박은 튜브가 성문을 통과 할 때에만 잠시 멈출 수 있다. 가슴압박을 멈추지 않으려면 자발순환 회복 이후로 삽관을 미룰 수 있다. 기도삽관 시 가슴압박 중단은 5초 이내로 해야 한다. 삽관이 실패하면 백-밸브 마스크(bag valve mask) 환기를 시행하기도 한다. 식도삽관을 확인하지 못하는 것은 기관내 삽관의 가장 위험한 부작용 중의 하나이다. 삽관 후에는 반드시 삽관 위치를 확인하여야 식도 삽관의 위험을 줄일 수 있다.

(2) 기관내 삽관 위치의 적절성 평가

① 호기말 이산화탄소 분압 측정기

호기말 이산화탄소 분압 측정기는 폐에서 나오는 호기 내 이산화탄소 분압을 측정하는 기구이다. 파형 이산화탄소 분압 측정기는 병원 전 심정지 환자에서 삽관 확인과 계속적인 삽관 위치를 확인할 수 있는 가장 높은 민감도와 특이도를 가진 기구이다. 호기말 이산화탄소 측정과 더불어 청진이나 기관 튜브의 성문통과 등의 추가 임상소견을 함께 확인해야 한다. 파형 호기말 이산화탄소 분압 측정만으로는 기도에 삽관된 관이 기관이나 기관지에 있는지를 확인할 수 없다. 따라서 이때는 청진이 필수적이다. 파형 호기말 이산화탄소 분압 측정기는 병원 밖, 응급실, 병원 내 등 기도 삽관을 하는 모든 곳에서 기관내 삽관 위치를 확인하는 데 사용될 수 있다. 심정지 환자에서 기관 삽관의 확인과 계속적인 기관 튜브 위치 확인을 위하여 파형 호기말 이산화탄소 분압 측정기를 임상적 확인과 함께 사용할 것이 권장되고 있다. 파형 호기말 이산화탄소 분압 측정기를 심폐소생술 동안 환기를 모니터하고, 심폐소생술의 품질을 확인하는 데 사용할 것이 권장된다. 파형 호기말 이산화탄소 분압 측정기가 없으면 비파형 이산화탄소 측정기, 식도 삽관 측정기나 초음파를 임상적 확인과 같이 사용하는 것이 좋다.

② 식도감지기구

식도감지기구는 기관 튜브의 근위부에 있는 큰 주사기의 피스톤을 잡아당기거나 유연성이 있는 압축된 벌브(bulb)를 연결하여 기관 튜브의 기관 쪽 끝부분에 흡인력을 만들어낸다. 기관 튜브가 기관 내에 있으면 연골이 지지를 해서 관내루 공기가 쉽게 빠져 나온다. 기관 튜브가 식도에 있을 때는 식도점막이 기관 튜브의 원위부 말단에 들러붙어 기구의 피스톤 운동이나 흡인 벌브의 재팽창이 일어나지 않는다. 식도감지기구는 이산화탄소 분압 측정기가 없을 때 대신 사용할 수 있다. 식도감지기구의 사용은 경우에 따라 민감도와 특이도가 낮으므로 기관내 삽관을 확인하는 독립적인 방법들 중의 하나이다. 특히 중증 비만, 임신 말기, 천식 지속 상태 혹은 기관 분비물이 심한 경우 기관이 허탈되어 있기 때문에 이 기구로 튜브의 위치를 확인할 경우 튜브 끝이 식도에 있는 것으로 오인할 수도 있다.

③ 기관내 삽관 후 관리

올바른 튜브의 위치를 결정한 다음에는 위 앞니에 해당하는 튜브 깊이 표시의 수치를 기록하고 튜브를 고정한다. 이때 수분에 강한 테이프 등을 사용한다. 기관 튜브를 포함하여 전문기도기를 삽입한 후 튜브가 고정되면 구강인두 기도기나 재갈(bite block)을 삽입한다. 구조자는 전문기도기가 삽입된 후 및 환자 이송 후에 튜브 위치를 재확인해야 한다.

4) 기관 절개관(Tracheostomy tube)

정기적인 호흡 보조가 필요한 경우는 기관절개술을 할 수 있다. 기관 절개관은 기도가 확보됨으로써 효과적인 호흡과 많은 산소의 공급이 가능하게 하고 폐로부터의 분비물을 효과적으로 배출할 수 있도록 도와준다.

기관 절개관은 내관이 있는 것과 없는 것이 있는데, 내관이 있는 경우는 주기적으로 내관을 제거하여 소독액으로 깨끗하게 씻거나 새것으로 교환해준다. 또한 기관 절개관 중에는 커프가 있는 것과 없는 것이 있는데, 커프가 있는 것은 주로 기관절개술 직후와 기계적 환기 장치를 적용할 때 사용한다.

기관 절개는 기관에 구멍을 만드는 것으로 이때 기관에 삽입하는 관을 기관 절개관이라고 한다. 기관 절개는 일시적일 수도 있고 영구적일 수도 있다. 기관 절개는 윤상 연골 아래 2, 3, 4번째 연골을 외과적으로 절개하여 기관을 노출시킨 다음, 적당한 크기의 커프형 기관 절개관을 삽입하고, 기관 절개관의 끈을 이용하여 환자의 목에 고정한다.

기관 절개관 시술 초기의 합병증으로는 출혈, 기흉, 공기색전증, 흡인, 피하기종, 후두 신경 손상 등이 나타날 수 있으며, 후기 합병증으로는 분비물 축적, 기도 폐쇄, 감염, 연하곤란, 기관식도루, 기관 확장, 기관의 허혈 및 괴사 등이 발생할 수 있다.

간호사는 기관 내관 및 기관 절개관을 삽입하고 있는 환자를 지속적으로 감시하고 사정해야 한다. 관의 개방성을 유지하기 위해 분비물을 적절하게 흡인한다. 또한 커프의 압력을 정기적으로 확인하여 합병증을 예방해야 한다. 의사소통의 어려움이 있으므로 필기구 등 보조도구를 이용한 의사소통 증진법을 이용하며, 불안해하지 않도록 호출벨을 손닿는 곳에 둔다.

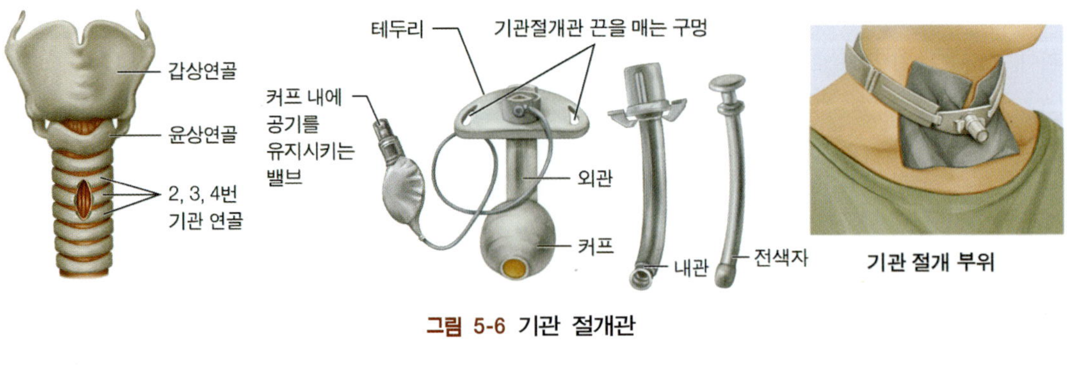

그림 5-6 기관 절개관

제2부 각 론

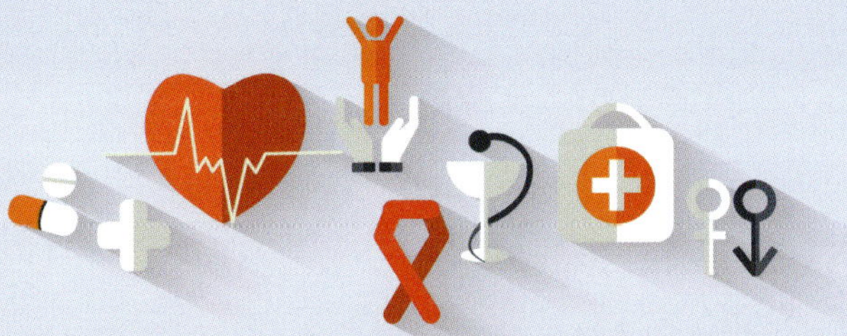

6

P·A·R·T

심혈관계 응급환자 관리

학습목표

- 심혈관계 응급환자를 주관적 자료와 객관적 자료에 따라 사정한다.
- 관상동맥질환을 이해하고 응급환자를 관리한다.
- 심부전을 이해하고 응급환자를 관리한다.
- 부정맥을 이해하고 응급환자를 관리한다.
- 고혈압을 이해하고 응급환자를 관리한다.
- 대동맥질환을 이해하고 응급환자를 관리한다.

P·A·R·T 6

심혈관계 응급환자 관리

1 환자 사정

1) 주관적 자료

건강력 사정과 신체 검진을 통해 심혈관계 질환과 다른 기관의 질환을 감별할 수 있다. 대부분의 환자들은 심장질환에 대한 두려움을 느껴 증상을 가볍게 말하거나 부적절한 반응으로 표현하기도 한다. 환자의 언어적 표현뿐만 아니라 비언어적 표현, 전반적인 태도 등을 주의깊게 관찰해야 한다.

심혈관계 문제가 있을 때 나타날 수 있는 증상을 잘 알고 그러한 증상을 유발시키는 활동 등에 대해 확인해야 한다. 심혈관계 질환의 주요 증상은 〈표 6-1〉과 같다.

표 6-1 심혈관계 질환의 주요 증상

증상	특징
호흡곤란	• 운동 후에 특히 심해진다. 수면을 위해 상체를 높여야 한다.
흉통	• 소화불량, 작열감, 가슴의 중압감, 어깨나 팔, 목 등으로 방사되는 통증이 있다.
심계항진	• 심박동이 뛰는 것을 느낌, 심박동이 불규칙할 수도 있다.
실신	• 자세를 변경할 때 어지럼증을 느낀다. • 가벼운 현기증이 나타날 수도 있다.
피로	• 평소보다 휴식시간이 길어진다. • 가벼운 활동에도 힘들고 피로감을 느낀다.
체중 증가	• 수분 정체로 체중이 증가한다. • 부은 느낌, 옷이나 신발이 조인다.
다리 통증	• 걸을 때 엉덩이, 허벅지, 장딴지 근육에 조이는 듯한 통증을 호소한다. • 종아리가 붓고 따뜻해지며 붉어진다. 체중을 지탱하기가 어렵다.

(1) 주 호소

① 흉통(Chest pain)

심장질환의 가장 흔한 증상은 흉통이지만 흉통이 있다고 해서 반드시 심장질환이 있는 것은 아니다. 흉통이 있을 때는 심장질환으로 인한 것인지 다른 원인에 의한 것인지를 구분하기 위해 구체적인 질문을 통하여 확인해야 한다.

흉통은 협심증, 심근경색, 대동맥 협착증, 심막염과 같은 심장질환이나 흉막염, 폐렴, 폐색전증, 폐경색등과 같은 폐질환, 식도경련, 위궤양과 같은 위장질환의 경우에도 나타날 수 있다.

흉통을 사정할 때는 다음과 같은 내용을 확인한다.

- 위치 : 흉부, 목, 어깨, 등으로 방사되는가?
- 시작 : 언제 어떻게 시작되었는가?
- 기간 및 빈도 : 통증이 얼마나 자주 발생하고 얼마나 오래 지속되었는가?
- 강도 및 양상 : 통증이 얼마나 심하며 찌르는 듯한가, 둔한가, 조이는가, 화끈거리는가 등 환자의 표현으로 확인한다.
- 유발요인 및 완화요인 : 운동, 정서 변화, 날씨, 긴장 등 통증을 악화시키는 요인은 무엇이고, 휴식, 음식 섭취, 산소 투여, 약물 투여, 체위 변경 등 통증을 완화시키는 요인은 무엇인가?
- 통증과 연관된 증상 : 통증이 있을 때 호흡곤란, 발한, 오심, 현기증, 심계항진 등의 증상이 있는가?

흉통 부위 및 그 특징은 〈표 6-2〉와 같다.

② 호흡곤란(Dyspnea)

호흡곤란은 심장과 폐질환의 가장 흔한 증상으로 숨쉬기 힘들고 불편한 상태를 말한다.

얕고 빠른 호흡은 좌심부전의 초기 증상으로 나타난다. 호흡곤란은 심한 운동, 흥분, 흉통이 있을 때 더욱 심해진다. 심장질환이 있을 때 호흡곤란은 초기에는 운동할 때에만 나타나다가 질환이 악화되면 안정 시에도 나타난다. 호흡곤란은 폐질환의 흔한 증상이기도 하므로 심인성인지 폐인성인지 구분하는 것은 쉽지 않다.

운동 시 호흡곤란(Dyspnea of exercise, DOE)은 심장질환의 초기 증상이라고 할 수 있다. 중등도의 운동으로 호흡곤란이 나타나고 휴식을 취하면 완화된다. 따라서 어느 정도의 활동으로 호흡곤란이 유발하는지 확인한다.

기좌호흡(Orthopnea)은 반듯이 누워있을 때는 호흡곤란이 나타나고 상체를 높여주면 호흡곤란이 완화되는 호흡양상을 말한다. 기좌호흡은 폐의 정수압이 증가하여 발생한다. 울혈성

표 6-2 흉통의 사정

부위	특징	기간
협심증 – 급성 관상동맥증후군 (불안정협심증, 심근경색증) 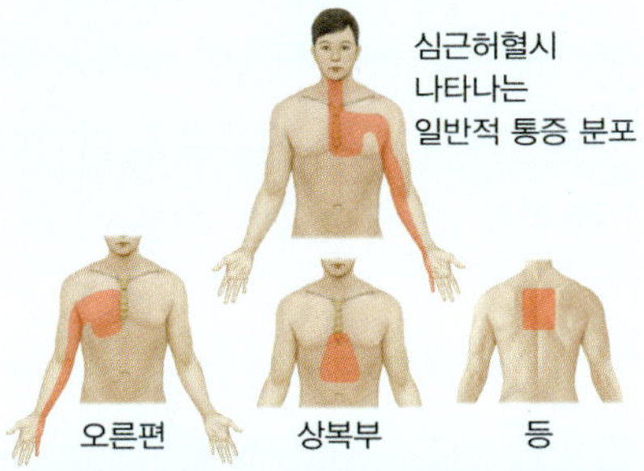	• 협심증 – 짓누르는 듯한 압박감, 흉골 아래 부위에서 쥐어짜는 듯한 느낌이나 포만감, 한쪽이나 양쪽 손의 중앙면, 팔 또는 턱, 어깨 등이나 명치 부위로 방사될 수 있음 – 팔과 손으로의 방사는 저린감이나 무감각 또는 통증과 같이 묘사됨	협심증 : 5~15분
	• 급성 관상동맥증후군(Acute coronary syndrome; ACS) – 협심증과 동일한 증상 – 경증~중증 사이의 통증이나 불편감 – 종종 숨참, 발한, 심계항진, 피로, 오심, 구토와 관련됨	ACS : 15분 초과
심막염 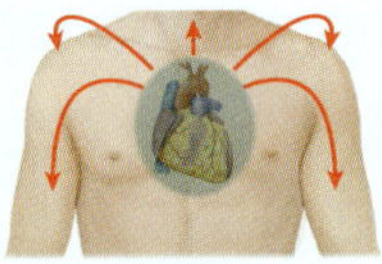	• 흉골 하부나 명치 부위의 날카롭고 심각한 통증 • 목, 팔 등으로 방사될 수 있음 • 관련된 다른 증상으로는 발열, 권태감, 호흡곤란, 기침, 오심, 현기증, 심계항진이 있음	간헐적
폐질환(폐렴, 폐색전증) 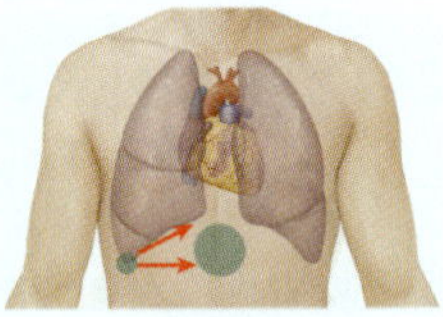	• 늑막의 안쪽에서 올라가는 날카롭고 심한 흉골하 통증	30분 이상
식도질환(열공 헤르니아, 역류식도염, 연축) 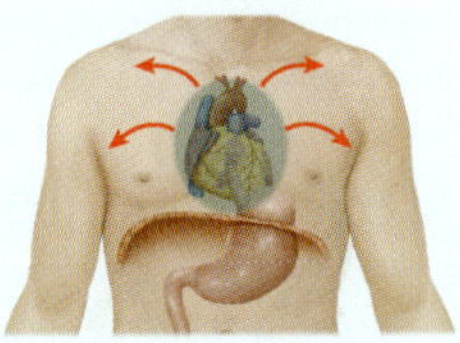	• 날카롭고 뜨거우며 무겁게 묘사되는 흉골하 통증, 작열감 • 종종 협심증 증상과 유사함 • 목, 팔 또는 어깨로 방사될 수 있음	5~60분
불안과 공황장애 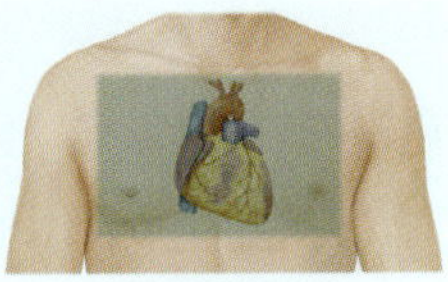	• 무딘 통증에서 날카로운 듯이 묘사되는 통증, 답답함 • 발한, 심계항진, 숨참, 손이나 입의 저린감, 비현실적인 느낌, 통제상실의 두려움과 관련됨	10분 안에 최고조
근골격 질환(늑연골염) 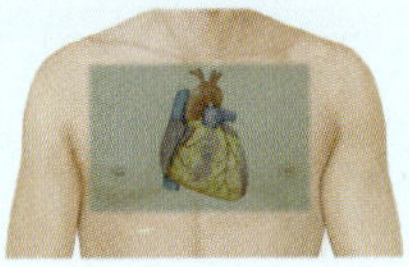	• 흉부 전벽에 국소화된 날카롭거나 찌르는 듯한 통증 • 대부분 일측성임 • 가슴을 따라 명치부위나 등으로 방사될 수 있음	몇 시간에서 며칠

심부전일 때 가장 흔하게 나타나며, 기좌호흡이 있을 때는 심장질환이 악화된 상태라고 판단할 수 있다.

발작성 야간성 호흡곤란(Paroxysmal nocturnal dyspnea)은 자다가 질식할 것과 같은 느낌과 호흡곤란으로 잠에서 깨어나는 호흡양상이다. 밤에 발작적으로 호흡곤란이 일어나는 것은 누웠을 때 체액의 재분배가 일어나기 때문인데, 낮 동안에 신체 하부에 있던 체액이 잠자는 동안 순환혈류에 흡수되어 총혈량이 늘어나면서 심장 부담이 증가하고 결국 폐울혈을 야기한다. 이때 다리를 침상 아래로 늘어뜨리고 똑바로 앉거나 방 주위를 걸어 다니면 20분 이내에 완화된다.

③ 심계항진(Palpitation)

심계항진은 기질적 심장질환 뿐만 아니라 신경성 심장질환에서 흔히 나타나는 증상으로 자신의 심장이 뛰는 것을 느끼는 것이다. 대부분이 갑자기 나타났다가 갑자기 없어진다. 심계항진은 심실조기수축이나 발작성 심방성 빈맥과 같은 부정맥, 빈혈, 갑상선 기능항진증, 감염, 과도한 운동, 과식, 음주, 흡연, 카페인 섭취, 정서적 불안정 등으로 나타난다. 심전도를 분석하여 원인을 확인할 수 있다.

④ 실신(Syncope)

실신은 뇌혈액순환의 급작스런 감소로 일시적인 의식상실과 근육에 힘이 없어 쓰러지는 것이다. 급격한 심장의 전도 장애, 심실성 부정맥, 판막질환과 같은 심장질환으로 심박출량이 충분하지 못하거나 순환기 혈류역학의 변화가 있을 때 나타난다. 턱선 아래 경동맥동에 압력을 가하면 미주신경이 자극을 받아 혈압과 심박동수가 감소하여 실신이 발생하기도 한다.

⑤ 피로감(Fatigue)

심장질환이 있는 경우에는 약간의 활동이나 운동 후에도 쉽게 피곤을 느낀다. 이는 심장이 조직에 필요한 충분한 혈액을 박출하지 못해서 나타난다.

(2) 과거력 및 가족력

다양한 질환이 심혈관계에 직·간접적 영향을 미친다. 따라서 환자에게 당뇨병, 신장질환, 빈혈, 고혈압, 뇌졸중, 류마티스열, 연쇄상구균 감염, 선천성 심장질환, 폐질환, 정맥류 등이 있었는지 확인한다. 특히 류마티스열의 원인인 연쇄상구균 감염은 심장 판막질환을 일으킬 수 있으므로 확인해야 한다. 가족 중 심장질환이나 고혈압이 있는 환자가 있는지 확인한다. 관상동맥질환과 본태성 고혈압, 제2형 당뇨병, 고지혈증은 다유전자성 질환이며 가족력이 질환의 발생이나 예후에 영향을 미칠 수 있다.

(3) 복용약물

일부 약물들은 심혈관계에 부정적인 영향을 끼칠 수 있으므로 환자가 복용하고 있는 약물의 종류와 복용 양 및 빈도를 확인한다. 이때 비타민이나 한약재뿐만 아니라 건강보조식품도 포함하여 조사한다.

약물에 따른 심혈관계에 영향은 〈표 6-3〉과 같다.

표 6-3 심혈관계에 영향을 주는 약물

약물	심혈관계의 영향
항히스타민제, 충혈완화제, 진해제	심계항진, 일시적 고혈압
항우울제	부정맥
경구용 피임약, 에스트로겐 대체제	혈전 생성 증가
Doxorubicin	심근병변
Lithium	부정맥
스테로이드	나트륨, 수분 정체
Theophylline	빈맥, 부정맥

(4) 위험요인

심혈관 질환은 알려진 위험요인과 관계가 있으며 특히 흡연, 혈중 콜레스테롤 수치, 고혈압과 같은 주요 위험인자에 대해서는 사망률과 높은 상관관계를 보인다.

① 흡연

흡연은 심장질환, 특히 관상동맥질환과 말초혈관 질환의 주요 위험요인이다. 담배의 니코틴(nicotine)은 말초혈관을 수축시켜 말초 저항을 증가시키고 이로 인해 좌심실의 부담이 증가한다. 흡연한 기간과 흡연량을 확인한다. 또한 직접흡연뿐 아니라 간접흡연 역시 심혈관 질환의 발병률에 영향을 미친다.

② 식이

환자의 평소 섭취하는 음식의 식이력을 사정한다. 심혈관 질환에서 식이 습관의 변화는 중요하다. 총칼로리 섭취량의 증가, 채소 섭취의 감소, 단당류 섭취의 증가, 포화지방산과 트랜스지방 섭취 증가는 위험하다. 또한 음식에 포함된 나트륨, 콜레스테롤, 섬유소, 지방 등의 양을 확인하고 환자의 식이에 대한 지식수준 및 식이 개선의지 등을 파악한다.

③ 신체활동 부족

사무실 업무나 앉아서 일하는 직종은 심혈관 질환의 주요 위험요인이다. 규칙적이고 적절한 신체활동은 혈청 내 고밀도지질단백(HDL)을 증가시키고 콜레스테롤은 비활동성으로 전환되어 죽상경화증의 발생을 감소시킬 수 있다. 특히 유산소 운동이 효과적이며, 환자가 평소에 하고 있는 운동의 종류, 기간, 빈도 등에 대해서 확인한다.

④ 비만

비만은 대부분의 고혈압, 당뇨, 지질이상혈증을 포함하는 심혈관 질환 위험인자들과 연관이 있다. 특히 복부 비만은 대사증후군을 유발할 위험이 크다.

⑤ 당뇨

체질량지수(BMI)의 증가와 신체활동의 감소로 제2형 당뇨가 전 세계적으로 증가하고 있는 추세이다. 당뇨가 있는 환자는 고혈압이나 동맥경화증의 이환율이 높으며 합병증 발병도 증가한다.

2) 객관적 자료

신체사정은 건강력을 통해 얻은 정보를 확인하고 환자의 최근 상태를 파악하여 심도 깊은 사정을 하고 환자의 치료에 대한 반응을 평가하기 위해 시행한다.

(1) 전반적인 외모

전반적인 외모로 흉곽의 비정상, 환자의 체격, 피부색 등을 확인할 수 있다.

흉곽 기형은 심장의 위치와 기능에 영향을 미칠 수 있다. 환자의 체격을 파악하고 키와 체중을 확인하여 비만도를 사정한다. 피부색과 피부 온도, 피부결은 순환의 중요 지표이다. 창백(pale)은 혈관이 수축하고 피부 혈류량이 감소할 때 나타난다. 차갑고 축축한 피부는 심인성 쇼크이거나 급성 관상동맥증후군일 때 교감신경계가 자극되어 나타난다. 청색증(cyanosis)은 피부가 창백해져서 푸르게 보이는 것으로 산소포화도가 감소할 때 나타난다. 피부 온도는 검진자의 손가락이나 손바닥으로 환자의 양쪽 팔, 다리 등을 대칭적으로 만져서 확인한다. 혈류가 저하되는 경우 피부가 창백하고 차가워진다.

(2) 심혈관계 신체사정

① 혈압

혈압은 심혈관계 건강지표로 심실 수축기와 이완기 동맥벽에 가해진 압력으로 심박출량,

혈액량, 혈류의 속도, 혈액의 점성, 동맥의 탄력성 등에 영향을 받는다.

혈압을 정확하게 측정하기 위해서는 환자가 신체적, 정서적으로 안정 상태여야 한다. 혈압을 기록할 때는 측정 시의 환자 자세를 함께 기록한다. 앙와위로 혈압을 측정할 때는 앉거나 서서 잴 때에 비해 수축기 혈압이 10～15mmHg, 이완기 혈압이 10mmHg 정도 높게 측정되고 맥박은 10～20% 감소한다.

② 맥박

맥박 검진 시 박동 수, 리듬, 질, 맥박파의 형태 등을 확인한다. 맥박 촉진 부위로는 경동맥, 상완동맥, 요골동맥, 척골동맥, 대퇴동맥, 슬와동맥, 후경골동맥, 족배동맥 등이 있다. 순환장애가 있을 경우에는 양쪽을 동시에 촉진하여 대칭성을 확인한다.

③ 시진과 촉진

심장 검진을 할 때는 대상자의 침상머리를 30° 정도 올려주고 반듯하게 눕도록 한다. 검진자는 환자의 오른쪽에 서야 한다. 심장은 흉벽의 시진, 촉진, 타진, 청진으로 간접적으로 검진한다. 전면 흉부를 주의깊게 관찰하면 성인의 약 50%에서 심첨부의 박동의 위치를 확인할 수 있다.

④ 청진

청진기를 이용하여 Z자 형태, 즉 심저부에서 가로질러 아래로 간 뒤에 심첨부위로 간다. 검진자는 정상 심음과 비정상 심음을 구별할 수 있어야만 한다. 정상 심음의 기전 및 청진음은 〈그림 6-1〉과 같다.

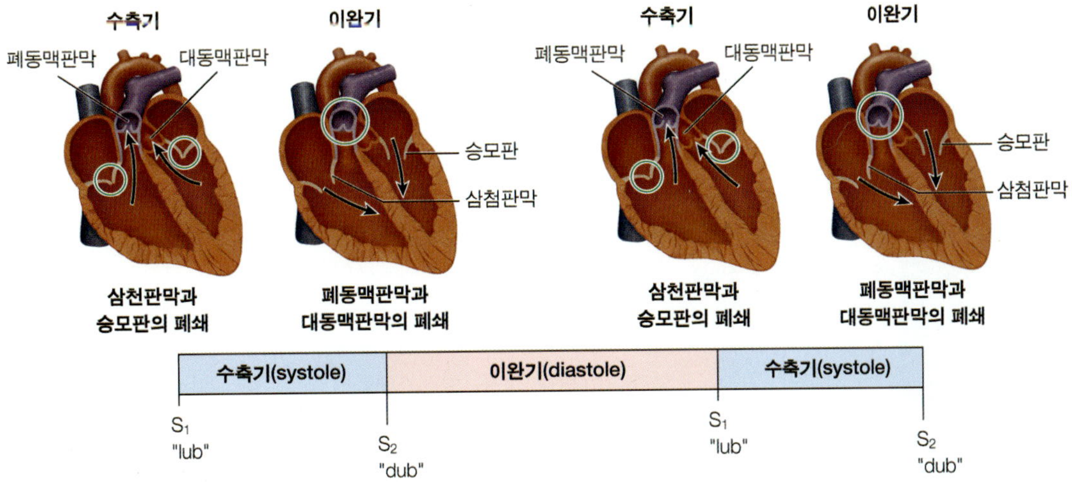

제1심음(S_1)은 승모판과 삼첨판이 닫힐 때 발생(lub; 뚝). 제2심음(S_2)은 대동맥과 폐동맥 판막이 닫힐 때 발생(dub; 딱). 화살표는 혈류의 방향을 의미함

그림 6-1 정상 심음

2 심혈관계 응급환자 관리

1) 관상동맥질환과 응급환자 관리

관상동맥질환(coronary artery disease, CAD)은 성인의 심혈관질환 중 흔히 나타나는 질환으로 심장에 혈액을 공급하는 관상동맥이 죽상경화증 등의 혈관 장애로 인해 좁아져 심근이 필요로 하는 충분한 양의 산소를 공급받지 못해 발생하는 허혈성 심장질환(ischemic heart disease, IHD)이다. 관상동맥질환은 허혈성 심장질환, 심혈관성 심장질환(cardiovascular heart disease, CVHD), 관상동맥 심장질환(coronary heart disease, CHD)이라고도 한다.

표 6-4 관상동맥질환의 위험요인 관리를 위한 환자와 가족의 교육지침

위험요인	교육지침
흡연	• 금연 권장(금연교실의 도움을 받는다) • 흡연을 다른 활동으로 대체한다. • 비흡연자는 흡연을 시작하지 않는다.
지질 이상	• 동물성 지방 섭취량 감소 • 총열량 섭취량 조절 • 규칙적인 운동 • 복합탄수화물과 식물성 단백질 섭취 증가 • 정기적으로 LDL과 콜레스테롤 수치를 확인한다.
고혈압	• 정기적으로 혈압을 측정한다. • 혈압약을 처방받았다면 규칙적으로 복용한다. • 금연, 염분섭취 감소, 체중 감소, 규칙적인 운동을 권장한다.
당뇨병	• 규칙적으로 혈당을 측정한다. • 체중감소와 식이를 조절한다.
운동 부족	• 중년 이상 또는 건강에 문제가 있는 사람인 경우는 자신에 맞는 운동을 처방 받는다. • 일주일에 3~5회 정도 시행한다. • 평소의 활동량을 늘린다.
비만	• 과격한 체중조절은 금한다. • 적정 체중 수준을 유지한다. • 과식을 금한다. • 권장식이 준수 : 포화 지방, 단순 당류, 콜레스테롤이 많은 음식은 피한다.
스트레스	• 건강에 위협이 되는 행위를 인식한다. • 스트레스 유발행위를 인지하고 현실적인 목표를 설정한다. • 건강욕구의 우선순위를 재사정한다. • 스트레스 대응 전략을 익힌다. • 적절한 휴식과 수면을 취하도록 한다.

심장질환 중에서 허혈성 심장질환으로 인한 사망률은 인구 10만 명 당 28.7명으로 가장 높은 비중을 차지한다(통계청, 2016).

관상동맥질환의 주원인은 관상동맥의 죽상경화증이다. 그러므로 죽상경화증을 일으키는 위험요인을 관리하는 것이 중요하다. 위험요인은 크게 연령과 성, 가족력과 유전적 소인 등의 조절 불가능한 요인과 흡연, 지질 이상, 고혈압, 당뇨병, 운동 부족, 비만과 스트레스 같은 조절 가능한 요인으로 구분할 수 있으며, 위험요인은 독립적으로 작용하기 보다는 여러 가지 요인이 함께 작용한다.

관상동맥질환의 위험요인을 관리하기 위한 교육지침은 〈표 6-4〉와 같다.

관상동맥질환은 안정형 협심증과 급성 관상동맥 증후군으로 구분하고, 급성 관상동맥 증후군은 불안정형 협심증과 심근경색증으로 분류한다.

(1) 협심증

협심증(angina pectoris)은 가역적인 심근세포의 손상으로 산소 요구량과 관상동맥의 산소 공급량 사이의 불균형에 의해 발생한다. 보통 죽상경화증으로 인한 관상동맥이 협착되고 이에 심근에 충분한 혈액 공급이 이루어지지 않아 허혈상태가 되어 통증이 발생한다.

표 6-5 협심증의 촉진요인

신체적 운동	• 심박동수 증가, 심장의 이완기 시간 감소로 관상동맥 혈류 저하, 심근 산소 요구량 증가 • 팔의 등척성 운동은 운동성 협심증 유발
극한 기온	• 심장의 작업 부하 증가 • 냉 자극 시 혈관의 갑작스런 수축 반응 • 온 자극 시 피부 혈관 이완으로 혈액이 저류되어 심장 혈류 감소
격한 감정	• 교감신경계 자극으로 심박동수·심박출량 증가
과식	• 심장의 작업 부하 증가 • 소화기관으로 혈액이 몰려 관상 동맥 내 혈류 감소
흡연	• 니코틴은 카테콜라민 방출을 자극하여 혈관 수축과 심박동수를 증가시킨다. • 체내 일산화탄소는 산소의 공급을 방해한다.
성생활	• 심장의 작업 부하와 교감신경 자극 증가
일주기 리듬	• 이른 아침에 관상동맥질환의 증상이 자주 나타난다.
약물(cocaine, amphetamine)	• 심박동수를 증가하여 심근의 산소 요구량을 증가시킨다.

① 증상

전형적인 협심증의 증상으로는 50세 이상의 남성 또는 60세 이상의 여성에서 묵직하거나(heaviness), 짓누르거나(pressure), 쥐어짜는 듯한(squeezing), 조이는 듯한(choking) 느낌의 통증이 나타난다. 협심증이 있는 환자들에게 통증이 있는 부위를 짚어보라고 하면 전형적으로 흉골 위를 누르는데, 가끔 주먹을 쥔 채로, 쥐어짜는 듯한 양상의 흉골하 불편감을 호소하기도 한다(Levin's sign). 이러한 증상은 심해지다가 약해지는 양상으로 2~5분가량 지속된다. 흉통은 왼쪽 어깨와 양 팔 특히 전완부 내측과 손으로 방사된다. 또한 등, 목, 턱, 치아 및 상복부에서도 통증이 있다고 호소한다.

전형적으로 협심증은 육체적 활동(운동, 서두름, 성관계 등)이나 감정(스트레스, 분노, 공포, 좌절 등)에 의해 나타나며 휴식으로 회복된다. 불안정형 협심증에서는 쉬고 있는 상태에서도 나타난다. 또한 밤에 누워있는 상태에서 흉통이 발생하기도 한다. 이때 환자는 흉부 불쾌감이나 호흡곤란으로 잠에서 깨어난다.

운동에 의해 유발되는 협심증은 전형적으로 1~5분 정도의 휴식으로 완화되며, 나이트로글리세린의 설하투여로 빠르게 감소한다. 통증은 계절적으로 나타날 수 있으며, 보통 겨울에 흔하다.

② 응급환자 관리

협심증 응급환자의 관리의 주요 내용은 다음과 같다.

- 안정적인 환경을 조성해주고 가능하면 반좌위의 자세를 취해준다.
- 모포나 재킷 등을 등 뒤에 대어주고 무릎 아래를 따뜻하게 해준다.
- 환자의 의복의 끈이나 단추를 풀러 몸을 조이지 않게 한다.
- 휴대하고 있는 진통제가 있으면 투여한다.
- 증상이 지속되면 병원으로 후송한다.

(2) 급성 심근경색

심근경색증은 좁아져 있던 관상동맥이 혈전에 의해서 완전히 막힘으로써 심장 근육이 괴사한 상태를 말한다. 심근경색증을 일으키는 환자의 50%에서는 과거에 협심증을 앓았던 경우이며, 나머지 50%는 아무런 병력 없이 갑작스럽게 심근경색증이 발생한다. 이러한 급성 심근경색(acute myocardial infarction)은 주요 사망원인의 하나이다.

① 증상

약 절반 정도의 환자에서 심근경색이 나타나기 전에 격렬한 운동, 감정적 스트레스, 질환 등의 유발인자가 있다. 하루 중 어느 때나 나타날 수 있지만 아침에 일어난 후 수 시간 이내에 집중적으로 나타난다. 심근경색의 증상으로 다음과 같은 것들이 있다.

- 흉통
- 호흡곤란
- 오심과 구토
- 발열과 백혈구 증가

② 응급환자 관리

심근경색 응급환자의 관리의 주요 내용은 다음과 같다.

- 저산소증 시 산소를 공급한다.
- 심전도를 관찰한다.
- 활력징후를 측정한다.
- 5% D/W 수액을 정맥주입하고, 의사의 처방에 따라 lidocaine를 투여한다.
- 진통제를 투여한다.
- 의사의 처방에 따라 atropine을 투여한다.
- 병원으로 후송한다.

2) 심부전과 응급환자 관리

심부전(heart failure)은 심장이 충분한 혈액을 박출하지 못해 조직의 대사 요구를 충족시키지 못하는 것이다. 심부전으로 인해 정맥계 울혈과 폐울혈이 주로 나타나기 때문에 울혈성 심부전(congestive heart failure, CHF)이라고도 한다.

심부전은 좌심실 구조나 기능을 변화시키는 것은 어떠한 조건이나 질환에서도 발생할 수 있다. 대부분이 관상동맥질환이 주요한 원인이며, 특히 관상동맥질환과 고혈압은 당뇨병과 상호작용하여 심부전의 위험을 증가시킨다. 심근경색은 심근의 국소적 괴사, 수축력 상실을 초래하며, 경색의 범위는 심부전의 중증도와 관련이 깊다. 또한 부정맥은 심부전의 원인이자 결과일 수 있다. 변화된 전기 자극은 심근 수축을 방해하고, 심근의 효율성을 감소시킨다.

(1) 좌심부전

좌심부전은 우심부전보다 흔히 발생한다. 좌심부전은 좌심실의 펌프기능장애로 인해 동맥혈을 전신으로 충분히 박출하지 못하면서 나타난다. 이로 인해 좌심방압 상승, 폐정맥압 상승으로 폐울혈이 발생한다. 좌심부전은 고혈압, 허혈성 심장질환, 류마티스 심장질환, 승모판막 및 대동맥판막 질환, 심근증, 심근염, 선천성 심장질환 등으로 발생하며, 고혈합과 허혈설 심

표 6-6 심부전의 원인

박출계수가 저하된 심부전 (<40%)	박출계수가 보존된 심부전 (>40~50%)	폐성 심장질환	고박출(high output) 상태
관상동맥 질환 • 심근경색* • 심근 허혈* **만성압력과부하** • 고혈압* • 폐쇄성 판막질환* **만성용적과부하** • 역류성 판막질환 • 심장 단락 **비허혈성 확장성 심근 병증** • 가족력/유전적 장애 • 독소/약물 유도 손상* • 대사성 장애* • 바이러스성 **심박수와 심율동 장애** • 만성 서맥성/빈맥성 부정맥	**병적 심실 비후증** • 원발성 비후성 심근증 • 고혈압으로 인한 이차성 **제한성 심근 병변** • 침윤성 장애(아밀로이드증, 사르코이드증) • 저장성 질환(혈색소침착증) **섬유화증** **심내막심근 장애** **노화**	폐심장 질환 폐혈관 질환	**대사성 장애** • 갑상선 중독증 • 영양장애(각기병) **과다한 혈류 요구** • 전신성 동정맥 단락 • 만성 빈혈

* 박출계수가 보존된 심부전도 유발할 수 있는 질환

장질환이 가장 흔한 원인이다. 좌심부전인 경우 폐정맥으로부터 동맥혈을 맞아들이기 어려워 폐울혈이 나타난다. 폐정맥압이 25mmHg 이상 상승되면 급성 폐수종이 일어나 폐의 순응도가 낮아지고 호흡곤란이 심해진다.

① 증상

좌심부전은 심박출량 감소와 관련된 증상과 좌심방압과 폐정맥압, 폐울혈로 인한 증상이 주로 나타난다. 좌심부전의 주요 증상은 다음과 같다.

- 호흡곤란 : 기좌 호흡, 발작성 야간성 호흡곤란, Cheyne-Stockes 호흡
- 기침과 혈담
- 부종 및 체중 증가
- 맥박 이상

② 응급환자 관리

좌심부전 응급환자의 관리의 주요 내용은 다음과 같다.

- 저산소증 시 산소를 공급한다.

- 다리를 심장 높이보다 낮게 해주고 좌위를 취해준다.
- 심전도를 관찰한다.
- 의사의 처방에 따라 morphine sulfate, aminophylline, furosemide, nitroglycerine, digoxin 등을 투여한다.
- 병원으로 후송한다.

(2) 우심부전

우심부전은 우심실의 펌프 기능 장애로 폐순환계로 정맥혈을 충분히 박출하지 못하는 상태이며, 전신 정맥계의 울혈이 특징적으로 나타난다. 대부분이 좌심부전에 이어 나타나지만 좌심부전과 무관하게 발생하기도 한다.

① 증상

우심부전은 전신 정맥계의 울혈과 관련된 증상이 주로 나타난다. 심박출량 감소와 관련된 증상과 좌심방압과 폐정맥압, 폐울혈로 인한 증상이 주로 나타난다. 우심부전의 주요 증상은 다음과 같다.

- 간종대 : 간 울혈로 인한 간비대 및 간소엽 조직의 손상과 섬유화
- 소화기계 증상 : 식욕 부진, 오심, 소화장애, 복부 팽만
- 부종

② 응급환자 관리

우심부전 응급환자의 관리의 주요 내용은 다음과 같다.

- 염분이나 수분을 제한한다.
- 위급한 상태이므로 신속히 병원으로 후송한다.

3) 부정맥과 응급환자 관리

부정맥(arrhythmia)은 심장 내 전기적 자극의 형성 장애나 전도 장애로 심장의 리듬이 불규칙하거나 비정상적인 심박동수가 나타나는 것을 말한다.

부정맥의 원인은 대부분 심장질환이나 그 외의 병적 상태에서 발생하지만 특별한 원인이 없이도 나타난다. 심부정맥의 가장 흔한 원인 중 하나는 심근 세포의 손상과 심근의 국소 빈혈이다. 전해질 불균형, 음주, 흡연, 카페인 등도 부정맥을 초래할 수 있다.

정상 동성리듬(normal sinus rhythm)은 동방결절에서 시작한 정상 자극 전도 패턴을 따르는 리듬을 말한다. 정상 동성리듬은 다음과 같은 특성이 있다.

표 6-7 부정맥의 원인

심장질환	기타 요인
• 선천성·후천성 심질환 • 비정상적인 전도 경로 • 심근비대, 심근세포 손상 • 폐질환 : 폐색전, COPD	• 산·염기 불균형, 전해질 불균형 • 알코올, 커피, 차, 담배 • 결체조직 질환 • 약물효과 • 저산소증, 쇼크 • 대사성 질환 • 정서적 불안정

- 심실 및 심방 박동수 : 성인의 경우 60~100회/분
- 심실 및 심방 리듬 : 규칙적
- P파 : 정상이고 일정한 모양, 항상 QRS군 앞에 있음
- PR 간격 : 0.12~0.20초 사이로 일정함
- QRS군 모양과 시간 : 일반적으로 정상이지만 규칙적으로 비정상일 수 있음
- P파 QRS군 비율 : 1:1임

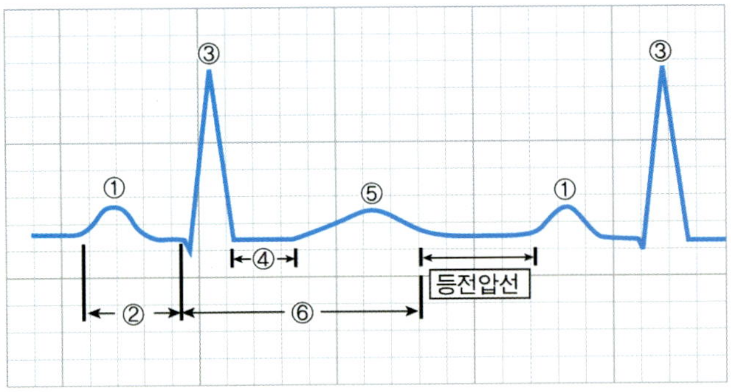

① P파(정상 0.06~0.12초). ② PR 간격(정상 0.12~0.20초). ③ QRS군(정상 0.06~0.12초). ④ ST 분절(정상 0.12초). ⑤ T파(정상 0.16초). ⑥ QT 간격(정상 0.34~0.43초). 등전압선(평평한 선)은 심장세포에 전기적 활동이 없음을 의미한다.

그림 6-2 정상 동성리듬에서 보이는 심전도

(1) 동성 서맥

동성 서맥(sinus bradycardia)은 동방결절에서 흥분 발생 빈도가 감소하여 맥박이 40~60회/분으로 떨어지는 경우를 말한다.

① 증상

- 심방동수 : 60회/분 미만
- 박동수를 제외하고 정상 동성리듬과 같음
- 운동 능력의 감소
- 피로
- 기억력 저하

② 응급환자 관리

동성 서맥 응급환자의 관리의 주요 내용은 다음과 같다.

- 심박출량 감소 증상이 나타나지 않는다면 치료가 불필요하다.
- 미주신경 자극을 피하도록 한다.
- 심박동수가 너무 느려 호흡곤란, 의식수준의 변화, 저혈압, 기외수축 등이 나타난다면 산소를 공급한다.
- 처방에 따라 atropine을 투여한다(1회 투여량 0.5mg, 최대 3mg까지 투여).

(2) 동성 빈맥

동성 빈맥(sinus tachycardia)은 심박수가 규칙적으로 100회/분 이상인 경우로, 교감신경계의 활성화로 인해 동방결정에 빠른 자극이 형성되기 때문이다.

① 증상

- 심방동수 : 100~180회/분
- 심장 리듬은 규칙적
- 어지러움
- 호흡곤란
- 실신
- 저혈압

② 응급환자 관리

동성 빈맥 응급환자의 관리의 주요 내용은 다음과 같다.

- 심박동수를 낮추기 위해 β-blocker, calcium channel blocker를 투여한다.
- 체위성 기립성 빈맥증후군(postural orthostatic tachycardia syndrome, POTS)일 때는 수분과 염분 섭취를 증가시킨다.
- 사지의 울혈을 예방하기 위해 압박스타킹을 사용할 수도 있다.

(3) 심방 조동

심방 조동(atrial flutter, AFL)은 심방의 전도 결손으로 인해 분당 250~350회/분의 규칙적인 심방 박동수가 나타나는 것이다. 심방 흥분파가 방실결절에 전달되는 것보다 빠르기 때문에 심방 자극이 모두 심실 내로 전달되지 않는다. 심방 조동은 심방 내 회기(reentry)에 의한 것으로 규칙적인 심방리듬을 보인다.

① 증상

- 흉통
- 호흡곤란
- 저혈압

② 응급환자 관리

심방 조동 응급환자의 관리의 주요 내용은 다음과 같다.

- 미주신경자극법이나 adenosine을 투여하여 교감신경절을 차단하거나 방실 결정의 전도 지연을 유발한다.
- diltiazem, digoxin, 교감신경차단제(β-blocker)를 투여한다.
- 심방세동의 위험이 있는 경우에는 verapamil, propranonol 등을 투여한다.

4) 고혈압과 응급환자 관리

고혈압은 고혈압의 예방, 진단, 평가 및 치료에 관한 JNC(Joint National Committee) 7차 보고에 따라 정의한다. JNC-VII에 의하면 120/80mmHg 미만을 정상혈압으로 140/90mmHg 미만을 고혈압 전단계로 구분하여 혈압이 120/80mmHg 이상 상승할 경우 고혈압이 될 가능성이 크다는 것을 강조하며 운동과 식이요법 등과 같은 생활양식을 변화시키고 혈압을 관리하도록 권고하고 있다.

표 6-8 고혈압의 단계

범주	수축기(mmHg)	이완기(mmHg)	
적정(정상)	<120	그리고	<80
고혈압 전단계	120~139	또는	80~89
고혈압			
1단계	140~159	또는	90~99
2단계	160~179	또는	100~109

고혈압은 대부분 원인이 알려지지 않은 본태성 고혈압이 90~95%이며, 나머지 5~10%는 속발성 고혈압으로 특정 원인에 의해 혈압이 상승한다. 본태성 고혈압은 원인이 정확히 알려져 있지 않으며 여러 가지 요인들이 복합적으로 작용하여 심박출량이 증가하거나 말초저항이 증가하여 발생한다. 본태성 고혈압의 조절 불가능한 요인으로는 나이, 성, 가족력, 인종 등이 있으며, 조절 가능한 요인으로는 비만, 고염분 식이, 스트레스, 흡연, 고지혈증 등이 있다. 이차성 고혈압은 분명하고 교정할 수 있는 구체적인 원인에 의해 혈압이 상승하는 것이다. 이차성 고혈압을 의심할 수 있을 때는 35세 이전 또는 55세 이후에 발생하거나 중증의 고혈압이 장기간 발생한 경우, 장기 손상이 있을 때이다. 이차성 고혈압의 원인으로는 신혈관 및 신장 질환, 부신 질환, 대동맥 협착증, 두부 손상 또는 뇌종양, 자간증 등이다.

고혈압의 관리는 고혈압 전 단계부터 시행하며 생활습관 교정으로 고혈압을 예방하도록 한다. 만일 고혈압으로 진단된 경우에는 생활습관을 개선하고 약물치료를 병행하는 것이 중요하다. 생활습관 개선으로는 체중 조절, 염분 제한, 절주, 신체활동, 금연, 스트레스 관리 등이 있다. 약물요법으로는 이뇨제, 레닌-안지오텐신 전환효소 억제제, 알도스테론 길항제, 베타 차단제, 칼슘 통로 차단제 등을 사용할 수 있다.

고혈압성 위기(hypertensive emergency)는 응급으로 혈압을 낮추어야 하는 상태로 다음과 같이 구분할 수 있다.

- **고혈압성 응급상태(hypertensive crisis)**

  환자의 혈압이 180/120mmHg 이상으로 상승하는 것으로 즉시 혈압 하강이 필요하다. 고혈압성 응급상태에서는 고혈압 뇌증, 뇌내 출혈, 지주막하 출혈, 좌심부전, 폐수종, 심근경색증, 신부전, 박리성 대동맥류, 망막 병변 등이 나타난다.

- **고혈압성 긴급상태(hypertensive urgency)**

  혈압이 수일 또는 수주에 걸쳐 상승되는 것으로 주요 장기의 손상은 적은 편이다. 합병증이 없는 가속성 또는 악성 고혈압, 관상동맥질환이 동반된 고혈압, 수술 후의 고혈압 등이 있다. 가속성 고혈압이란 급속한 혈압상승으로 안저 검사 상 유두 부종은 없으나 출혈, 삼출 등 혈관 손상이 있다.

- **악성 고혈압**

  악성 고혈압은 기존에 고혈압 환자 또는 이전에 정상 혈압이었던 환자에게 갑자기 고혈압이 발생한 경우 혈압 상승과 관련되어 발생하는 증후군이다. 이완기 혈압이 130mmHg 이상인 심한 고혈압과 안저 검사 상 유두 부종, 망막 출혈 등의 증상이 나타나는 내과적 응급 질환이다.

표 6-9 고혈압의 응급 상황에 사용되는 약물

약제(비경구용)		용 량	작용시작/작용시간	주의사항
혈관 확장제	Nitroprusside	• 0.25～10μg/kg/min, 점적	• 즉각적/2～3분	• 장시간 사용시 티오시안산염(thiocyanate) 독성
	Nitroglycerin	• 5～100μg/min, 점적	• 2～5분/5～10분	• 두통, 빈맥, 내성
	Nicardipine	• 5～15mg/hr, 점적	• 1～5분/15～30분	• 장기간 사용시 지속적인 저혈압
	Fenoldopam	• 0.1～0.3μg/kg/min, 점적	• 1～5분/20～30분	• 두통, 빈맥, 안압상승
	Hydralazine	• 5～10mg 정주 또는 10～40mg 근주(4～6시간 간격)	• 10분/>1시간(정주) • 20분/4～6시간(근주)	• 예측불가능한 과도한 혈압 저하, 빈맥, 협심증 악화
	Enalaprilat	• 0.625～1.25mg, 정주(6시간 간격)	• 15～60분/12～24시간	• 예측불가능한 과도한 혈압 저하; 양측성 신혈관 협착 환자에서 급성 신부전
교감 신경 차단제	Labetalol	• 20～80mg/천천히 정주(10분 간격) 또는 0.5～2mg/min 점적	• 5～10분/2～6시간	• 기관지 수축, 방실차단, 기립성 저혈압
	Esmolol	• 500μg/kg 3분간 정주 후 25～100mg/kg/min 점적	• 1～5분/15～30분	• 심근허혈의 악화, 기관지 수축, 방실차단
	Phentolamine	• 5～10mg 정주(5～15분 간격)	• 1～2분/10～30분	• 심부전 • 빈맥, 기립성 저혈압

① 증상

- 고혈압성 뇌병증 : 두통, 오심, 구토, 발작, 혼동, 혼수 등
- 좌심부전과 허혈성 심근 질환
- 신장손상으로 인한 단백뇨, 혈뇨
- 질소혈증(azotemia)으로 인한 핍뇨
- 용혈성 빈혈과 파종성혈관내응고증(DIC)

② 응급환자 관리

고혈압성 응급상태는 혈압이 얼마나 상승했느냐보다는 표적 장기가 어느 정도 손상이 있는지가 더 중요하다. 따라서 초기 치료의 목표는 내과적 합병증을 조절하고 혈압을 조절하는 것이다.

- 한 시간 내로 평균 혈압을 최대 25%까지 하강시킨다.
- 6시간 이내 혈압을 160/100mmHg까지 감소시킨 후 점진적으로 혈압을 안정시킨다.
- 이완기 혈압을 1/3 정도만 감소시키되 95mmHg 미만으로 떨어뜨리지는 않는다.
- 약물을 정맥으로 투여하고 지속적으로 모니터링 한다.

5) 대동맥질환과 응급환자 관리

대동맥은 가장 큰 혈관으로 산화된 혈액을 신체 주요 장기로 전달하는 통로이다. 대동맥은 도관 기능 외에 점성과 탄성이 있어 충격 완화 기능도 한다. 대동맥은 수축기에는 심장 박출량을 저장할 수 있도록 확장되며 이완기에도 대동맥의 탄성 작용으로 말초 조직으로 혈류가 지속적으로 유지되도록 한다. 대동맥은 박동성 압력이 높고 전단력(shearing stress)이 강하므로 손상에 민감하고 기계적 외상으로 인한 질병이 생기기 쉽다.

(1) 대동맥 박리

대동맥 박리(aortic dissection)는 대동맥의 내막이 원주상 또는 드물게 횡으로 찢어지고 혈류에 의해 내막과 중막이 박리되어 가성 내강(false lumen)을 형성하는 것을 말한다. 박리는 대개 하행 대동맥을 따라 아래쪽으로 진행하지만 드물게는 역행성으로도 발생한다. 대동맥 박리는 상행 대동맥의 오른쪽 측면이나 하행 대동맥에서 흔히 발생한다. 특히 상행 대동맥 박리의 경우는 사망률이 높다.

대동맥 박리에 선행하는 인자로 환자의 70%에서 고혈압이 있으며 낭포성 중막괴사가 있다. 그 외에 대동맥 협착증, 염증성 대동맥염, 임신 3기에서 대동맥 박리의 위험이 증가한다.

① 증상

- 갑작스럽게 '찢어지는', '날카로운', '찌르는 듯한' 통증
- 실신, 호흡곤란, 쇠약감
- 발한과 서맥
- 경동맥을 침범했을 경우 편마비
- 척수동맥을 침범했을 경우 하반신 마비
- 장 허혈, 혈뇨
- 맥압의 소실, 고혈압 및 저혈압
- 대동맥궁에 박리가 있는 경우 의식 수준의 변화, 어지럼증
- 협심증, 심근경색, 이완기 심장 잡음

② 응급환자 관리

대동맥 박리 응급환자의 관리의 주요 내용은 다음과 같다.

- 합병증이 없는 경우, 맥박과 혈압을 동시에 낮춘다.
- 정맥으로 베타 차단제와 질산염을 투여한다.
- 혈관확장제(diazoxide, hydralazine)는 제한한다.

(2) 복부 대동맥류

대동맥류(aneurysm)는 동맥의 한 부분이 병적으로 확장된 것을 말한다. 복부 대동맥류는 여성보다 남성에서 흔하며 발병률도 증가한다. 90% 이상의 복부 대동맥류가 죽상경화증과 관련이 있으며 신동맥 아래에서 대부분 발생한다. 대동맥류의 크기와 동반된 관상동맥질환 및 뇌혈관 질환의 심각도에 따라 예후가 달라진다. 5cm 이상의 대동맥류는 파열될 확률이 20~40% 정도이다. 동맥류 내의 혈전이 생성되면 말초 동맥 색전증 위험성이 증가한다.

① 증상

- 대부분 증상이 없음
- 진찰 도중 박동성의 통증이 없는 덩어리로 촉진됨
- X-선 촬영 또는 초음파 검사에서 우연히 발견됨
- 대동맥류가 확장되는 경우 극심한 통증

② 응급환자 관리

복부 대동맥류 응급환자의 관리의 주요 내용은 다음과 같다.

- 크기와 상관없이 급속히 커지거나 증상이 있는 경우에는 수술을 시행한다.
- 크기가 작을 경우에는 6개월마다 한 번씩 초음파를 시행하고 동맥류의 크기가 5.5cm 이상인 경우에는 수술을 한다.

협심증

김○○(F/65) 씨는 3년 전 건강검진에서 고혈압과 골다공증 진단을 받고 인근 내과의원에서 약을 복용중이었음. 1주일 전 오전 7시경 산책을 하던 중 갑작스러운 가슴 통증이 나타났으나 곧 회복되었음. 이후 주로 오전 산책 시에 가슴 통증이 경미하게 나타났으나 크게 신경 쓰지 않았음. 그러던 중 금일 오전 7시경 산책 도중 가슴이 답답하고 쥐어짜는 증세와 호흡곤란으로 119를 통해 응급실로 내원하였음. 환자는 왼쪽 가슴의 심한 통증을 호소하고 있는 상태임.

- 과거력 : 고혈압(3년 전 진단받고 valsartan 80mg 1T daily 복용중), 골다공증
- 가족력 : 어머니가 심장병으로 돌아가셨다고 함
- 흡연 및 음주 : 흡연 X / 음주 소주 1병/주
- 주 호소 : 가슴 통증(NRS 7점)
- 활력징후 : 160/100－86－20－36.7℃

1. 위의 내용을 토대로 이 환자에게 추가적으로 사정해야 할 내용은 무엇인가?

2. 이 환자에게 적용 가능한 간호진단은 무엇이 있는가?

3. 관상동맥질환의 위험요인과 관리방법은 무엇인가?

간·호·사·례

심근경색(STEMI)

58세 남성 환자로 30분 전 회사에서 업무 중 갑자기 가슴이 답답하고 쥐어짜는 듯한 가슴 통증 지속되어 119구급대에 의해 내원함. 응급실 방문 시 묻는 말에 대답하며 왼쪽 가슴을 부여잡고 괴로워하며 식은땀을 흘리는 모습을 보임.

• 활력징후 : 110/70－58－28－36℃, SPO_2 : 95%

○ 119구급대원 구급활동일지

현장도착 시 환자 의식상태 명료하며 기도상태와 호흡은 양호함. 빠르고 약한 맥박과 차고 축축한 피부를 보임. 환자 고혈압과 당뇨병으로 5년 전 부터 약을 복용하고 있었으며, 30분 전 부터 시작된 가슴 답답함과 쥐어짜는 듯한 통증이 10점 중 7점으로 지속되고 왼쪽어깨로 방사되는 양상을 보임.

○ 심전도

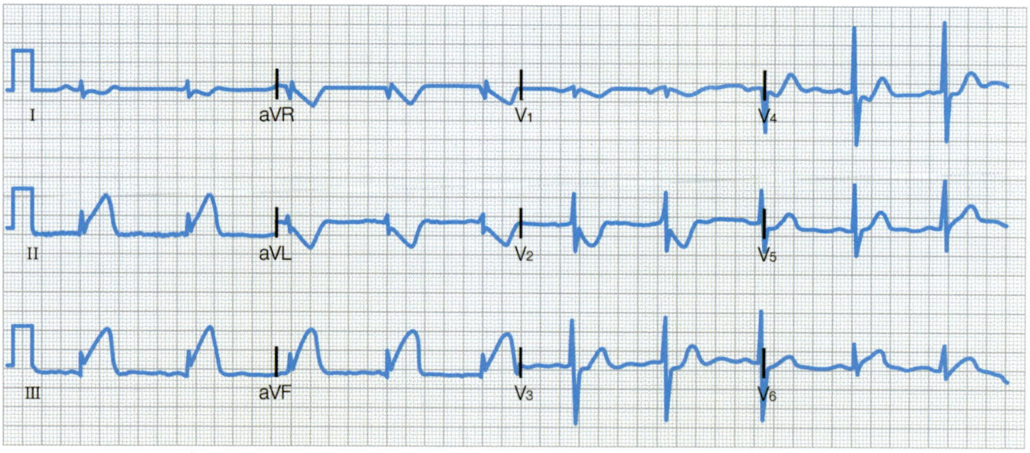

1. 간호사가 위의 환자에게 가장 먼저 사정해야 할 내용은 무엇인가?

2. 위의 현장평가 자료와 1번 사정 내용을 근거로 간호계획을 수립하시오.

3. 위의 환자에게 투여될 수 있는 약물의 약리 작용과 투약 방법에 대해 제시하시오.

4. 위와 같은 환자가 ER에 방문하였을 때 사용할 수 있는 최신 가이드라인을 확인하고, 요약하여 제시하시오.

5. 관상동맥질환(CAD)의 위험요인과 관리지침에 대해 토의하시오.

7

P·A·R·T

호흡기계 응급환자 관리

학습목표

- 호흡기계 응급환자를 주관적 자료와 객관적 자료에 따라 사정한다.
- 폐색전증을 이해하고 응급환자를 관리한다.
- 천식을 이해하고 응급환자를 관리한다.
- 흉부외상을 이해하고 응급환자를 관리한다.
- 비출혈을 이해하고 응급환자를 관리한다.

P·A·R·T 7

호흡기계 응급환자 관리

1 환자 사정

1) 주관적 자료

환자의 신체적·기능적 문제가 일상생활에 미치는 영향을 파악하기 위해 건강력을 사정한다. 심한 호흡곤란을 호소하는 경우 환자는 극도의 불안감을 경험하며 이러한 불안감을 완화시키기 위해 사정이나 신체 검진 시기를 조정한다.

(1) 현 병력

호흡기계 주요 증상과 징후를 확인한다. 환자의 증상은 이상 부위와 정도에 따라 다양하게 나타난다.

표 7-1 미국 호흡기 학회의 호흡곤란 기준(American Thoracic Society Dyspnea Scale)

등급	정도	특징
0	None	**정상으로 호흡곤란이 없을 때_** 평지에서 빨리 걷거나 약간 경사진 언덕을 올라가도 호흡곤란을 느끼지 않는 경우
1	Mild	**경도의 호흡곤란_** 평지에서 빨리 걷거나 약간 경사진 언덕을 올라갈 때 호흡곤란을 느끼는 경우
2	Moderate	**중등도의 호흡곤란_** 같은 연령층에 비해 호흡곤란이 있는 경우로 천천히 걷거나 평지를 자기 속도로 걸을 때도 중간에 쉬어야 하는 경우
3	Severe	**심한 호흡곤란_** 평지에서 91.5m(약 100야드)를 걸은 후 호흡곤란으로 몇 분밖에 걷지 못하고 쉬어야 하는 경우
4	Very severe	**매우 심한 호흡곤란_** 숨이 너무 차서 외출하기 어려움, 옷을 입거나 벗을 때도 숨이 찬 경우

① 호흡곤란(Dyspnea)

호흡곤란은 숨쉬기가 어렵거나 힘들어 숨을 쉰다는 주관적인 느낌으로 많은 호흡기계 질환과 심장질환이 있을 때 나타나는 공통된 증상이다. 호흡곤란이 있을 때는 호흡곤란의 유형, 악화요인, 완화요인을 규명하고 운동이나 활동으로 악화되는지, 자세와 관련 있는지, 그리고 하루 중 어느 시기 또는 어느 계절에 악화되는지 등을 확인한다〈표 7-1〉.

② 기침(Cough)과 객담(Sputum)

기침은 분비물 축적이나 이물질 흡입으로부터 폐를 보호하기 위한 방어기전으로 폐질환이 있는 경우 기침이 발생할 수 있다. 그러나 기침은 진단적 단서가 될 수는 있지만 감별진단에 유용한 것은 아니다. 기침이 있을 때는 기침의 기간, 유형, 유발요인, 악화요인 및 완화요인 등을 확인한다.

기침이 심하거나 오래 지속될 경우 흉벽과 복벽의 통증, 요실금, 탈진 등이 나타날 수 있고 발작적 기침을 할 경우 실신할 수도 있다.

환자가 습성 기침을 한다면 객담의 양, 색깔, 농도, 냄새와 같은 특성을 사정한다. 객담의 색, 냄새의 변화로 감염 유무 등을 알 수 있으며, 다량의 화농성(끈적이고 누렇거나 녹색) 객담이나 점차 색이 누렇게 변하는 객담은 세균감염으로 인한 것이며 특히 악취나 구취가 심할 때는 폐농양이니 혐기성균 감염에 의한 것일 수 있다.

③ 객혈(Hemoptysis)

객혈은 호흡기에서 혈액이 배출되는 것으로 호흡기 질환이나 심장질환의 증상이다. 객혈은

표 7-2 객혈과 토혈의 구분

특징	객혈	토혈
전구 증상	• 목이 간질간질한 느낌 • 기침을 하고 싶은 느낌 • 기침과 함께 피를 토함	• 오심, 구토 • 위장 장애 • 기침을 동반하지 않을 수 있다.
양상	• 때때로 거품이 많으며 백혈구, 세균이 검출된다.	• 거품이 없으며 음식물찌꺼기가 보인다.
색깔	• 선홍색	• 짙은 붉은 색
pH	• 알칼리성	• 산성
과거력	• 폐질환	• 알코올 중독, 간질환, 소화성 궤양
빈혈	• 간혹 나타난다.	• 흔하다.
대변	• 잠혈 반응 음성	• 잠혈 반응 양성

붉은 색을 띠고 알칼리성으로 객담에 혈액이 묻어나오는 정도에서부터 쇼크를 일으킬 정도로 다량의 객혈이 있을 수 있다.

때로는 토혈(hematemesis)과 혼동하기도 하는데 토혈은 위장관계 출혈로, 기침이 아니라 구토에 의해 나오며 위액과 섞인 혈액으로 어두운 색이며 산도(pH) 7.0 이하의 산성이다〈표 7-2〉.

객혈을 할 때는 우선적으로 출혈부위를 확인하고 원인을 찾는 것이 중요하다. 객혈량이 많을 때는 환자를 안정시키고 혈액이 폐로 유입되어 질식하지 않도록 한다.

④ 흉통(Chest Pain)

호흡기 질환으로 인한 흉통은 주로 벽측 흉막이 침범되면 나타난다. 통증은 호흡운동으로 악화되고 흔히 흉막염성(pleuritic)이라 하고 날카롭게 찌르거나 지속적으로 둔하게 쑤시는 통증이 나타난다. 통증의 양상, 강도, 방사 여부를 확인하고 악화요인, 완화요인을 파악하며 호흡과 통증과의 관계에 대해 조사하는 것도 중요하다.

(2) 과거력 및 가족력

① 병력

현재의 문제에 영향을 줄 수 있는 과거의 건강문제 및 상태에 대한 정보를 수집한다. 과거에 앓았던 감기, 인후통, 부비동염, 알레르기, 천식, 폐렴, 결핵 등 호흡기계 건강문제가 있었는지 확인한다.

알레르기가 있는 경우 유발인자에 대한 자료를 수집한다. 또한 증상이 있는 기간, 증상의 중증도, 증상의 종류 등을 확인하고 치료 유무와 약물의 효과 등에 내해 사징헌다.

② 투약

항히스타민제, 기관지 확장제, 스테로이드, 항생제, 산소 등을 사용하고 있는지 확인한다. 약물을 사용한 이유, 사용기간, 사용빈도, 효과 및 부작용 경험 등에 대한 자료를 수집한다. 호흡기계 문제를 위한 약물 뿐 아니라 다른 목적으로 투여하고 있는 약물의 부작용이 호흡기계 응급 문제로 나타날 수 있으므로 투약하고 있는 모든 약물을 알아보고 부작용을 경험한 적이 있는지 확인해야 한다.

③ 가족력

유전적 성향이 있는 질환에 대해서는 가족력을 조사한다. 낭성 섬유종 등과 같은 질환은 유전질환의 가족력을, 천식 등의 응급환자의 경우 흔히 알레르기에 대한 가족력을 사정해 볼 수 있다.

2) 객관적 사정

(1) 신체검진

호흡기계 응급환자를 사정할 때는 상체를 노출시키는 경우가 많으므로 사생활 보호에 주의한다. 검진 순서는 시진, 촉진, 타진, 청진 순으로 한다.

표 7-3 호흡양상

호흡유형	특성	원인	모양
정 상 (eupnea)	• 정상 : 12～20회/min • 흡기 : 호기＝1 : 2		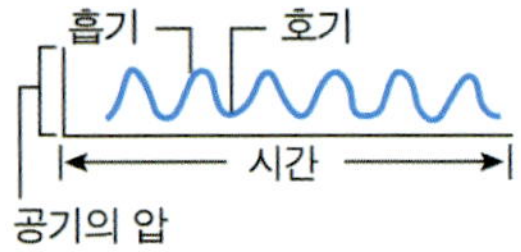
빈호흡 (tachypnea)	• 빠르고 얕다. (24회/min 이상)	• 고열, 저산소증 • 폐기능 장애 • 흉막 통증, 늑골 골절	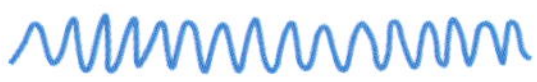
느린 호흡 (bradypnea)	• 느리고 규칙적이다. (10회/min 이하)	• 뇌압상승, 뇌손상 • 수면, 약물	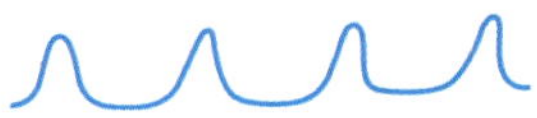
과환기 (hyperventilation)	• $PaCO_2$의 감소를 초래하며 호흡의 깊이와 수가 증가한다. • 대사성 산증으로 나타나는 호흡일 때는 쿠스말 호흡(Kussmaul respiration)이라 하고 호흡수가 빠를 수도 느릴 수도 있다.	• 운동, 불안 • 대사성 산독증 • 당뇨성 혼수	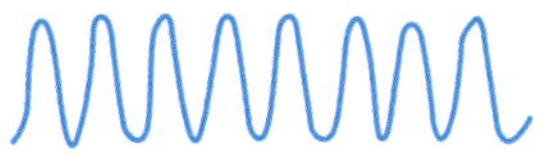
체인스톡 (Cheyne-stoke)	• 불규칙적인 주기로 호흡수와 깊이가 증가하거나 무호흡이 나타난다. • 무호흡의 기간은 점차 길어지므로 시간을 측정하여 기록한다.	• 뇌손상 • 심부전	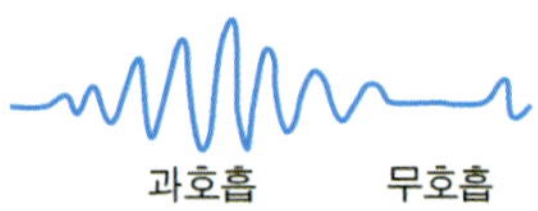
호흡실조성 호흡 (Ataxic : Biot's breathing)	• 짧은 비정상적 호흡 후 다양한 무호흡이 교대로 나타나며, 군발성호흡(cluster respiration)이라고 한다. • 예측이 어렵다.	• 호흡억제 • 연수부위 손상	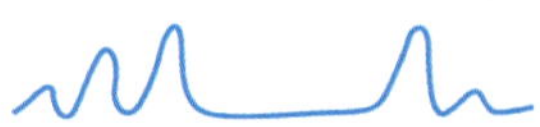
지속 흡식성 호흡 (Apneustic breathing)	• 긴 흡기 후 호기성 정지 • 헐떡거리고 숨이 찬다.	• 호흡 중추 장애	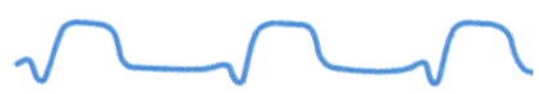

① 시진

환자의 전반적이 외모는 호흡기계 상태를 알 수 있는 단서가 된다. 흡기시 호흡 보조근육이 사용되는지 확인한다. 호흡할 때 힘이 들어가는 경우 흉쇄유돌근, 사각근, 복근 등을 사용한다. 피부는 청색증이나 창백함이 없어야 한다. 청색증(cysnosis)은 산화되지 않은 혈색소가 증가하는 경우 나타나며 산화혈색소가 낮은 빈혈환자인 경우는 청색증이 나타나지 않을 수 있다.

호흡수 사정과 동시에 호흡곤란 여부를 확인한다. 정상 호흡 횟수는 12~20회/min으로 규칙적이며 흡기와 호기의 비율은 1 : 2이다. 호흡양상은 특정질환의 특징이 되기도 하므로 비정상적인 호흡양상을 관찰한다〈표 7-3〉.

② 촉진

흉곽부위를 눌러보아 통증을 호소하는 부위나 병소를 보다 자세히 촉진한다〈표 7-4〉.

③ 타진

흉부 타진은 폐조직 내에 공기가 차 있는지, 액체가 있는지, 병변이 있는지를 확인하는 데 도움을 준다. 흡기와 호기 동안 상하로 확장하는 폐의 간격을 타진하여 횡경막 운동을 사정한다. 숨을 내쉰 다음 잠시 멈추고 공명음에서 탁음으로 변하는 선을 표시하고 흡기시 잠시 멈추고 공명음에서 탁음으로 변하는 부위를 표시하여 비교한다. 정상적인 공명음은 횡경막 부위까지이며 흡기시와 호기시에 따라 다르다. 건강한 사람은 보통 5~7cm 정도 차이가 나고 흉막삼출, 폐기종에서 횡경막 운동이 감소할 수 있으며 임신, 비만이나 복수 때문에 복강내압이 상승하면 횡경막의 높이가 상승할 수 있다.

표 7-4 호흡기계 촉진

촉진항목	비정상 소견
피부와 흉벽	• 축축하거나 과도하게 건조한 피부 • 염발음(crepitus) : 피부를 촉진할 때 부스럭거리는 소리가 난다. 폐로부터 피하조직으로 공기가 새어 생김(피하기종)
진탕음	• 국한된 압통 – 증가된 진탕음 : 폐종양과 같은 고형의 물질을 통과할 때 진동이 느껴짐(경화, 섬유화, 무기폐) – 감소된 진탕음 : 기흉이나 비만과 같은 흉곽의 공간이 커질 때 진동이 감소됨(흉막삼출액, 기흉, 과팽창) • 비대칭적 진탕음은 항상 비정상
좌우 흉곽 팽창	• 통증이 있거나 비대칭적으로 팽창(3cm 미만으로 팽창)

④ 청진

기관지와 폐를 통과하는 공기의 흐름을 파악하는 데 중요한 검사이다. 호흡음의 강도, 음의 높이, 그리고 흡기와 호기 단계에서 상대적인 시간 등을 확인한다.

비정상적인 호흡음은 분비물 축적이나 기도가 좁아져서 공기의 흐름이 방해되어 발생하는 소리이다. 비정상적인 호흡음에는 나음(rales), 수포음(rhonchi), 천명음(wheeezing), 마찰음(friction rub) 등이 있다〈표 7-5〉.

(2) 진단 검사

① 혈액검사

- **전혈 검사**

  혈색소(Hb)는 산소를 조직으로 운반하기 때문에 혈색소 결핍은 저산소혈증을 초래할 수 있으며 적혈구침강속도(ESR)는 염증성 질병에서 상승한다. 백혈구(WBC)는 호흡기계 감염과 과민방응을 진단하고 급성과 만성 질환을 구분하는 데 도움이 된다.

표 7-5 비정상적인 호흡음의 특징

종류	특징	원인	질병
악설음(crackle)	• 머리카락을 비비는 소리 • 흡기 말기에 우세하게 들린다.	• 닫힌 기도가 흡기시 열리면서 폭발적인 소리 • 공기가 분비물을 지나가거나 호흡 중 얇게 막힌 기도를 통과할 때	• 만성 폐쇄성 폐질환 • 폐부종, 폐렴
천명음(wheeze)	• 주로 호기에 나타나지만 질환에 따라 흡기에도 나타난다. • 계속 높은 음, 쉬쉬하는 소리 또는 날카로운 소리	• 좁아진 기도를 지나가는 공기	• 천식, 만성기관지염 • 기도 폐색 • 울혈성 심부전
협착음(stridor)	• 고음, 단음성 • 경부에서 크게 들린다. • 흡기시에 우세한 천명음	• 후두나 기관 상기도가 붓거나 염증성 조직 또는 이물질로 인한 폐색 일 때	• 크룹, 급성 후두개염 • 기관지 폐색
수포음(rhonchi)	• 낮게 코를 고는 듯한 소리 • 주로 흡기에 두드러지나 호기에도 들림	• 기도나 폐포에 액체가 있는 경우 허탈된 폐포가 열리면서 발생	• 폐렴 • 울혈성 심부전
흉막 마찰음 (pleural friction rub)	• 삐걱거리는 소리 • 가죽을 맞대고 비비는 소리	• 흉막의 염증으로 마찰	• 흉막염 • 폐렴, 결핵

- **동맥혈 가스 분석(Arterial blood gas analysis; ABGA)**

  동맥혈 가스 분석은 동맥혈의 산화 상태와 산-염기 균형을 확인하기 위한 검사이다. PaO_2는 혈중 산화 정도를 나타내고 $PaCO_2$는 폐포 환기의 적절성을 나타낸다. 검사 후에는 5~10분간 충분히 압박하여 지혈하고 혈종이나 감염의 합병증을 방지한다.

② 산소 포화도 검사(Oximetry)

동맥내 산소 포화도를 측정하는 비침습적인 검사이다. 손가락, 발가락, 코, 귓불 등에 감지기를 부가하여 산소 포화도를 확인한다. 산소포화도가 85% 이하일 때는 조직에 충분한 산소가 공급되지 않는 상태로 추가적인 평가가 필요하다.

심장 마비, 쇼크나 낮은 관류 상태, 혈관수축제를 사용하고 있는 경우 산소 포화도 결과는 신뢰도가 떨어진다.

③ 방사선 검사

- 흉부 X-선 검사
- 컴퓨터 단층 촬영술(Computerized Tomography; CT)
- 형광투시경 검사(Pluoroscopy)
- 폐 스캔(Lung Scan)
- 폐혈관 조영술(Pulmonary angiography)
- 양전자 방출 단층 촬영(Positron emission tomography; PET)
- 기관지 조영술(Bronchography)

④ 자기공명영상 검사(Magnetic resonance imaging; MRI)

⑤ 내시경 검사

- 기관지 내시경(Bronchoscopy)
- 흉강경 검사(Thoracoscopy)

⑥ 흉강천자(Thoracentesis)

응급환자의 치료 목적으로 흉막 삼출액 및 공기를 제거하거나 흉막강내 약물을 투여하기 위해 시행되기도 한다.

2 호흡기계 응급환자 관리

1) 폐색전증

폐색전증은 색전에 의해 폐혈관의 일부가 막힌 상태로, 원인이 비교적 잘 알려져 있고 진단법과 치료법이 급속히 발달하고 있음에도 여전히 임상적으로 중요한 질환이다. 폐색전증은 증상이 비특이적이기 때문에 진단을 쉽게 하지 못하는 경우가 많다. 이러한 진단의 어려움 때문에 환자는 생명이 위협받는 응급상황에 처하기도 한다.

(1) 원인

폐색전증의 가장 큰 원인은 심부 정맥혈전증(DVT)이다. 다리에 있는 심부 정맥 내의 혈전이 하대정맥 내 혈류를 따라 우심방과 우심실을 거쳐 폐동맥으로 이동하여 폐혈관을 막게 된다.

(2) 임상 증상

갑자기 나타난 호흡곤란과 빈호흡이 가장 흔한 증상이다. 호흡곤란, 실신, 혹은 청색증은 다발성 폐색전증을 나타내며 흉막성 통증, 기침, 객혈은 흔히 흉막에 가까운 원위부에 위치한 작은 폐색전증을 암시한다.

심장과 폐에 특별한 이상이 없는 환자의 경우 폐혈관의 50% 이상이 막힐 때까지 심한 증상을 일으키지 않는다. 그러나 폐혈관이 50% 이상 막히면 우심방이 혈액을 방출 할 수 없기 때문에 급성 폐성심(pulmonary heart disease)을 유발하고, 폐색전증이 쇼크를 동반하는 경우 치사율이 30% 이상에 이르는 응급상황을 유발한다.

(3) 진단 검사

폐색전증이 의심되면 심전도, 흉부 X-선 검사, 혈액 검사, 동맥혈 가스 분석검사 등을 우선 시행한다. 그러나 폐색전증이 심하지 않은 경우는 정상으로 나타날 수도 있다.

폐색전증 진단에 중요한 검사는 환기－관류 스캔(V/Q scan)으로 폐동맥 폐쇄가 있는 부위는 혈액이 통과하지 않는 부분을 확인할 수 있다.

폐혈관 조영술은 폐색전증을 진단하는 가장 정확한 방법으로, 다른 비침습적 방법으로 진단이 어려울 때 시행한다.

(4) 의학적 관리

폐색전증은 응급상황이므로 조기에 발견하고 즉각 관리하는 것이 중요하다. 폐색전증의 치료 목표는 사망을 막고, 재발과 폐색전으로 인한 폐동맥 고혈압과 같은 합병증 발생을 줄이는 것이다. 폐색전증이 진단되면 먼저 혈전이 떨어져 나가지 않도록 안정을 취하게 하고, 저산소증이 있는 경우 산소를 공급하고 진통제를 투여하는 등의 대증적 치료를 먼저 시행한다.

① 약물요법

- 항응고요법(Anticoagulation therapy)
- 혈전용해요법

② 외과적 관리

- 폐색전 제거술
- 하대정맥 필터
- 폐혈전동맥내막절제술

(5) 응급환자 관리 및 간호

폐색전증 응급환자 관리 및 간호의 주요 내용은 다음과 같다.

- 호흡을 원활히 하기 위해 반좌위로 휴식을 취하도록 한다.
- 수액을 주입하기 위한 정맥을 확보한다.
- 저산소증, 호흡부전, 청색증이 있을 때는 비강으로 산소를 투여한다.
- 활력징후, 부정맥, 산소포화도, 동맥혈 가스분석 결과 등을 관찰한다.
- 투여하고 있는 약물을 확인하고 aPTT, INR 수치를 사정하고 항응고요법의 부작용을 감시한다.
- 혈전용해제를 투여하기 전 INR, PTT,헤마토크리(Hct), 혈소판 수치를 미리 검사한다.
- 저혈압인 경우 심근 수축력을 증가시키기 위해 심전도를 지속적으로 확인한다.
- 폐색전증의 합병증이 발생하는지를 관찰한다.
- 부동과 낙상예방을 위한 간호를 수행한다.

2) 천식(Asthma)

천식은 기도의 만성적인 알레르기성 염증 질환으로, 기류폐쇄를 특징으로 하는 증후군이다. 천식은 다양한 자극(allergen)에 기도과민성이 증가하여 광범위한 기도수축이 일어나면서 염증반응이 일어나며, 임상적으로 발작적 호흡곤란, 기침 및 천명음이 나타난다.

(1) 원인

천식의 악화 또는 증상을 지속하도록 하는 위험인자는 천식을 발생시키는 기여 인자와 천식 증상을 악화시키는 악화 인자로 구분된다〈표 7-6〉.

(2) 병태생리

천식은 반복적인 악화를 동반하는 기도의 만성 염증성 질환으로 이러한 염증반응은 되풀이 되는 기도 상피의 손상과 회복 과정으로 기도의 구조적·기능적 변화를 유발한다. 기류 제한은 천식의 주요 특징으로 급성 기관지 수축, 기도벽의 부종, 만성적인 점액 마개 형성 등과 관련이 있다〈그림 7-1〉.

(3) 임상 증상

천식의 증상은 예측하기 어렵고 다양하게 나타난다. 숨을 들이쉬고 내쉴 때 '쌕쌕' 또는 '휘이~휘이~'하는 휘파람 소리가 나기도 한다. 심하지 않을 때는 청진시에만 들린다. 기침은 한 번 시작하면 그칠 줄 모르고 발작적으로 나타나고 밤에 심해지는 경향이 있다. 좁아진 기도로 인해 공기의 흐름이 저해되어 가슴이 조이거나 답답한 느낌이 있고 호기가 길어진다. 빨대를 물고 숨쉬는 것처럼 숨쉬기가 힘들어진다. 경우에 따라서는 호흡곤란으로 의식을 잃을 수도 있다. 좁아진 기관지에 염증이 동반되어 분비물이 많아지면서 가래가 발생하고 가래가 기관지를 막아 기침이 유발되면, 호흡곤란이 더욱 심해진다. 가래는 진하고 뻑뻑한 점액성이어서 배출이 어렵다.

표 7-6 천식 유발 인자

숙주 요인	환경 인자	
	기여 인자	악화 인자
• 아토피 • 기도 과민성 • 성별 • 인종	**원인 알러젠** • 실내 알러젠 : 집먼지 진드기, 애완동물, 바퀴벌레, 곰팡이 • 실외 알러젠 : 꽃가루, 곰팡이, 직업성 감작제 • 흡연 • 공해 : 대기오염, 실내오염 • 호흡기 감염 • 기생충 감염 • 음식	• 실내 및 실외 알러젠 • 대기오염 및 실외 오염 • 호흡기 감염 • 운동 및 과호흡 • 기후 변화 • 음식 • 스트레스 • 흡연 • 다양한 약제

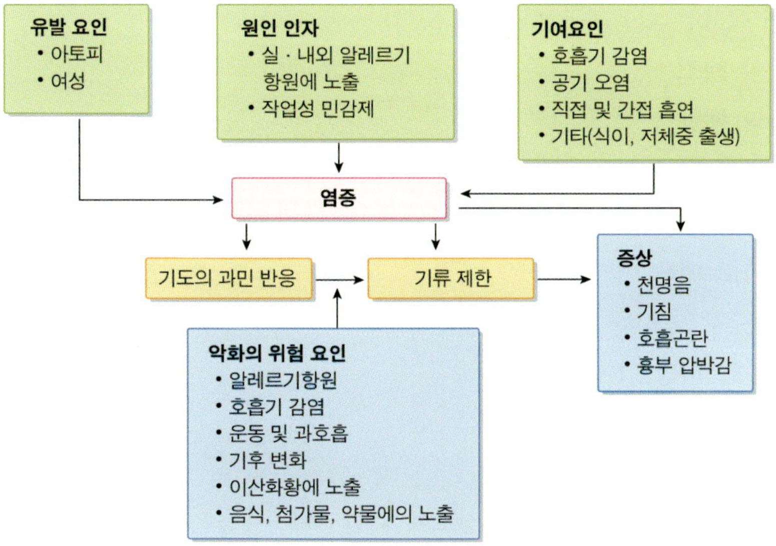

그림 7-1 천식 유발 인자

심각한 천식 발작 동안에는 산소 부족으로 청색증이 나타나고 의식을 잃을 정도의 흉통을 경험할 수 있다.

(4) 진단 검사

천식 여부를 확인하기 위해 폐기능 검사와 기관지수축 유발 검사(Brochoprovocation test)를 한다. 폐기능 검사로 기도 폐쇄 여부와 폐쇄 정도를 파악할 수 있고, 기관지 확장제 투여 전후에 검사 수치를 비교하여 기도 폐쇄가 가역성인지 여부를 확인할 수 있다.

천식의 원인을 찾기 위해서는 알레르기 피부 반응검사, 혈중 특이 면역글로불린 검사, 항원 유발검사를 할 수 있다.

동맥혈 가스 분석 검사와 산소 포화도 검사는 급성 발작시 저산소혈증을 확인할 수 있다. 초기에는 빈호흡으로 저탄산혈증과 호흡성 염기증이 나타나지만 발작 상태가 지속될수록 $PaCO_2$가 상승한다.

(5) 의학적 관리

천식의 치료는 기관지 확장제(brochodilators)와 조절제(controller)로 나눌 수 있다. 기관지 확장제는 일차적으로 기도의 평활근에 작용하여 기도 수축을 이완하여 빠른 증상 완화 효과가 있으며 조절제는 기저의 염증반응을 억제하여 천식의 조절에 도움을 준다.

천식 치료의 목표는 다음과 같다.

- 천식 증상의 해소
- 천식 발작의 예방
- 운동을 포함한 정상 활동 유지
- 정상 폐기능 유지
- 비가역적 기도 폐쇄 예방
- 약제 부작용 최소화
- 천식으로 인한 사망 방지

(6) 응급환자 관리 및 간호

천식으로 인한 응급환자의 관리 및 간호에 대한 주요 내용은 다음과 같다.

- 급성 중증 천식의 경우 혈중 산소 포화도를 90% 이상 유지하기 위해 고농도 산소를 투여하고 β_2-효능제를 투여한다.
- 호흡부전의 위험성이 있는 환자에게서는 속효성 β_2-효능제를 정맥 주사할 수고 있다.
- 정맥으로 수액을 공급하고 전신적 스테로이드를 투여한다.
- 급성 호흡부전이 동반되면 기관 삽관을 시행 할 수 있도록 준비한다.
- 진정제는 호흡을 억제하므로 금기이며, 항생제는 폐렴이 있는 경우에만 사용한다.
- 차고 건조한 공기는 천식 발작을 유발할 수 있으므로 온도와 습도를 조절한다.

3) 흉부 외상(Chest Trauma)

흉부 외상은 외상으로 인한 사망의 20~25%를 차지한다. 이 중 50% 이상은 의료 기관에 도착하기 전 사망 할 수 있지만 긴장성 기흉, 심장압전(cardiac temponade), 기도 폐쇄 등은 적절한 조기 처치로 호전될 수 있다. 특히 기도 폐쇄, 긴장성 기흉, 심장압전, 다량의 혈흉, 개방성 기흉, 연가양 흉곽 등은 응급을 요하는 손상으로 우선적으로 진단하고 치료한다.

(1) 외상성 기흉

기흉은 장측 혹은 벽측 흉막의 손상으로 흉막강(흉강)에 공기가 축적되어 흉막내압이 상승하고 폐가 허탈되는 상태를 말한다〈그림 7-2〉.

외상성 기흉은 폐의 관통여부와 상관없이 가슴 외상으로 발생한다. 외상성 기흉의 가장 흔한 원인은 늑골 골절로 인한 것이며, 그 외 칼날 같은 날카로운 물체에 찔리는 경우도 기흉이

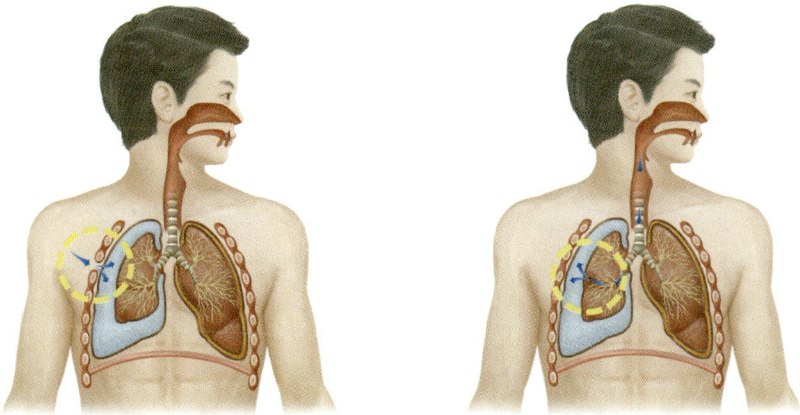

A, 흉벽과 벽측 흉막의 파열로 인해 흉막강 속으로 공기가 들어감
B, 폐와 폐측 흉막의 파열로 인해 흉막강 속으로 공기가 들어감

그림 7-2 기흉의 발생기전

발생한다.

외상성 기흉은 관통상으로 개방되기 때문에 폐가 빠르게 허탈되어 치명적인 상태가 될 수 있다. 외상성 기흉인 경우는 외상의 병력이 뚜렷하여 비교적 쉽게 진단할 수 있으며 크기가 큰 개방성 기흉의 경우 심한 호흡곤란과 저혈압이 발생할 수 있다. 개방성 기흉은 외상성 기흉의 한 형태로 흉벽에 있는 상처를 통해 흡기일 때 공기가 흉곽으로 들어오게 되는데, 이러한 손상을 흡인성 흉부외상(sucking chest wound)이라 한다. 이는 폐가 허탈될 뿐 아니라 종격동 구조물이 흡기 시에 손상받지 않은 쪽으로 이동하고 호기시에는 반대로 이동한다. 종격동 변위는 심각한 순환 문제를 초래한다.

외상성 기흉 응급환자 관리 및 간호의 주요 내용은 다음과 같다.

- 외상성 개방성 기흉인 경우 상처 부위로 공기가 들어가지 않도록 즉시 상처부위를 막고 압박을 한다.
- 응급 상황에서는 수건, 손수건, 손바닥 등으로 상처를 막을 수 있다.
- 의식이 있는 환자가 호흡할 때 닫힌 성대에 대항하여 힘을 주고 흡기를 하도록 한다. 이러한 호흡은 폐를 재 확장 시키고 흉곽으로부터 공기가 분출되는 것을 돕는다.
- 산소를 공급하고 흉관 삽입을 준비한다.

(2) 혈흉(Hemothorax)

혈흉은 폐 열상과 혈관의 파열 등으로 흉막강 내에 혈액이 고이는 상태로 흉막액의 적혈구 용적률(Hct)이 말초 혈액의 50% 이상일 때를 말한다.

외상이나 혈관의 파열, 종양, 폐색전이나 폐경색 등으로 발생한다. 축적된 혈액량과 원인에 따라 증상이 다르게 나타나는데, 혈액량이 적을 때는 증상이 없으나 심할 경우 호흡곤란, 흉통, 혈압 하강, 맥박과 호흡수의 증가, 흉부 압박감, 안절부절 못함 등이 나타나고 폐압박으로 인한 폐허탈, 종격동 이동 뿐 아니라 저혈량성 쇼크까지 나타날 수 있다.

혈흉 응급환자 관리 및 간호의 주요 내용은 다음과 같다.

- 흉부 X-선 촬영으로 혈액 축적에 의한 폐허탈 부위를 확인하거나 흉곽 천자로 혈액을 확인한다.
- 혈액량이 적을 때는 자연 흡수되지만, 혈약량이 많은 경우 흉관을 삽관하여 완전히 배출해서 농흉(pyothorax),섬유흉(fibrothorax) 등의 합병증을 예방한다.
  출혈량을 확인하고 필요하다면 소실된 혈액을 보충한다.
- 출혈량이 20ml/hr 이상, 흉관 삽입 직후 1,000mL 이상 배액, 잘 배출되지 않는 응고된 혈액이 있는 경우에는 개흉술을 준비 한다.

(3) 늑골 골절(Rib fracture)

늑골 골절은 흉부 외상으로 흔히 발생한다. 대부분의 늑골 골절은 예후가 좋으나, 골편이 내부 장기를 찔러 손상을 줄 위험도 있다. 늑골 골절이 일어나면 숨을 쉬거나 기침을 하는 증의 가슴이 움직일 때마다 심한 통증이 있으며 골절부위 압통 및 뼈마찰음(염발음)이 느껴진다.

환자는 통증으로 숨쉬기가 힘들어 얕은 호흡을 하게 되고 활동이 억제되기 때문에 분비물이 축적되고 폐 환기가 감소한다. 이로 인해 무기폐나 폐렴이 발생할 수 있다.

늑골 골절 응급환자 관리 및 간호의 주요 내용은 다음과 같다.

- 심장 손상 여부를 평가하기 위해 흉곽을 청진하여 악설음을 확인하고 심전도, 지속적인 산소포화도 검사, 동맥혈 가스분석 검사 등을 시행한다.
- 단순 늑골 골절인 경우 통증을 조절하면서 경과를 지켜볼 경우 3~6주에 치유되고 통증은 5~7일이 지나면 완화된다.
- 진통제는 호흡을 억제할 수 있는 약물을 피하도록 한다.
- 무기폐와 폐렴을 예방하기 위해 심호흡과 기침을 하도록 설명하고 기침을 할 때는 손상부위를 손으로 지지하거나 베개로 감싸도록 교육한다.
- 호흡하기 편하도록 상체를 높여주고 합병증이 발생하지 않는지 관찰한다.

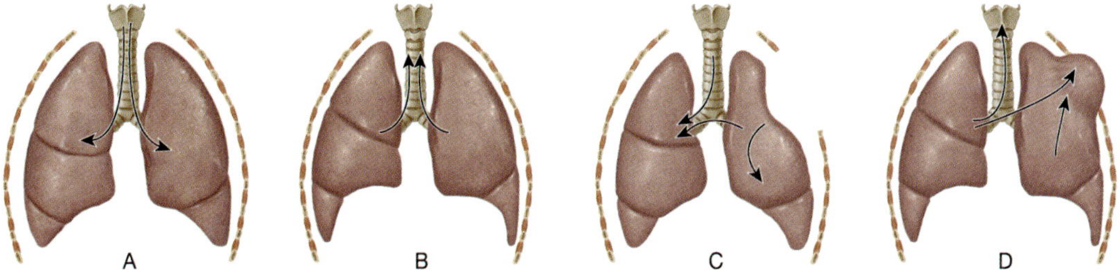

정상호흡(A, B)과 발작적 호흡(C, D). A, 흡기. B, 호기. C, 흡기 : 불안정한 흉벽 아래 폐는 흡기시 안쪽으로 들어간다. D, 같은 부위가 호기시에는 튀어나온다. 흡기시 반대편 폐쪽으로 종격동이 이동한다.

그림 7-3 연가양 흉곽의 역설적 호흡 운동

(4) 연가양 흉곽(Flail chest; 불안정 흉벽)

연가양 흉곽은 호흡할 때 모순되는 흉부 운동을 보이는 경우로 3개 이상 인접한 늑골이 두 군데에서 골절될 때 발생한다. 연가양 흉곽은 흉벽 운동이 정상적으로 일어나지 못해 심부 폐 조직이 손상되어 저산소증을 유발한다<그림 7-3>.

성인에게서 연가양 흉곽이 발생하는 경우 약 50%에서 폐좌상이 동반된다. 늑골이 부러져 서로 연결되지 못하기 때문에 호흡하는 동안 정상 호흡과 반대로 가슴이 움직여 흡기에는 안쪽으로 들어가고 호기에는 밖으로 부푼다. 이런 역설적인 호흡운동(paradoxical chest wall movement)으로 종격동은 건강한 폐 쪽으로 밀려 폐를 압박하고, 환기가 저하되며, 심맥관계 장애와 호흡부전으로 저산소증을 유발한다. 호흡곤란, 빈맥, 흉부통증, 촉진시 염발음(crepitus)이 들리고 청색증이 나타난다. 외상으로 발생하기 때문에 기흉, 혈흉을 동반하기 쉽다. 늑골 골절로 발생한 연가양 흉곽의 치료는 지지요법으로 환기를 보조하고 통증을 조절하며 분비물을 제거하는 것이다.

연가양 흉곽 응급환자 관리 및 간호의 주요 내용은 다음과 같다.

- 역설 호흡 운동이 나타나는 경우 상태 안정을 목적으로 손상 부위를 아래로 향하게 하거나 모래주머니를 올려놓는 것은 흉곽의 팽창을 방해하고 무기폐 발생을 조장할 수 있으므로 실시하지 않는다.
- 우선 진통제를 투영하여 통증을 조절하면서 산소를 제공한다.
- 흡인으로 분비물을 제거하고 가스교환을 증진시킨다.
- 충분한 환기가 이루지지 않을 경우 기관내 삽관하고 기계적 환기를 적용한다.

(5) 폐좌상(Pulmonary contusion)

폐좌상은 폐 실질의 직접적인 타박상으로 인해 폐포 부종과 출혈이 발생하는 것으로 호흡곤란, 빈호흡, 빈맥 등의 증상이 나타날 수 있다. 대개는 늑골 골절이 동반되지만 흉벽이 탄력적인 경우 늑골 골절 없이도 발생할 수 있다.

폐좌상은 초기에는 증상이 없을 수 있다. 호흡음이 감소하고 호흡곤란, 저산소혈증, 혈액이 섞인 객담, 악설음, 청색증, 옆구리 출혈 등 다양한 증상이 나타난다. 중등도의 폐좌상일 경우는 기관지에 혈액, 혈장 등 분비물이 많아지며 심각한 폐좌상은 중심성 청색증이나 홍분, 거품과 혈액이 섞인 객담이 관찰된다.

폐좌상 응급환자 관리 및 간호의 주요 내용은 다음과 같다.

- 호흡을 용이하게 하기 위해 상체를 올려주고 휴식을 취하도록 하며 활력징후를 측정한다.
- 수분 섭취는 과혈량을 예방하기 위해 주의 깊게 관찰한다.
- 경한 상태일 때는 5~8일 후 상태가 호전되지만 기관내 분비물을 제거하기 위해 폐물리요법을 시행하고 흡인이 필요할 수 있다.
- 심한 좌상인 경우 무기폐, 폐렴, 급성 호흡곤란 증후군, 호흡 부전 등의 합병증이 올 수 있는데, 호흡부전이 발생하면 기관내 삽관하고 인공호흡기 적용을 준비한다.

4) 비출혈(Epistaxis)

비출혈은 실생활에서 흔히 접할 수 있는 코 질환의 하나로 비강 점막의 혈관 파열로 발생한다. 비출혈은 비교적 지혈이 잘 되지만 간혹 병원에서 치료를 받아야 하는 경우도 있다.

비출혈이 일어나는 부위는 앞쪽 비중격 부위에 있는 주요 3개 혈관으로 다음과 같다.

- 코천장 앞쪽 부위의 전사골동 혈관총(Kiesselbach's plexus)
- 후 상단부위의 접형구개동맥(Sphennopalatine artery)
- 하비갑개 아래의 측면벽 뒤쪽의 정맥총

이중 90%는 코천장 앞쪽 부위의 전사골동 혈관총(Kiesselbach's plexus)에서 발생한다. 비출혈은 비강의 전방에서 출혈이 발생하는 전방 비출혈과 후방에서 출혈이 발생하는 후방 비출혈로 나눈다〈그림 7-4〉.

전방 비출혈의 경우 지혈이 어렵지는 않으며 소량의 출혈이 자주 반복되는 경우로, 대개 어린이나 젊은 성인들에게 많다.

후방 비출혈의 경우는 주로 고혈압이나 동맥경화 등 다른 의학적인 문제를 동반한 고령자들에게 잘 생기고, 지속적이고 심한 출혈로 인해 입원을 요하는 경우가 많다. 후방 출혈은 드

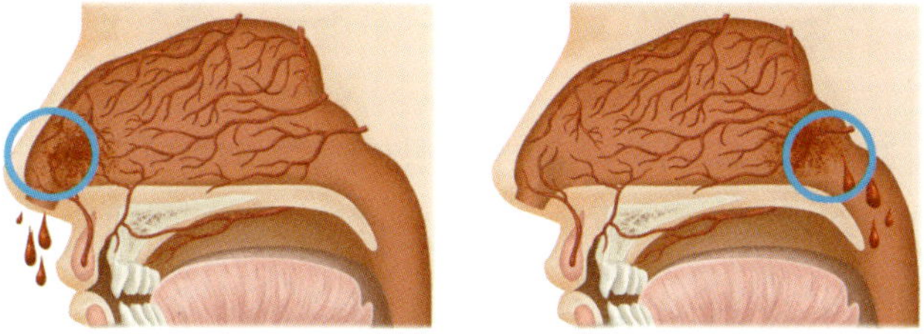

전방 비출혈 후방 비출혈

그림 7-4 비출혈 부위

물지만 저혈압이나 기도 흡인 등으로 생명에 위협이 되기도 한다.

비출혈 응급환자 관리 및 간호의 주요 내용은 다음과 같다.

- 대부분의 비출혈은 코의 앞쪽에서 발생하며 이때는 앉은 자세에서 머리를 약간 앞으로 숙여 혈액을 삼키거나 기도로 흡입되는 것을 예방한다.
- 코를 비중격 쪽으로 5~10분 정도 압박하고 입으로 숨을 쉬도록 한다.
- 코에 냉찜질을 하거나 목 뒤에 얼음주머니를 댄다.
- 혈관 수축을 위해 비충혈 제거제(phenylephrine)를 적용하기도 한다.
- 출혈이 멈춘 뒤에도 재출혈을 예방하기 위해 코를 문지르거나 세게 풀지 않도록 교육한다.
- 이러한 방법이 효과가 없으면 출혈부위를 확인하여 전기소작을 하거나, Sugicel이나 Gelfoam 같은 보조적인 패치 혹은 비공심지를 사용할 수 있다.

만성폐쇄성 폐질환(COPD)

68세 남성 환자로 3일 전부터 시작된 감기로 집 가까운 의원에서 투약조치 받아 감기약 복용 중 금일 호흡곤란이 심해져 119구급대에 의해 내원함. 응급실 방문 시 묻는 말에 대답하나 호흡곤란으로 괴로워하며 호흡은 자발적이나 힘들어 보임.

- 활력징후 : 130/90 – 96 – 34 – 37.5℃, SPO_2 : 85%

○ 119구급대원 구급활동일지

현장도착 시 환자 의식상태 명료함. 묻는 말에 대답하나 호흡곤란, 빠르고 약한 맥박과 차고 축축한 피부를 보임. 환자는 천식으로 10년 전 부터 흡입용 기관지 확장제 투약하고 있었으며, 최근 3일전 감기증상으로 먹는 약 복용 중으로 금일 아침부터 감기증상 및 호흡곤란 악화되어 신고함.

○ 심전도

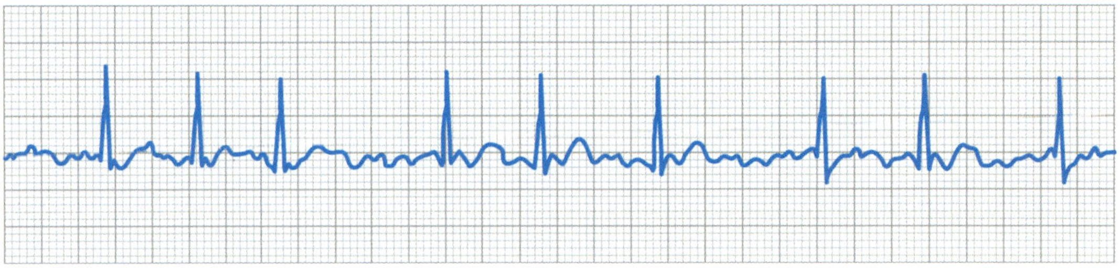

1. 간호사가 위의 환자에게 1차/2차 평가해야 할 내용은 무엇인가?
2. 위의 현장평가 자료와 1번 사정 내용을 토대로 환자에게 가장 먼저 수행되어야 할 간호중재 방법을 제시하시오.
3. 위의 환자에게 투여되는 기관지 확장제의 약리 작용과 효과, 투약 방법에 대해 제시하시오.
4. 위 환자의 퇴원에 대비하여 퇴원계획(퇴원교육내용 포함)을 수립하시오.

P·A·R·T 8

소화기계 응급환자 관리

학습목표

- 소화기계 출혈을 이해하고 응급환자를 관리한다.
- 급성 췌장염을 이해하고 응급환자를 관리한다.
- 충수염을 이해하고 응급환자를 관리한다.
- 복막염을 이해하고 응급환자를 관리한다.

P·A·R·T 8

소화기계 응급환자 관리

1 소화기계 출혈(Gastrointestinal hemorrhage, GI bleeding)

소화기계 출혈은 적절한 치료를 하지 않을 경우 과다 출혈로 인해 저혈압, 쇼크, 사망에 이를 수 있는 응급 상황이다. 다양한 원인에 의해 나타나며 출혈된 혈액이 위 내용물과 함께 섞여 있다가 배출될 경우에는 진한 갈색의 토혈(hematemesis)을 하게 된다〈표 8-1〉.

표 8-1 소화기계 출혈의 원인

상부 소화기계 출혈	하부 소화기계 출혈	약물 유발성	전신질환
• 식도정맥류 • 식도염 • Mallory-Weiss syndrome • 출혈성 위염 • 소화성 궤양 • 위암	• 결장 직장암 • 용종(polyp) • Crohn's disease • 궤양성 대장염 • 게실질환 • 치질, 치열 • 항문직장 누공	• 스테로이드 • 살리실산염(Aspirin)	• 혈액 이상(백혈병, 재생불량성 빈혈 등) • 신부전(요독증)

혈액이 하부 위장계를 거쳐 대변에 섞여 나올 경우 흑색변(melena)의 형태로 악취가 난다. 검은색의 변은 소화과정을 거치면서 혈액이 산화되어 나타난다.

직장이나 항문의 출혈일 경우는 대변에 붉은 혈액이 묻어 나오므로 검사자는 대변의 색깔로 출혈의 위치를 사정할 수 있다. 출혈의 원인을 발견하는 것은 쉬운 일이 아니나 상부 소화기계 출혈의 3/4은 식도 정맥류, 출혈성 위염, 또는 소화성 궤양에 의해 나타난다〈표 8-2〉.

소화기계 출혈 응급환자 관리 및 간호의 주요 내용은 다음과 같다.

- 호흡을 원활히 하기 위해 반좌위로 휴식을 취하도록 한다.
- 수액을 주입하기 위한 정맥을 확보한다.
- 저산소증, 호흡부전, 청색증이 있을 때는 비강으로 산소를 투여한다.

표 8-2 소화기계 출혈로 나타나는 증상

토혈 (hematemesis)	붉은색 또는 커피색의 피를 토한다(위 내용물 포함).
흑색변 (melena)	혈액이 소화관에서 소화되어 자장면 색깔의 타르 같은 변으로 악취가 난다.
혈변 (hematochezia)	하부 소화기계의 출혈로 붉은색/선홍색의 피가 배변시 나온다.
잠혈 (occult blood)	출혈량이 소량이어서 눈으로 확인이 어려우므로 대변 검사로 확인한다.

- 활력징후를 자주 측정하고 혈색소(Hb), 적혈구 용적률(Hct), 혈액응고검사(blood coagulation test) 등을 확인하고 교정한다.
- 출혈이 있게 되면 환자는 불안해하므로 불안 정도를 사정하고 감정 표현을 지지한다.

2 급성 췌장염(Acute Pancreatitis; 급성 이자염)

급성 췌장염은 췌장의 염증으로 췌장의 소화 효소에 의해 췌장조직이 자가 소화(autodigestion)되어 발생하는 급성 염증성 질환이다. 증상은 경한 부종에서 심한 출혈성 괴사까지 다양하게 나타난다. 급성 췌장염은 중년기에 주로 발생하며 일부 환자에게서는 만성 췌장염으로 진행하기도 하고 일부는 생명에 위협을 줄 수 있다.

1) 원인 및 병태 생리

급성 췌장염의 원인은 여러 가지가 있으나 췌장의 염증을 유발하는 기전은 알려지지 않은 상태이다. 담석이 가장 흔한 원인(30~60% : 여성에게서 흔한 원인) 중 하나이며 음주(15~30% : 남성에게서 흔한 원인)가 두 번째 원인이 된다. 고중성지방혈증이거나 약물 과민성 반응을 보일 때, 담관췌장조영술(ERCP)도 췌장염 발생과 관련 있는 것으로 여겨진다〈표 8-3〉. 췌장 손상의 병리적 기전은 췌장의 단백질 분해 효소(tripsinogen, chymotrypsinogen, proelastase, phospholipase A)가 분비관을 통해 장관으로 분비되지 않고 췌장 내에서 활성화되는 것이다〈그림 8-1〉.

표 8-3 급성 췌장염의 원인

흔한 원인	흔하지 않은 원인
• 담석 • 음주(급성·만성 알코올 중독증) • 고중성지방혈증 • 내시경적 역행성 담관췌장조영술(ERCP) • 외상(둔한 복부 외상) • 수술 • 약물(azathioprine, 6-mercaptopurine, sulfonamide, estrogene, tetracycline, 항HIV약물) • 오디괄약근 기능 장애	• 혈관성 원인과 혈관염 • 혈전성 혈소판 감소성 자반증(TTP) • 고칼슘혈증 • 유전성 췌장염 • 낭성 신부전 • 감염(볼거리, coxsackie virus, cytomegalovirus, 기생충) • 자가면역성 질환(Sjögren syndrome)

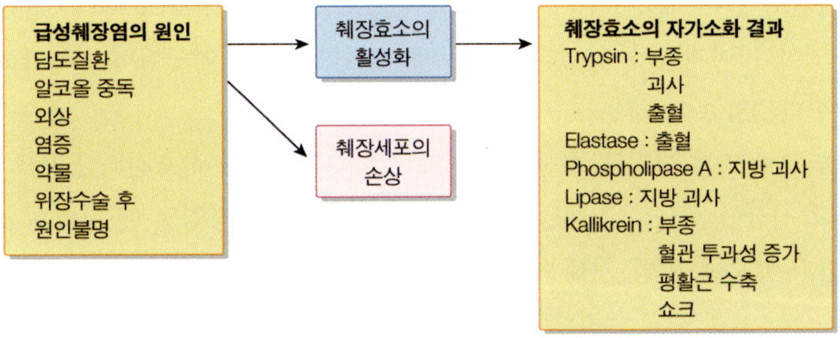

그림 8-1 급성 췌장염의 병태 생리

급성 췌장염은 침범 정도에 따라 부종성 췌장염(edematous pancreatitis)과 괴사성 췌장염(necrotizing pancreatitis)으로 구분할 수 있다. 부종성 췌장염은 질병 정도가 가벼우며 저절로 좋아지는 경우가 흔한 반면 괴사성 췌장염은 췌장 조직에 괴사가 일어난 상태로 예후에 차이가 있으며 환자의 약 1/2에서 내분비와 외분비 기능의 영구적 감소가 일어난다.

2) 임상 증상

극심한 복통이 주 증상이다. 통증은 참을 수 있을 정도의 가벼운 통증에서 꼼짝하지 못할 정도의 지속적인 고통을 호소하기도 한다. 통증은 배꼽주위에 나타나고 등이나 가슴, 옆구리 하복부 쪽으로 방사되기도 한다. 환자가 바로 누웠을 때 통증이 심해지며 무릎을 구부릴 경우 완화된다.

음식을 먹으면 더 심해지고 알코올과 관련된 췌장염인 경우 알코올 섭취 12~48시간 후에 통증이 시작된다. 오심과 구토가 동반되고 청색증이나 호흡곤란을 동반하기도 한다. 신체 검

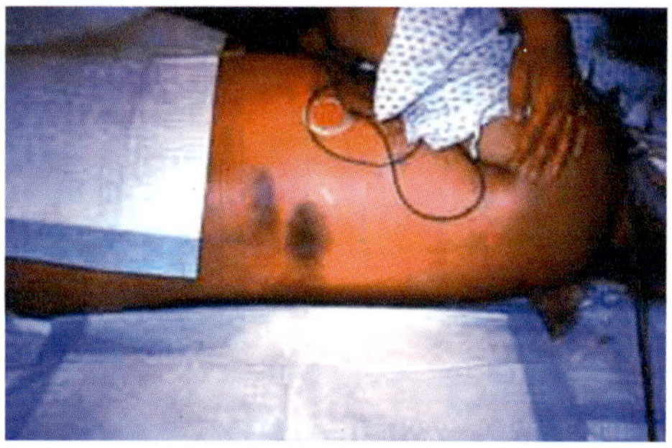

그림 8-2 그레이 - 터너(Grey-Turner) 징후

진시 미열, 빈맥, 저혈압이 확인되고 쇼크(shock)가 발생하기도 한다.

복강 내 출혈로 인해 배꼽주위가 청색으로 변화하는 쿨렌 징후(Cullen's sign)나 후복막의 출혈성 삼출액이 많아지면서 옆구리가 푸르게 변화하는 그레이 - 터너(Grey-Turner) 징후가 나타나기도 한다〈그림 8-2〉.

급성 췌장염의 90%는 저절로 호전되고 치료 시작 3~7일 내에 호전되나 10% 정도는 합병증이 나타나고 심각한 정도로 진행될 수 있다. 중증의 급성 췌장염일 때 다발성 장기부전으로 진행될 수 있기 때문에 발병 첫째 주에 사망률이 높다〈표 8-4〉.

3) 진단 검사

혈청 아밀라아제(amylase) 수치의 검사는 급성 췌장염을 진단하는데 유효하다. 침샘 질환, 장 천공이나 경색이 없이 정상보다 3배 이상 혈청 아밀라아제 수치가 상승하는 경우 진단적

표 8-4 급성 췌장염의 합병증

국소 합병증	전신 합병증
• 췌장 괴사 : 무균성, 감염성 • 췌장 농양 • 가성 낭종 : 통증, 파열, 출혈, 감염, 위장관 폐쇄 • 췌장 복수 : 주췌관의 손상, 가성 낭종의 노출 • 괴사성 췌장염의 인근 장기 침범 : 복강 내 대량 출혈, 혈전증, 장경색 • 폐쇄성 황달	• 호흡기계 : 무기폐, 종격동 농양, 폐렴, 급성 호흡 곤란증후군(ARDS) • 심혈관계 : 저혈압, 혈량 저하증, 급사, 심장막 출혈 • 혈액계 : 파종성 혈관내 응고증후군(DIC) • 위장관계 : 소화성 궤양, 미란성 위염, 출혈성 췌장 괴사, 문맥 혈전, 정맥류 출혈 • 비뇨기계 : 핍뇨, 질소혈증, 신혈관 혈전, 급성 세뇨관 괴사 • 대사성 : 고혈당, 고중성지방혈증, 저칼슘혈증 • 중추신경계 : 뇌증, 정신질환, 뇌 지방 경색 • 지방 괴사

표 8-5 급성 췌장염의 진단 검사

임상 검사	결과
일차 검사 혈청 아밀라아제 혈청 리파아제	 상승(정상 : 50~190IU/L) 상승(정상 : 0~110IU/L)
이차 검사 혈당 혈청 칼슘 혈청중성지방	 고혈당 저칼슘혈증 고지혈증
조영증강 CT	췌장의 염증성 변화, 괴사 관찰, 췌장 비대, 췌장주위의 삼출액 축적, 가성 낭포 등 확인

의미가 있다. 그러나 아밀라아제 수치의 상승 정도와 췌장염의 중등도와는 상관관계가 없다.

아밀라아제 수치는 초기에 상승하여 24~72시간 동안 유지되며 이후에는 정상화되는 경향이 있다. 아밀라아제는 다른 질환(당뇨병성 케톤산증, 유행성 이하선염, 신장 이식 등)에서도 상승할 수 있으므로 확진하기 위해서는 다른 보완적 검사가 필요하다. 혈청 리파아제(lipase)는 아밀라아제 활성과 비례하여 증가한다. 특히 혈청 아밀라아제는 담석 췌장염에서 더 증가하고 혈청 리파아제는 알코올과 관련된 췌장염에서 더 높게 나타난다.

조영제를 사용한 컴퓨터단층촬영(Contrast enhanced computed tomography; CECT)은 급성 췌장염의 중등도를 확인하고 합병증을 진단하는 데 유용하다〈표 8-5〉.

4) 응급환자 관리 및 간호

급성 췌장염 관리는 증상완화와 합병증 예방 및 치료에 중점을 두며 일반적인 치료 방법은 통증 감소, 혈량 유지, 금식이다.

급성 췌장염 응급환자 관리 및 간호의 주요 내용은 다음과 같다.

- 급성 췌장염일 때 통증을 조절하고 감소시키는 것을 일차적으로 고려해야 한다.
- 수액을 주입하기 위한 정맥을 확보한다.
- 통증은 Meperidine(Demerol)을 주로 사용한다. Morphine은 Oddi괄략근과 췌관의 경련을 일으킬 수 있기 때문에 Meperidine을 선호한다.
- 부족한 혈량을 보충하여 쇼크가 발생하지 않도록 한다.
  반복되는 구토 및 오심으로 수분 섭취가 제한되는 외적 수분 소실(external fluid losses)과 염증으로 모세관 투과성이 증가하여 염증 주변 및 체내 연조직으로 수분이 빠져나가는 내적 수분 소실(internal fluid losses)이 일어난다.

- 지속적으로 구토를 하는 환자는 칼륨을 보충한 수액을 공급한다.
- 소화 효소로 췌장이 자극받지 않도록 금식하도록 한다.
- 담석에 의한 중증의 췌장염일 경우 역행성 내시경 담관췌장조영술(ERCP)을 준비한다.
- 췌장이 감염으로 인해 염증이 심하고 조직 괴사가 있을 경우 또는 보존적 요법에도 불구하고 증상이 악화될 경우에는 췌장 절제술(Pancreatectomy)을 준비한다.

3 충수염(Appendicitis)

급성 충수염은 10대와 20대에 호발하는 충수의 염증으로 아주 어린 연령이나 고령에서는 드물다.

1) 원인 및 병태 생리

충수염의 정확한 원인은 알려지지 않았고, 주로 충수관의 폐색에 의해 발생한다. 폐색을 일으키는 주원인은 분석(fecalith)이고 바이러스 감염, 기생충, 종양 등에 의해서도 폐색이 발생할 수 있다. 이외에도 장벽의 섬유상태, 충수의 꼬임 등으로 발생한다. 충수염은 예방이 불가능하므로 조기 발견·치료가 중요하다.

충수가 폐색되면 관강 내부의 압력이 증가하고 정맥 배액이 감소하며 박테리아와 점액이 축적되어 염증이 발생하고 천공(perforation) 된다.

2) 임상 증상

급격한 통증이 파동(wave)형태로 나타난다. 환자는 처음에는 가스가 통과하거나 장이 움직인다고 여기기 때문에 진통제를 복용하면 증상이 완화되므로 치료시기를 놓치게 되어 충수의 파열로 복막염이 되기도 한다.

통증은 배꼽주위에서 시작하고 우측 하복부로 진행하고 오심과 구토가 동반되고 대부분 식욕을 잃는다. 우측 하복부에 충수가 있는 부위(McBurney's point) 압통이 있으며 반동압통(rebound tenderness)이 특징적인 증상이기는 하나 항상 있는 것은 아니다.

통증은 움직이거나 기침을 할 때 심해지고 복근의 긴장을 완화시키기 위해 다리를 구부리고 움직이지 않으려고 한다. 맥버니점의 반대편인 좌하복부에 압력을 가할 때 우측하복부 통

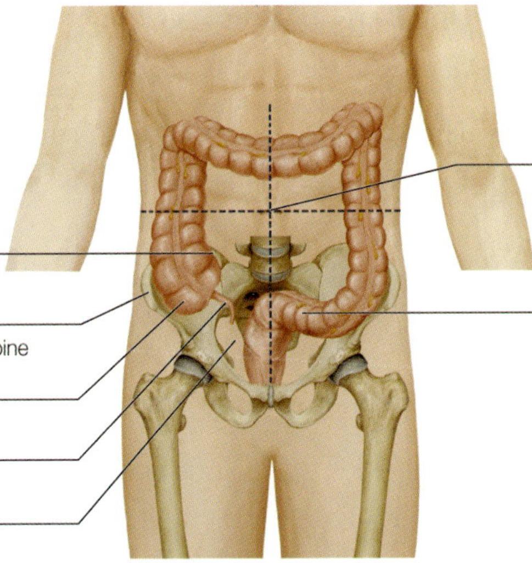

그림 8-3 충수의 위치와 맥버니점(McBurney's point)

증이 나타나는 Rovsing 징후 양성이 보인다〈그림 8-3〉.

체온은 정상이거나 미열(37~38°C) 정도만 있으며 고열이 있는 경우는 천공을 의미한다. 충수가 방광과 가까이 있는 경우는 배뇨 곤란이나 빈뇨가 나타날 수 있다.

3) 진단

충수염 확인은 임상 증상과 신체검진, 혈액검사를 포함한다. 충수 위지의 입통을 확인한다. 백혈구가 10,000~15,000mm^{3}으로 증가하고 20,000mm^3 이상은 천공 가능성이 높다. X-선으로 분석(fecalith) 등을 확인할 수 있으나 장폐색(ileus)이나 요로결석(urolithiasis)의 가능성이 있는 경우를 제외하고는 충수염 진단 방법으로는 확실하지 않다. 복부 초음파와 CT검사가 유용한 진단 방법이 될 수 있다. 소변 분석 검사(urinalysis)는 비뇨기계 질환과 감별하기 위해 실시한다.

4) 응급환자 관리 및 간호

진단과 치료가 지연되면 충수가 파열되고 복막염을 일으킬 수 있기 때문에 충수염으로 확인되면 빠르게 충수 절제술(Appendectomy)을 시행하는 것이 중요하다. 최근에는 복강경을 이용한 충수 절제술을 선호하며, 복강경 수술로 입원기간을 단축하고 진통제 사용을 감소시킬 수 있다.

충수염 응급환자 관리 및 간호의 주요 내용은 다음과 같다.

- 수술 전까지 금식하도록 한다.
- 정맥으로 수분을 보충하고 처방된 항생제를 투여하기 위한 루트(route)를 확보한다.
- 수술 전 통증의 특징이 갑작스럽게 변한다면 천공을 암시할 수 있으므로 통증의 양상을 주시한다.
- 염증의 진행을 막고 충수 부위에 혈액순환을 감소시키기 위해 우하복부에 냉요법을 적용한다.
- 복부에 열요법은 천공될 우려가 있으므로 적용하지 않는다.
- 충수가 파열된 것을 의미하는 활력징후의 변화, 통증 양상의 변화 등을 관찰한다.
- 충수 파열이 의심되면 즉시 보고하여 응급 처치가 이루어질 수 있도록 준비한다.

4 복막염(Peritonitis)

복막염은 복막의 염증으로 급성 복막염은 주로 감염이나 내부 장기의 천공과 관련이 있다.

1) 원인 및 병태 생리

복막염은 원발성(일차적) 또는 속발성(이차적)으로 올 수 있으며 또 급성이나 만성으로 올 수 있다. 복막염의 가장 흔한 원인은 위장관, 담낭, 비장, 췌장 등 복강 내 장기의 염증이나 파열, 천공 등으로 인한 것이다. 복막염을 일으키는 흔한 세균으로는 대장균(E. coli)이 가장 흔하며 연쇄상구균(streptococcus), 포도상구균(staphylococcus), 폐렴구균(pneumococcus) 등이 있다. 외상이나 개복술, 지속적 외래복막투석을 받는 환자도 복막염의 발생 가능성이 높다〈그림 8-4〉.

복막은 자극이나 감염원이 심하지 않는 경우 염증 과정을 차단시켜 감염에 대항할 수 있도록 한다.

염증이 심할 경우에는 혈액이 장의 염증부위로 이동을 하면서 장의 연동 운동은 중지되고 수분과 공기가 장 내강에 남게 되어 장내 압력이 증가한다. 이로 인해 복압이 상승하고 복통이 심해진다. 복통과 복압이 상승하여 호흡곤란이 심해지며 염증으로 인한 산소 요구량이 증가하게 된다. 장관내로 급격한 체액 이동이 발생하면서 순환혈액량이 감소하여 심장, 신장 및 다른 장기에 영향을 미치게 된다.

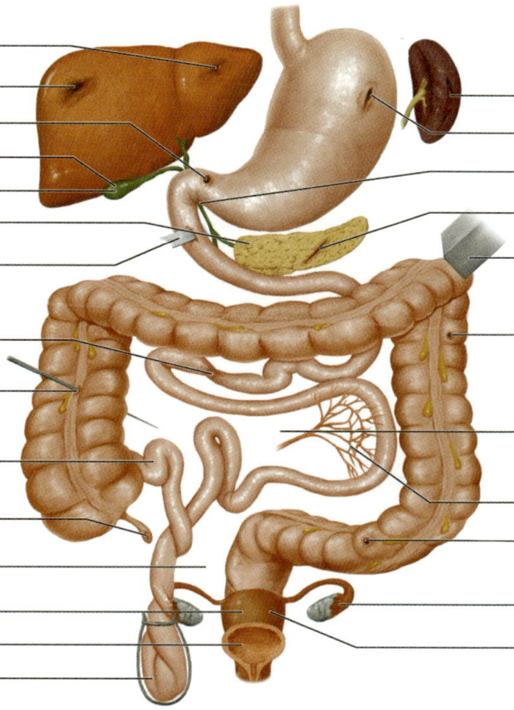

그림 8-4 복막염의 원인

2) 임상 증상

복막염의 일반적인 증상은 복동, 압통과 발열이다. 통증의 부위는 원인과 염증이 국소적인가 광범위한가에 따라 다르다. 환자는 움직이면 통증이 심해지므로 얕은 호흡을 하고 움직이지 않는다. 장운동이 저하되어 장음이 들리지 않고 오심과 구토가 발생한다. 복부 근육은 경직되며 맥박은 빨라지고 탈수 증상 등이 나타난다. 복막염의 합병증으로 저혈량성 쇼크, 패혈증, 마비성 장폐색, 복강 내 농양, 급성 호흡곤란 증후군(ARDS)이 발생할 수 있으며 치료가 지연될 경우 치명적일 수 있다.

3) 진단

백혈구가 20,000mm^3 이상 증가하고 체액이 이동하여 혈액이 농축되므로 CBC 검사를 시행한다. 복부 X-선 촬영으로 장이 확장되거나 장벽의 부종을 확인할 수 있고 CT나 초음파 검사로 복강 내 액체나 농양을 발견할 수 있다. 복수가 있는 경우 복막천자(paracentesis)를 하여 복강내 혈액, 담즙, 농, 세균, 소화효소 등을 분석한다.

4) 응급환자 관리 및 간호

복막염은 생명을 위협하는 응급상황으로 즉각적인 치료가 필요하며, 복막염의 원인을 완전히 제거하는 것이 목표이다.

복막염 응급환자 관리 및 간호의 주요 내용은 다음과 같다.

- 통증을 사정하는 것이 복막염의 원인을 확인하는 데 중요하므로 통증의 위치, 양상 등을 확인한다.
- 장음의 소실 여부, 발열, 쇼크 증상을 확인한다.
- 복막염 환자는 통증이 매우 심하므로 지지적 간호가 필요하다.
- 복부 긴장을 완화시켜 불편감을 줄이기 위해 무릎을 구부리고 염증이 복막 전체로 확산되는 것을 방지하기 위해 반좌위나 좌위를 취해준다.
- 복막염이 진행되면 쇼크와 순환기계 기능부전이 초래되므로 금식하고 전해질과 수분을 정맥으로 보충한다.
- 금식을 유지하고 위 팽만감을 감소시키고 장 내용물이 복강 내로 유출되는 것을 막기 위해 비위관을 삽입한다.
- 활력징후를 자주 측정하여 쇼크 증상이 있는지 확인한다.
- 복막염으로 인한 패혈성 쇼크일 때는 기도내 삽관과 기계적 환기가 필요할 수 있다.
- 농양을 형성하고 있는 경우에는 배농과 배액관 등의 처치가 필요하다.

위장관 출혈(GI bleeding)

60세 남성 환자로 3년 전부터 간경화로 본원에서 계속 진료를 받아옴. 금일 소주 3병 마시고 1시간 전부터 세숫대야 한가득 피를 토해 119구급대에 의해 내원함. 응급실 방문 시 묻는 말에 대답하는 정도 얼굴은 창백하며 기력이 없어 보임.

- 활력징후 : 80/50－110－36－36.0℃, SPO_2 : 95%

○ 119구급대원 구급활동일지

현장도착시 환자 의식상태 명료하나 호흡이 빠르며, 빠르고 약한 맥박과 차고 건조한 피부, 전신과 공막에 황달 증상을 보임. 어지러워하며 얼굴이 창백한 상태로 3년 전부터 간경화로 병원치료 받고 있음.

과거력 간경화. 신고 1시간 전부터 피를 토했다고 하며(붉은 색) 1,500ml정도 추정됨.

1. 간호사가 위의 환자에게 가장 먼저 사정해야 할 내용은 무엇인가?

2. 위의 현장평가 자료와 1번 사정 내용을 근거로 적용해야 할 간호중재 방법을 제시하시오.

3. 위의 환자에게 투여될 수 있는 약물의 약리 작용과 투약 방법에 대해 제시하시오.

4. 위 환자에게 발생 할 수 있는 합병증과 예방 방안을 제시하시오.

5. 식도정맥류 환자에 대한 의학적 중재방법에 대한 근거를 찾아보고 토의하시오.

9

P·A·R·T

내분비계 응급환자 관리

학습목표

- 당뇨병성 케톤산증을 이해하고 응급환자를 관리한다.
- 고혈당 고삼투압성 증후군을 이해하고 응급환자를 관리한다.
- 저혈당증을 이해하고 응급환자를 관리한다.

P·A·R·T 9

내분비계 응급환자 관리

내분비계 질환 중 가장 흔한 사망 원인은 당뇨병성 급성 합병증으로 발생 양상에 따라 당뇨병성 케톤산증(diabetes ketoacidosis; DKA), 고혈당 고삼투압성 증후군(hyperglycemic hyperosmolar syndrome), 저혈당증(hypoglycemia)으로 분류한다.

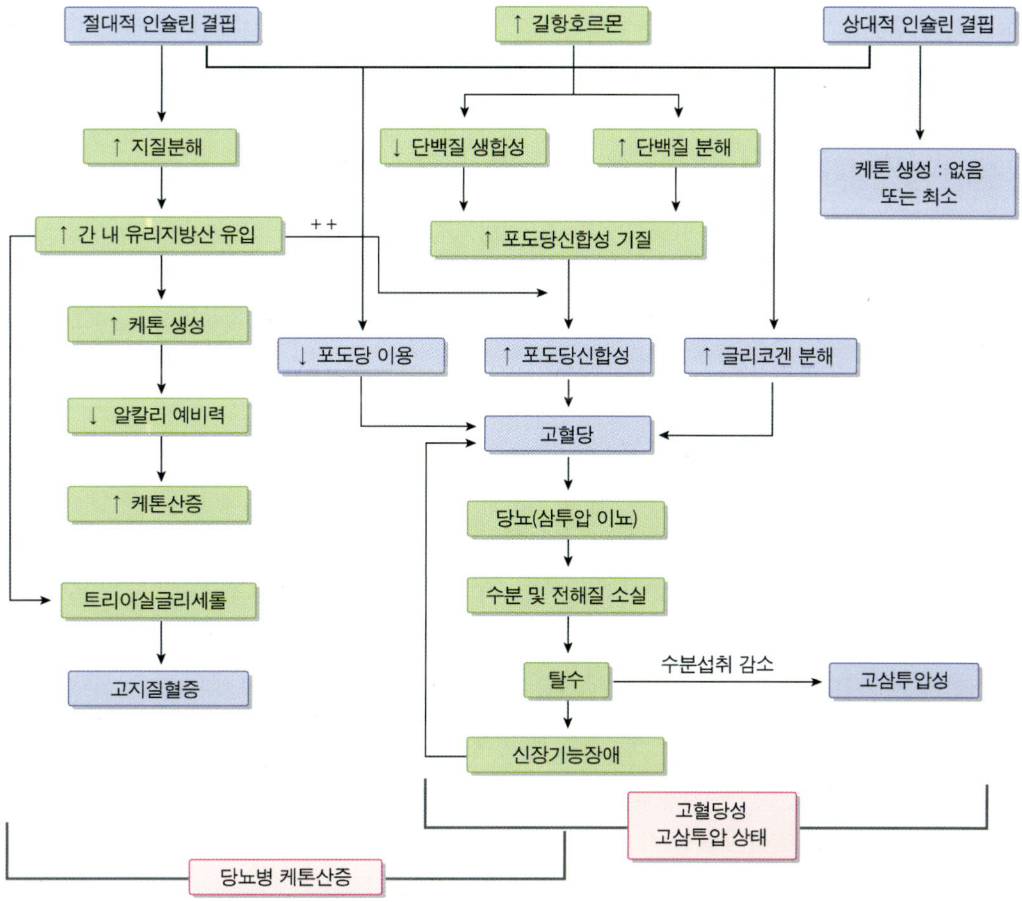

그림 9-1 당뇨병성 케톤산증과 고혈당성 고삼투압성 상태의 발생기전

1 당뇨병성 케톤산증(Diabetes ketoacidosis; DKA)

당뇨병성 케톤산증은 인슐린 부족, 수분 결핍, 산염기 불균형을 특징으로 하는 당뇨병의 심함 급성 대사성 합병증으로 주로 1형 당뇨병에서 발생하지만 인슐린 투여를 하는 2형 당뇨병이나 때로는 당뇨병의 과거력이 없던 사람에서도 발생할 수 있다.

미국의 경우 소아와 청소년 당뇨병 환자의 가장 흔한 사망 원인으로 24세 미만 사망환자의 1/2가 당뇨병성 케톤산증으로 사망하였다. 우리나라의 경우 1형 당뇨병 환자의 36%가 병의 경과 중 1회 이상 당뇨병성 케톤산증을 경험하며 1형 당뇨병 환자의 25~35%는 당뇨병성 케톤산증으로 인하여 당뇨병을 처음 진단받는다.

당뇨병성 케톤산증의 사망률은 국내의 경우 과거에는 13%였으나 최근에는 5% 미만으로 알려져 있다. 사망의 위험도는 환자의 나이가 많을수록, 저혈압이 동반된 경우, 혈당 및 혈액요소질소(BUN) 농도가 높을수록, 동맥혈 pH가 낮을수록 증가한다. 환자의 나이가 어릴 때는 대사 장애의 심한 정도에 따라 달라진다.

1) 원인 및 병태 생리

당뇨병성 케톤산증의 유발인자로는 감염증(폐렴, 요로감염증, 패혈증 등, 30~50%), 인슐린 투여 중지 15~45%가 주요 원인으로 꼽히며 이 외에도 뇌졸중, 급성 심근경색증, 외상, 수술, 췌장염, 알코올 남용, 약물(glucocorticoid, thiazide, β-blocker, 교감신경작용제, 제2세대 항정신병약제, cocaine) 등이 있으며 유발인자를 알 수 없는 경우도 많다.

2) 임상 증상

삼투압 이뇨에 의해 수분 및 전해질이 소실되어 다뇨, 갈증, 다음증 등을 호소한다. 체중 감소와 함께 심한 전신 쇠약감이 나타나며 오심, 구토 등의 위장관 증상이 있다. 구토에 의해 수분 및 전해질 소실은 더욱 심화된다.

의식상태는 졸음(drawsiness) 상태에서부터 혼수까지 다양하게 나타난다. 이는 삼투질 농도 증가에 비례하여 나타나는 뇌세포의 수분 소실에 영향을 받는다.

탈수증, 피부 긴장도 감소, 빈맥을 동반한 저혈압, 과다환기(kussmaul respiration)가 나타나며 호흡에서 케톤체 냄새(과일향)가 난다. 감염 등 유발요인들에 의한 증상, 신경 반사의 저하, 의식 장애에 동반된 신경학적 이상 소견이 나타난다.

당뇨병의 케톤산증의 병태 생리

포도당 대사

당뇨병성 케톤산증에서 인슐린 결핍은 정상적인 공복상태(fasting)를 심화시킨다. 당뇨병 환자에게서 인슐린 투여 중지 또는 결핍이 있는 경우 처음 2~4시간 내에 간의 포도당 생성이 급격하게 증가하여 4시간 이내에 혈장 포도당 농도는 290mg/dL 정도로 상승한다. 이러한 변화는 글루카곤에 의해 일어나며 포도당의 신합성과 글리코겐 분해를 자극하여 간의 포도당 생성을 증가시킨다. 고혈당은 말초조직의 포도당 이용 및 췌장의 베타세포에서 인슐린 분비를 더욱 억제하여 고혈당을 더욱 심화시키는 악순환을 일으킨다. 당뇨병성 케톤산증으로 내원하는 대부분의 환자들의 혈당이 500~600mg/dL에 이른다.

케톤체 대사

인슐린결핍과 성장 호르몬 및 카테콜라민 과잉으로 지방조직에서 지질 분해가 항진되어 유리지방산의 간으로의 유입이 증가한다. 지방이 산화되면서 다량의 케톤체(acetoacete, β-hydroxybutyrate, acetone)가 생성된다. 또한 글루카곤은 간의 카르니틴 농도를 직접적으로 증가시켜 유입된 유리지방산이 산화과정에 의해 대사되는 것을 촉진한다. 결국 인슐린 결핍으로 말초조직에서 포도당과 케톤체의 이용은 감소되고 혈액 내 축적은 증가하여 혈장 포도당과 케톤체 농도가 증가한다.

산 - 염기 불균형

증가한 케톤체는 약산성으로 혈액 내 수소 이온 농도를 증가시킨다. 수소 이온은 과환기 및 소변으로 배출되나 결과적으로 대사성 산증을 유발한다. 병원 전 응급처치 단계에서 생리식염수를 투여받은 환자는 고염소혈증 대사산증이 나타날 수 있다. 저혈압이 심한 경우에는 젖산 산증(lactic acidosis)이 함께 나타난다. 이러한 수소 이온의 증가는 고혈당과 무관하며 혈당이 정상인 케톤산증 환자에서도 나타날 수 있다.

수분 - 전해질 불균형

고혈당에 의한 혈장 삼투질농도(osmolarity) 증가는 초기에는 세포 내에서 세포 외로 수분을 이동시켜 혈액량이 증가하고 소변으로 수분과 용질이 빠져나가는데 용질에 비해 상대적으로 많은 수분 소실이 일어난다. 혈당이 높을 때 혈장 나트륨 이온 농도는 감소하는데, 이는 고혈당으로 혈장량이 증가하면서 나트륨이 희석되어 나타난다.

인슐린 결핍으로 인해 대사성 산증, 고혈당, 고글루카곤혈증, Na^+, K^+, ATP 분해효소 활성화 저하 등에 의해 세포 내 칼륨이온 소실이 나타난다.

혈장 칼륨 농도는 소변의 칼륨이온 배설 속도에 좌우되는데 신장 기능이 정상일 때 그 농도는 감소하지만 신장의 기능이 나빠지면 그 농도는 증가한다. 칼슘, 마그네슘 및 인산염의 소실도 증가한다.

혈액학적 이상

혈전색전성 합병증이 종종 발생한다. 탈수에 의해 적혈구 용적률이 증가하며 일부 응고인자의 농도가 증가하고 혈소판의 분비가 증가한다. 혈액 내 중성구 증가는 혈장 케톤체 증가에 비례하여 나타나므로 백혈구증가증이 항상 감염증을 의미하지는 않는다.

감염증에 의해 당뇨병성 케톤산증이 발생한 경우 혈액내 증가한 수소 이온의 말초 혈관 확장 효과에 의해 체온이 정상이거나 낮아질 수 있다. 체온 저하가 심할 때는 예후가 좋지 않다.

3) 진단 검사

포도당, 혈액요소질소, 크레아티닌, 전해질의 혈장 농도측정, 혈액 및 소변의 케톤체 검사, 동맥혈 가스 분석 검사를 시행한다.

전혈구(CBC), 혈장 당화혈색소(HbA1c), 소변 검사, 심전도 검사, 감염이 있는 경우 세균배양 검사를 시행한다.

혈당이 250mg/dL 이상, 혈액 pH가 7.3 미만, 혈장 중탄산염 농도가 15mEq/L 미만, 중등도의 케톤산혈증이 있으면 당뇨병성 케톤산증을 진단할 수 있다.

케톤체는 아세톤(acetone), 아세토아세트산(acetoacetate), 베타하이드록시부티레이트(β-hydroxybutyrate)를 의미하며 베타하이드록시부티레이트(β-hydroxybutyrate)는 당뇨병성 케톤산증의 진단은 물론 치료 경과를 감시할 수 있다.

혈액가스 분석에서 pH 감소, 음이온 차이 증가, 중탄산염(bicarbonate) 감소 등으로 대사성 산증을 확인한다. 저나트륨혈증, 저칼륨혈증을 확인하고 인과 마그네슘 부족이 있으며 탈수에 의해 질소혈증이 발생한다.

혈당은 한 시간마다 측정하며 혈장 포도당, 전해질, 혈액요소질소, 크레아티닌 농도 검사는 필요시마다 시행한다.

4) 응급환자 관리 및 간호

당뇨병성 케톤산증의 치료 목표는 말초 조직에서 당 이용을 원활하게 하여 신체의 동화기능을 증진시키고 탈수와 전해질의 불균형 교정, 케톤산증을 교정하는 것이다.

표 9-1 케톤산증과 고혈당 고삼투압성 비케톤성 혼수의 진단 기준

검사	당뇨병성 케톤산증			고혈당성 고삼투압 증후군
	경증	중등도	중증	
혈장 포도당(mg/dL)	>250	>250	>250	>600
동맥혈 pH	7.25~7.30	7.00~7.24	<7.00	>7.30
혈청 중탄산염(mEq/L)	15~18	10~15	<10	>15
소변 케톤	양성	양성	양성	소량
혈청 케톤	양성	양성	양성	소량
혈청 삼투질농도(mOsm/kg)	다양	다양	다양	>320
음이온 차이(mEq/L)	>10	>12	>12	<12
의식 상태	명료	명료~졸림	혼미/혼수	혼미/혼수

내과적 응급상황으로 환자가 병원에 온 후 12시간 동안이 중요하며 이때의 치료는 환자의 예후에 결정적인 영향을 미친다.

당뇨병성 케톤산증으로 인한 응급환자 관리 및 간호의 주요 내용은 다음과 같다.

- 신장의 관류 증가를 통해 소변의 포도당 배설을 증진시키기 위해 수액 요법을 시행한다. 이를 통해 혈당을 23%까지 낮추고 탈수를 교정할 수 있다.
- 항진된 이화작용을 진정시키고 대사의 항상성을 회복하기 위해 인슐린 요법을 준비한다.
- 심한 산증으로 인해 혈청 칼륨이온 농도가 높게 나오는 경우도 있으나 실제로는 체내 칼슘이온 농도가 낮은 상태이므로 칼륨 보충을 고려한다.
- 활력징후, 소변량을 면밀히 관찰하고 탈수의 교정 정도를 확인하기 위해 중심정맥압 감시를 한다.
- 환자는 감염에 취약하므로 철저한 무균술을 적용하도록 한다.
- 당뇨병성 케톤산증은 응급상황이므로 발생하지 않도록 예방하는 것이 매우 중요하다. 따라서 환자는 당뇨병 예방 관리방법과 합병증 발견 및 관리방법을 배워야 한다.

당뇨병성 케톤산증 예방 및 관리 교육지침

- 인슐린은 처방대로 투여하도록 한다.
  - 오심 및 구토가 있다고 하더라도 인슐린 양을 줄이지 않고 평소에 제한한 주스 및 탄수화물을 소량씩 보충하도록 한다.
- 혈당을 주기적으로 측정한다.
  - 혈당이 250mg/dL 이상인 경우 의사에게 보고하도록 한다.
- 병원 검진을 정기적으로 하여 혈당, 체중, 일반 건강상태에 대해 상담을 받도록 한다.
- 당뇨병성 케톤산증의 유발요인이 될 수 있는 감염이 있는지 확인하고 즉시 의사에게 보고하도록 한다.
- 신체적·정서적 스트레스는 당뇨병성 케톤산증의 유발요인이 될 수 있으므로 조절하도록 한다.
- 오심, 구토, 식욕부진, 설사 등이 지속되거나 열성 질환이나 감염, 소변내 케톤 검출, 산증이 의심될 때는 즉시 병원을 방문하도록 교육한다.

2 고혈당 고삼투압성 증후군(Hyperglycemic hyperosmolar syndrome; HHS)

고혈당 고삼투압성 증후군은 대개 중년이나 고령의 제2형 당뇨병 환자에서 심한 고혈당, 고삼투압성 및 탈수가 나타날 때 진단한다. 과거에는 비케톤성 고삼투압 혼수(nonketotic hyperosmolar coma; NKHC)라고 하였으나 혼수상태와 같은 심한 의식장애가 적고 일부에서는 케톤증이 동반되는 경우가 있어 최근에는 고혈당 고삼투압성 상태(hyperglycemic hyperosmolar state)라는 명칭과 함께 사용된다.

당뇨병성 케톤산증에 의한 사망률은 점차 감소되고 있는 추세지만 고혈당 고삼투압성 증후군에 의한 사망률은 5～20%로 높은 편이다. 특히 고령의 환자는 심부전이나 신부전 등이 동반되기 때문에 예후가 나쁘다.

고혈당 고삼투압성 증후군은 혈당이 600mg/dL 이상, 유효 삼투압 농도가 320mOsm/L 이상이면서 심한 케톤산증 없이 탈수가 있으면 진단한다. 때로는 가벼운 케톤산증을 동반하기도 한다.

1) 유발인자

고혈당 고삼투압성 증후군의 가장 흔한 유발인자는 감염이며(30～60%) 인슐린 치료가 부적절한 경우, 심근경색이나 심근 허혈과 같은 심질환이 주요 인자로 여겨진다. 이외에도 탈수를 일으킬 수 있는 질환은 고혈당 고삼투압성 증후군을 유발할 수 있다.

고혈당 고삼투압성 증후군 유발인자

1. 감염 : 폐렴, 요로 감염, 패혈증
2. 순환기계 질환 : 심근경색, 폐동맥 혈전증, 뇌졸중
3. 급성 대사 질환 : 급성 췌장염, 장폐쇄, 신부전
4. 내분비 질환 : 말단비대증, 쿠싱 증후군, 갑상선 중독증
5. 약물 : 베타 차단제, 당류코르티코이드, 이뇨제(thiazide), 면역억제제, phenytoin
6. 고삼투성의 장관영양 용액, 비경구영양 용액
7. 기타 : 알코올 남용, 위장관 출혈, 화상, 투석 사용 약물, 횡문근융해

2) 병태 생리

인슐린 결핍에 의해 글리코겐 분해 및 포도당 생성이 항진되어 혈당이 상승하고 동반된 신질환, 노화, 탈수 등으로 신장 기능이 저하되어 요중 포도당 배설이 감소하고, 심한 고혈당에 의한 고삼투압성 상태가 초래되어 뇌기능 장애가 유발된다. 케톤산증과는 달리 인슐린 결핍이 덜하며 고혈당으로 인해 유리지방산의 이용이 줄어들어 산증이 심하지는 않다. 결정적 유발요인은 지속적인 당뇨성 이뇨에 의해 시작된다. 신기능이 저하되거나 혈액량이 감소하면서 사구체여과율(GFR)이 감소할수록 신세뇨관의 포도당 부하는 225mg/min 이상으로 증가하면서 포도당의 배출이 원활하지 않고 혈장 포도당의 농도는 급격하게 상승한다.

나이가 들면서 신장의 요 농축 기능장애가 진행되고 항이뇨호르몬에 대한 저항이 증가하며 사구체여과율(GFR), 신장혈류량(RBF), 신장의 부피가 30～50% 가량 감소한다. 또한 체중의 60%가 수분으로 체수분량이 적어 수분과 삼투압 농도 변화에 대한 조절 기전이 부적절하여 수분 부족에 따른 수분 섭취를 충분히 유지하지 못한다. 이러한 여러 요인에 의해 고혈당 고삼투압성 증후군은 젊은 사람보다는 고령에 호발한다.

3) 임상 증상

간에서 포도당 합성이 증가하여 심한 고혈당이 나타나고 이로 인한 삼투성 이뇨로 체내 수분 소실이 심해 다뇨, 다음과 함께 빈맥, 저혈압, 각 장기의 혈액 순환 부전 등이 나타난다.

삼투성 이뇨로 포도당, 수분 뿐 아니라 나트륨, 칼륨, 인, 마그네슘, 칼슘 등의 전해질 소실도 동반한다.

케톤뇨 및 케톤혈증은 없거나 또는 그 정도가 가벼운 경우가 대부분이다. 요독증에 의해 경한 산증(acidosis)이 나타난다. 당뇨병 치료에 인슐린을 사용하기 전에는 혼수와 같은 신경계 장애가 흔히 나타나지만 최근에는 약 10%에서 의식장애가 나타나며 약 20%에서는 전혀 의식장애가 없는 것으로 보고되고 있다.

의식 장애는 고삼투압의 정도에 따라 그 정도가 다르며 고삼투압 상태가 빨리 올수록 의식장애가 나타난다. 일부 환자에게서 대발작, 일시적 마비와 같은 신경학적 증상 및 바빈스키(Babinski)징후가 나타날 수 있다.

심한 탈수로 인해 피부 탄력성 감소, 차가운 손·발, 안구 함몰, 약한 빈맥이 나타나며 당뇨병성 케톤산증에 비해 위장관 증상은 드물고 Kussmaul 호흡과 호흡시 아세톤 냄새는 없다. 당뇨병성 케톤산증에서는 체온이 정상이거나 하강하지만 고혈당 고삼투압성 증후군에서는 탈수로 인해 체온이 약간 상승한다.

4) 임상 검사

특징적으로 혈당이 600mg/dL 이상 증가하며 심한 탈수로 인해 혈중 BUN 및 크레아틴(creatine) 수치가 상승한다. 질소혈증으로 인하 무기 인산의 축적, 고유산혈증(hyperlactatemia)에 의한 경한 대사성 산증이 나타난다.

흔히 백혈구 수치가 12,000～15,000/mm^{3}까지 상승하기도 한다. 그러나 25,000/mm^3 이상인 경우 감염증이 있을 수 있기 때문에 주의한다. 탈수로 순환 혈액량이 감소하여 헤마토크릿(Hct)이 상승하지만 치료 초기에 수액을 보충하면 혈액이 희석되어 빈혈로 판정할 가능성이

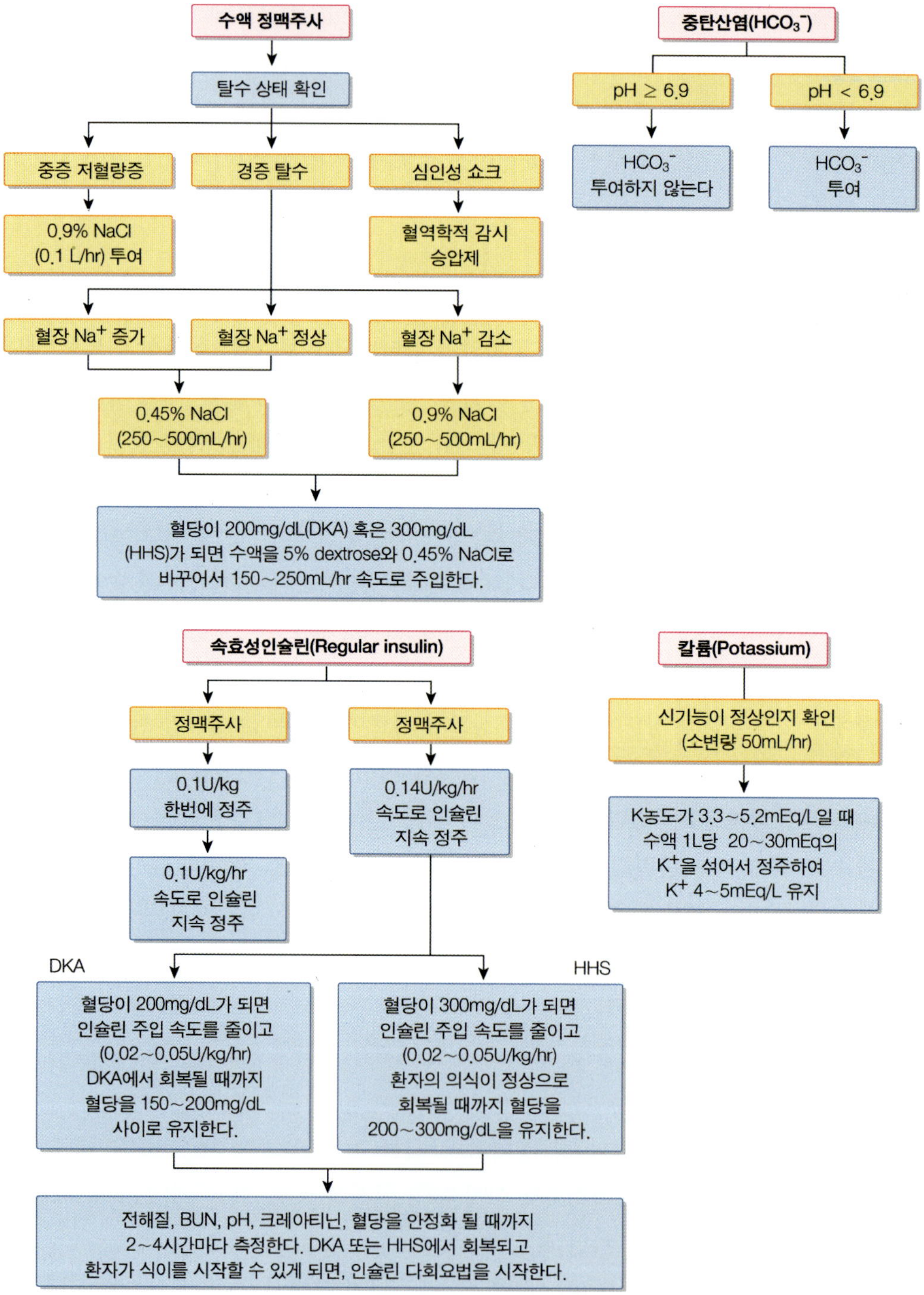

그림 9-2 성인의 고혈당성 응급상황에서의 관리 지침

있으므로 주의한다.

혈액 내 중성 지방 및 콜레스테롤이 증가하고 특히 중성 지방 증가가 현저하며 고지혈증이 각종 검사에 혼동을 초래한다.

5) 응급환자 관리 및 간호

고혈당 고삼투압성 증후군의 치료는 유발요인을 제거하고 수액요법, 인슐린 투여, 전해질 교정, 합병증 예방으로 당뇨병성 케톤산증의 치료와 유사하다. 또한 환자의 연령이 높을수록, BUN 수치가 높을수록, 혈장 삼투압농도 및 나트륨 농도가 높을수록 예후가 나쁘며 사망률은 10~17% 정도로 보고되고 있다.

고혈당 고삼투압성 증후군으로 인한 응급환자 관리 및 간호의 주요 내용은 다음과 같다.

- 유발요인 관리 : 감염과 같은 유발요인이 있을 경우 빨리 치료하도록 한다. 균배양 검사 등으로 감염이 의심될 때는 항생제 치료를 준비한다.
- 수액 요법 : 유효삼투압이 320mOsm/L 이상일 때는 저장성 생리식염수(0.45% N/S)를 처음 1시간 동안 1,500mL투여하고 그 후 2~3시간 동안 시간당 1,000mL씩 주고 이후는 500~750mL/hr의 속도로 투여한다. 유효삼투압이 320mOsm/L 미만이 되면 등장성 용액으로 투여한다.
- 인슐린 요법 : 속효성 인슐린 15단위를 정맥 주사한 후 0.1U/kg/hr을 시간당 5~10단위 속도로 정맥으로 지속적으로 주입하며 매시간 혈당을 측정한다.
- 전해질 교정 : 인슐린 투여로 포도당과 칼륨이 세포 내로 이동하므로 케톤산증 환자보다 칼륨 보충을 빨리 하도록 한다.
- 환자가 안정될 때까지 활력 징후를 자주 측정하고 의식이 둔할 때는 기도를 유지하도록 한다.

3 저혈당(Hypoglycemia)

저혈당은 인슐린 또는 경구혈당강하제 치료를 하는 사람에서 ① 낮은 혈장 혈당 농도(<70 mg/dL)로 인해 ② 자율신경항진 또는 신경포도당 결핍 증상이 발생하고 ③ 포도당 투여 후 이런 증상이 소실되는 것으로 정의할 수 있다. 저혈당이 지속되면 마비나 뇌병증과 같은 일시적인 신경학적 증상이 발생할 수 있고 중증 저혈당증의 장기 합병증은 경도의 지적 능력 손

상, 반신 마비와 드물게 나타나는 뇌교(pons) 기능 이상과 같은 영구적인 신경학적 후유증이 남을 수도 있으며 생명을 위협할 수 있다.

제2형 당뇨병 환자에서 저혈당 발생의 위험인자

1. 심한 저혈당의 과거력
2. 낮은 당화혈색소(<6.0%)
3. 저혈당 불감증
4. 당뇨병의 긴 유병 기간
5. 자율신경병증 동반
6. 낮은 경제수준
7. 청소년
8. 스스로 저혈당을 감지하고 치료하기 어려운 노인 환자

1) 포도당 대사의 항상성

포도당은 뇌조직에 필수적인 에너지원으로 혈장 포도당은 음식 섭취와 활동 정도에 따라 변동이 있으며 공복 상태에서도 70~100mg/dL으로 유지된다. 식간이나 공복 상태의 혈장 포도당 농도는 주로 내인성의 포도당 생성, 간에서의 글리코겐 분해, 간 및 신장의 포도당 신합성에 의해 유지된다. 포도당의 생산 및 이용을 조절할 때 인슐린이 가장 중요하다. 공복 상태일 때 췌장의 베타 세포에서 인슐린 분비가 감소하고 간의 글리코겐 분해가 증가하여 간과 신장에서는 포도당 신합성이 증가한다. 인슐린 농도가 낮아 말초 조직에서는 포도당 이용이 줄어들고 지질 분해와 단백질 분해가 증가하여 포도당 신합성 전구물질이 생산된다. 따라서 인슐린 분비의 감소는 저혈당에 대한 첫 번째 방어기전이라 할 수 있다. 글루카곤은 간에서 글리코겐의 분해를 촉진시킨다.

부신수질에서 분비되는 에피네피린은 간에서 글리코겐 분해를 촉진하고 간과 신장에서 포도당 신합성을 증가시키는 작용이 있다. 저혈당이 오래 지속되면 코르티솔과 성장 호르몬이 분비되어 포도당 생산을 촉진하고 인슐린 민감조직에서의 포도당 이용을 제한한다. 혈당이 더욱 떨어지면 저혈당이 유발되어 음식 섭취와 같은 방어 기전이 나타난다.

2) 원인

저혈당의 주된 원인은 인슐린 또는 경구혈당강하제의 용량이 너무 많거나 투여시간이 부적절하거나 인슐린의 종류 선택이 잘못된 경우, 밤사이의 공복 상태, 식사를 거를 경우, 운동이나 활동량 증가로 인해 인슐린 비의존적인 포도당 이용이 증가한 경우, 알코올 섭취 등에 의

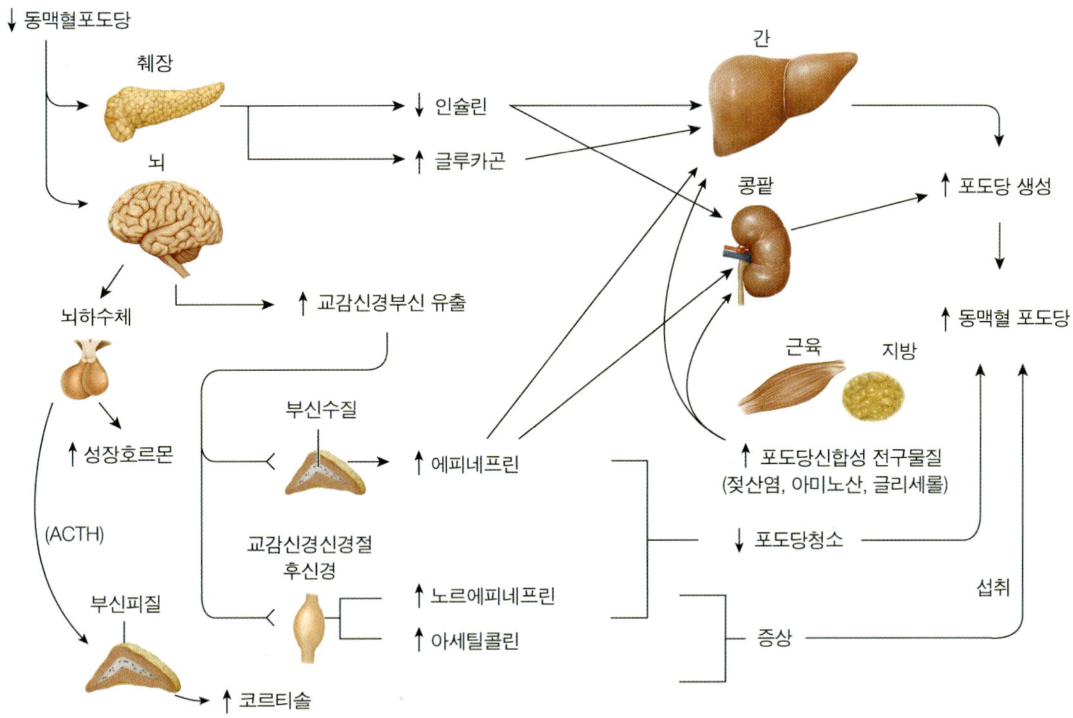

그림 9-3 정상인에서 저혈당 예방 및 혈당 유지 기전

해 체내 포도당 생성이 감소한 경우, 신부전 등에 의해 체내 포도당 생성이 감소된 경우 등에서 발생할 수 있다.

3) 임상증상

저혈당의 증상은 갑작스럽게 예기치 않게 발생하고 다양하게 나타나며 혈당이 어느 정도 떨어졌는지와 관련이 있다.

저혈당의 증상은 포도당 감소로 인한 신경포도당 결핍(neuroglycopenic)과 자율신경계

표 9-2 저혈당의 정도에 따른 분류

경증	• 자율신경계 증상이 있으며 스스로 대처할 수 있는 상태
중등도	• 자율신경계 증상과 신경포도당 결핍 증상이 있으면서 스스로 대처할 수 있는 상태
중증	• 다른 사람의 도움이 필요한 상태로 의식이 불분명 해질 수 있는 상태 • 혈장 혈당 농도<50mg/dL

표 9-3 저혈당의 증상

자율신경계 증상	신경포도당 결핍증 증상
• 교감신경계 증상 – 빈맥(심계항진), 진전, 불안/과민 • 부교감신경 증상 – 발한, 공복감, 이상 감각	• 두통 • 쇠약감, 피로 • 정신착란 • 건망증 • 시야 곤란 • 부분 신경학적 이상 • 경련 • 혼수

(neurogenic) 반응으로 나눌 수 있다. 정상인의 경우 혈중 포도당 농도가 60mg/dL에서 자율신경계 증상이 나타나기 시작하며 50mg/dL 이하에서는 신경포도당 결핍 증상이 나타나기 시작한다.

빈맥, 진전, 불안 등의 교감신경 증상과 발한, 공복감, 이상 감각 등의 부교감신경 증상이 있다. 이러한 증상은 저혈당 경험이 반복될수록 줄어든다.

4) 응급환자 관리 및 간호

저혈당 치료의 목표는 저혈당을 즉시 감지하고 교정하여 이로 인한 증상 및 손상을 줄이는 것으로 포도당 또는 탄수화물을 섭취하도록 하는 것이다.

저혈당으로 인한 응급환자 관리 및 간호의 주요 내용은 다음과 같다.

- 의식이 있는 경우 경구로 포도당을 섭취하도록 한다.
- 의식이 혼미한 경우는 50% 포도당 수액 25g을 정맥으로 투여하거나 10% 포도당 수액을 지속적으로 투여한다.
- 만약 수액요법이 어려운 경우는 글루카곤 1.0mg을 피하나 근육 내로 투여한다.
- 저혈당이 반복되는 것을 예방하는 것이 중요하므로 환자와 가족에게 저혈당 증상을 교육하여 저혈당이 의심이 될 때는 혈당 검사를 하도록 하고 손이 쉽게 닿는 곳에 간식을 두도록 한다.

저혈당(Hypoglycemia)

70세 여성 환자로 지하철역 의자에 앉은 상태로, 의식이 없는 것 같다고 119에 신고되어 구급대원에 의해 병원 내원함. 응급실 방문시 졸린 듯 통증에 반응하는 정도, 식은땀을 흘리며 오른팔에 동정맥루(AV Fistula)가 보임.

- 활력징후 : 110/90－65－16－35.5℃, SPO_2 : 99%
- 혈당(BST) : 56mg/dl

○ 119구급대원 구급활동일지

현장도착시 환자 호흡은 정상, 맥박은 느리고 약하게 촉지됨. 의식은 통증에 반응하는 정도. 졸린 듯 자꾸 자려고 하며 식은땀이 나는 상태로 고혈압과 당뇨, 투석 치료를 받고 계신 다고함. 금일 지하철로 귀가 중 의식이 떨어져 의자에 앉아 있는 상태로 역무원이 신고함.

1. 위 환자에게 우선적으로 수행되어야 하는 치료 및 간호 중재를 설명하시오.

2. 위 환자의 동맥혈가스분석(ABGA) 검사 상 어떤 결과에 대해 주의를 기울여야 하는지와 그 근거에 대해 설명하시오.

3. 저혈당과 고혈당의 증상과 징후를 비교 설명하고, 생명을 위협하는 요인이 되는 이유를 설명하시오.

4. 위 환자에 대한 재발 방지를 위한 환자교육계획을 수립하시오.

10

P·A·R·T

신경계 응급환자 관리

학습목표

- 뇌졸중을 이해하고 응급환자를 관리한다.
- 두부 외상을 이해하고 응급환자를 관리한다.
- 척수 손상을 이해하고 응급환자를 관리한다.

P·A·R·T 10

신경계 응급환자 관리

1 뇌졸중(Cerebrovascular accident; CVA)

뇌졸중은 전 세계적으로 사망과 장애의 주요 요인이며 우리나라에서도 사망원인 2위로 한 해 동안 25,404명이 뇌혈관 질환으로 사망하였다(통계청, 2012). 노인연령에서는 젊은 성인에 비해 10~20배 정도 많이 발생하여 65세 이상의 인구 중 5% 정도가 뇌혈관 질환에 의해 불편을 겪고 있어 인구의 노령화에 따른 대표적 질병으로 그 중요성이 증가하고 있다.

1) 원인

뇌졸중의 가장 위험한 요인은 고혈압이다. 고혈압일 경우 뇌졸중 일차 예방을 위해 혈압조절의 목표는 140/90mmHg 미만으로 유지하는 것을 권고하며 당뇨병과 심질환이 있을 경우는 130/80mmHg 미만으로 유지하도록 한다. 심장질환 또한 뇌졸중의 중대한 위험요인으로 꼽힌다. 심방세동은 뇌졸중 원인의 15~20%를 차지하며 당뇨병인 경우에도 뇌졸중에 걸릴 위험이 4~5배 증가한다.

뇌졸중 위험인자

조절할 수 없는 위험인자
- 나이
- 성별
- 출생시 저체중
- 유전적 요인

입증된 조절 가능한 위험인자
- 고혈압
- 흡연
- 당뇨병
- 심방세동
- 기타 심장질환
- 이상지질혈증
- 무증상 경동맥협착
- 폐경 후 호르몬 치료
- 식이와 영양
- 신체활동
- 비만

조절 가능한 잠재적 위험인자
- 대사증후군
- 음주
- 약물남용
- 경구 피임약
- 수면 중 호흡장애
- 편두통
- 고호모시스틴혈증
- 과다 응고증
- 염증
- 감염증
- 무증상 열공성 병변 및 백질 변성

표 10-1 뇌졸중 종류에 따른 특성 비교

구분	허혈성(ischemic)		출혈성(hemorrhagic)	
	혈전성	색전성	뇌내출혈	지주막하출혈
원인	죽상경화증, 고혈압	심방세동, 대동맥과 승모판 질환, 심근 경색, 죽상경화증	고혈압성 심혈관질환, 응고 장애	뇌동맥류, 외상, 혈관 기형
경고증상	TIA (대상자의 30~50%)	없음	두통 (대상자의 25%)	두통 (흔함)
질병진행 예후	증상이 서서히 발현, 단계적으로 호전	갑자기 발생	24시간 이상 진행시 예후가 나쁨, 혼수시 치명적	갑자기 발생, 혼수시 치명적
활동관련	휴식 중에 발병	활동과 관련 없음	활동과 관련 있음	머리외상과 관련
의식수준	깨어 있음	깨어 있음	무의식	무의식
경련	드묾	드묾	흔함	흔함
호전	몇 주에서 몇 달 후에 호전	빠르게 호전되는 편	다양함 영구결손 가능성 있음	다양함 영구결손 가능성 있음
뇌척수액	정상	정상	혈액성	혈액성

2) 뇌졸중의 종류

뇌졸중은 일반적으로 출혈성과 허혈성으로 구분한다.

(1) 허혈성 뇌졸중(Ischemic stroke)

허혈성 뇌졸중은 혈전이나 색전에 의해 뇌동맥이 폐색되어 일어난다. 뇌졸중의 약 80%는 허혈성 뇌졸중으로 혈전성 뇌졸중(thrombotic stroke)과 색전성 뇌졸중(embolic stroke)으로 구분한다.

- 혈전은 뇌졸중의 가장 흔한 원인으로 혈전성 뇌졸중(thrombotic stroke)은 뇌졸중의 약 60%를 차지한다. 혈전성 뇌졸중의 약 30~50%는 일과성 뇌허혈 발작(transient ischemic attack; TIA) 후에 나타난다. 열공성 또는 소공성 뇌졸중(lacunar stroke; 열공성 뇌졸중)은 혈관이 막혀 뇌조직의 일부가 괴사되어 0.2~15mm 크기의 작은 뇌조직 괴사가 뇌의 백질이나 심부 회백질 내에서 발생한다.
- 색전성 뇌졸중(embolic stroke)은 뇌졸중의 두 번째로 흔한 원인으로 뇌졸중의 약 20%를 차지하며 색전 덩어리가 뇌동맥을 폐색하여 발생한다.

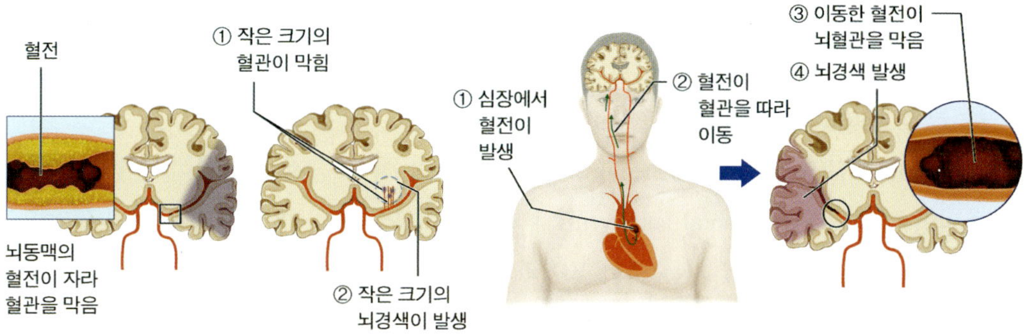

그림 10-1 허혈성 뇌졸중

- 일과성 뇌허혈 발작(transient ischemic attack; TIA)은 일시적이고 국소적인 대뇌 허혈로 뇌졸중의 증상이 일시적으로만 나타난다. 흔히 1~2시간 이내에 회복되며 드물게 24시간까지 지속되는 경우가 있으나 곧 뇌 혈류가 정상으로 회복되며 길면 3주까지 지속되기도 한다.

(2) 출혈성 뇌졸중(Hemorrhage stroke)

출혈성 뇌졸중은 뇌졸중의 약 15%를 차지하며 뇌혈관이 파열되는 뇌실질 내 출혈과 뇌동맥류로 인한 지주막하 출혈이나 뇌실 내 출혈로 나눈다.

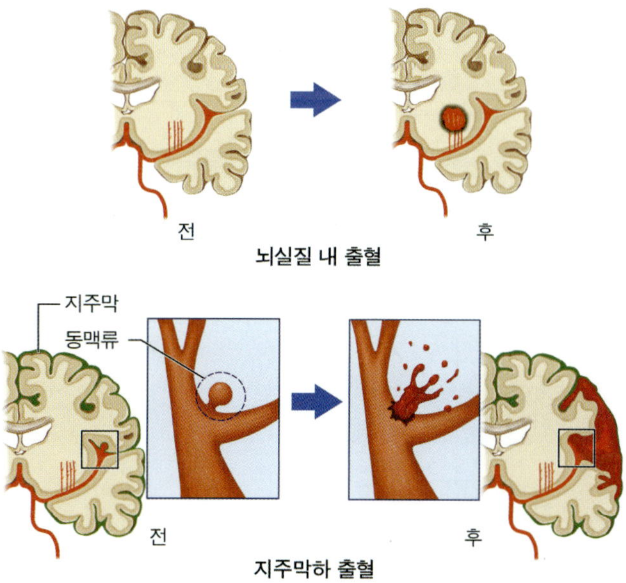

그림 10-2 출혈성 뇌졸중

• 뇌내 출혈(Intracerebral hemorrhage)은 모든 뇌출혈의 약 10%를 차지하며 혈관 파열로 인해 출혈이 나타난다. 대부분 고혈압과 관련이 있으며 탄력이 떨어진 혈관이 혈압이 상승할 경우 파열되면서 뇌실질 출혈로 나타난다.
• 지주막하 출혈(Subarachnoid hemorrhage)은 지주막 아래 공간에 출혈이 발생하는 것으로 주원인은 뇌동맥류(cerebral aneurysm)의 파열이다. 뇌동맥류가 파열되어 뇌지주막하 출혈로 나타나면 머리를 '꽝' 치는 듯한 느낌과 함께 생애에서 가장 심한 두통을 경험하게 된다.

3) 병태생리

윌리스환(circle of Willis; 대뇌동맥고리)을 통한 뇌순환은 혈관의 폐색에도 순환이 유지될 수 있도록 한다. 그러나 혈관의 폐색으로 인한 뇌혈류의 감소로 산소 공급이 줄어들면 신경세포는 혐기성 호흡(anaerobic respiration)을 하게 되면서 젖산(lactic acid)과 같은 대사산물이 쌓이게 되고 산도(pH)가 낮아져 기능이 저하된다.

혈액 공급이 저하된 부위의 세포는 칼슘의 양이 증가하고 글루탐산염을 유리하면서 세포막이 파괴되고 더 많은 칼슘과 글루탐산염은 혈관을 수축시키고 자유기(free radical)를 생성하게 된다. 경색 48~72시간 후에는 손상 부위의 부종과 변성이 분명해지다가 결국 단단한 신경계 조직으로 둘러싸인 낭종이 만들어진다.

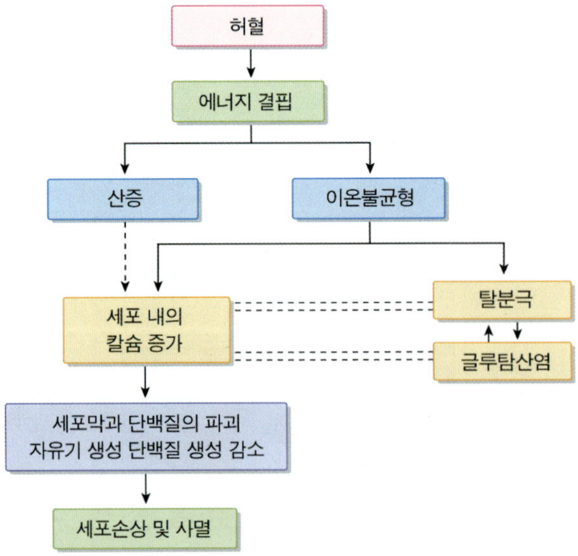

그림 10-3 허혈성 뇌졸중의 발생기전

4) 임상증상

(1) 병원 전 단계

일반적으로 급성허혈성 뇌졸중이 의심되는 환자의 병원 도착 전 상황에서 평가해야 할 중요한 사항은 “5가지 징후(the 5 suddens)” 또는 “FAST”로 대상자의 상황을 신속하게 진단할 수 있으며 다음과 같은 증상에 해당되는 경우 즉시 응급의료체계를 활성화해야 한다.

① 5가지 징후(The 5 Suddens)

- 급작스런 위약감(sudden weakness)
- 급작스런 언어불능(sudden speech difficulty)
- 급작스런 시각상실(sudden visual loss)
- 급작스런 심한 두통(sudden severe headache)
- 급작스런 어지럼증(sudden dizziness)

② FAST 징후(Face, Arm, Speech, Time)

안면 위약감, 팔 위약감, 언어불능 중 어느 한 가지 혹은 그 이상의 증상을 보일 경우 이는 뇌졸중과 일과성 허혈 발작(TIAs)의 88%에서 나타난다.

(2) 병원 단계

뇌졸중의 증상은 허혈 및 출혈의 부위와 범위에 따라 다르다. 뇌혈관성 장애가 있는 경우 본인은 잘 인식하지 못하더라도 뇌졸중을 예고하는 증상이 발생하기 몇 시간 또는 며칠 전에 나타난다. 경고증상으로는 일시적 반신부전, 언어장애, 편측 감각 마비, 시각 장애, 누통, 보행장애, 어지럼증 등이 나타난다. 그러나 색전성 뇌졸중은 경고 증상 없이 갑자기 발병한다. 병원 단계에서 주로 사용되는 임상적 징후 판별 도구인 NIHSS(National Institute of Health Storke Scale)점수에 따라 대상자의 중증도를 감별하는데 도움이 되며 각 항목에 대한 내용은 다음과 같다.

- 의식상태, 지남력, 명령에 대한 반응
- 안구운동(gaze)
- 시각 범위(visual fields)
- 안면 운동(facial movement)
- 운동 기능(팔의 좌, 우)
- 운동 기능(다리의 좌, 우)

• 사지 기능 장애(limb axaxia)
• 감각(sensory)
• 언어(language)
• 조음(articulation)
• 소실(extinction) 혹은 부주의(inattention)

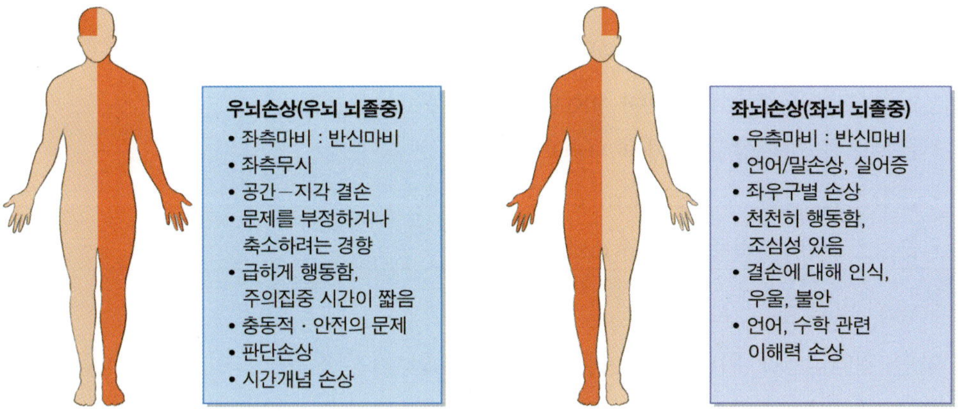

그림 10-4 뇌졸중의 증상

5) 진단 검사

뇌는 부위에 따라 각각의 담당 기능이 다르기 때문에 특정한 부위가 손상을 입을 경우 이에 해당하는 특징적인 신경 증상이 발생한다. 혈압 등 전신 상태와 의식 상태를 파악하고 다양한 신경학적 검사를 통해 뇌졸중의 발생여부와 손상의 범위, 손상의 위치 등을 확인한다. 그러나 대상자의 임상적 징후가 뇌졸중과 혼동되는 상황이 있으므로 의료진은 대상자의 과거력, 질병력, 자세한 신체사정을 통해 정확한 진단과 간호를 수행할 수 있어야 하겠다.

최근에는 뇌졸중을 진단하고 손상의 위치와 범위를 정확히 평가할 수 있는 다양한 검사들이 개발되어 환자의 진단과 치료에 활용되고 있다.

급성 허혈성 뇌졸중일 경우 초기에는 CT로 확인하기 어려우나 출혈성, 특히 대뇌출혈(ICH)일 경우 신속하게 판단이 가능하고 MRI 보다는 비용이 저렴한 것이 장점이다.

표 10-2 뇌졸중 증상과 혼동되는 임상적 상황

진단	형태
심인성(psychogenic)	객관적 뇌신경 소견, 비혈관성 검사와는 일치하지 않는 신경학적적 소견의 부족
경련	경련의 과거력, 목격자가 본 경련의 활동, 경련후의 증상
저혈당	당뇨력, 혈청상의 저혈당, 의식수준 저하
전조증상이 있는 편두통 (migraine with aura) (복합된 편두통)	유사한 증상, 이전의 전조증상, 두통의 과거력
고혈압성 뇌병변증	두통, 섬망, 고혈압, 피질맹(cortical blindness), 뇌부종, 경련
베르니케뇌병변 (Wernicke's encephalopathy)	알코올 남용의 과거력, 운동실조, 동안신경마비, 혼동
중추신경계 농양	약물남용의 과거력, 심장내막염, 신체 내부에 심어진 의료장비로 인한 발열
중추신경계 종양	증상의 점진적인 악화, 다른 초기의 악성종양, 경련의 시기
약물 독성	리튬(lithium), 페니토인(phenytoin) 카바마제핀(carbamazepine)

출처 : Acute Ischemic Stroke(2018)

표 10-3 뇌졸중 발생 부위별 증상

부위	중대뇌동맥	전대뇌동맥	후대뇌동맥	내경동맥	기저동맥
운동	반대측 반신부전, 편마비	반대측 반신부전, 하지 심함, 족저굴곡	반대측의 경한 반신 부전, 의도적 진전	얼굴 비대칭 있는 반신 부전	운동변화로 쇠약 보행장애, 운동 조정 곤란
감각	반대측 감각 변화	반대측 반신 감각 부전	광범위 감각 소실	반대측의 감각 변화	혀의 무감각
시각	동측성반이맹증, 병변쪽의 안구 움직임 장애	병변쪽의 눈의 이탈	동공 기능 장애, 협동 운동 상실, 안구 진탕증	반맹증, 동측맹	복시, 동측성반이맹증, 안구진탕증
언어	실독증, 난서증, 실어증	표현성 실어증	보속증, 실독증	연하장애	구음장애, 연하장애
정신	기억력 장애	혼란, 건망증, 단조로운 정신, 기민성 감소	기억력 장애, 환시		기억력 장애, 지남력 장애
기타	구토	실행증		경동맥 잡음	이명, 청력상실

표 10-4 뇌졸중의 진단 검사

진단 검사	결과 평가
컴퓨터단층촬영검사 (computerized tomography; CT)	• 경색 : 발생 초기 24시간 안에 중간 정도의 밀도의 조직 감소가 나타난다. • 출혈 : 고강도의 음영이 관찰되며 손상 부위를 즉시 확인 가능
자기공명영상 (Magnetic resonance imaging)	• 뇌손상 범위 결정, 초기 허혈성 뇌손상을 확인할 수 있다.
자기공명혈관조영술 (Magnetic resonance angiography)	• 혈관의 폐쇄, 폐색, 협착 등 혈관 상태를 확인한다.
요추천자	• 두개내압 상승 확인, 혈액이 섞인 뇌척수액으로 지주막하 출혈을 확인한다.
뇌스캔	• 경색, 혈종, 동정맥 기형에서 관류 저하가 나타난다.
경동맥 초음파 검사	• 경동맥의 혈관 이상을 확인한다.
도플러 초음파 검사	• 혈류의 방향과 속도를 확인한다.
심전도	• 뇌졸중의 원인이 심장성인지 확인한다.

6) 응급환자 관리 및 간호

뇌졸중은 심각한 후유증을 남기거나 환자의 생명까지 위협할 수 있는 치명적인 질환이나 발생 초기 신속한 진단과 적절한 치료를 시행하면 후유증을 크게 줄이고 환자의 생명을 구할 수 있는 매우 중요한 응급질환이다.

치료의 기회는 3시간 이내가 효과적이지만 환자를 평가하고 검사하는 병원 내의 과정을 감안한다면 증상 발생 후 60분 이내에 병원에 도착하는 것이 중요하다고 할 수 있다.

뇌졸중의 일차적 간호중재의 목적은 신경계의 변화와 합병증을 감시하는 것이다. 뇌졸중 발생 초기에는 뇌부종이 진행되어 두개내압이 상승할 수 있다. 환자의 의식 상태와 신경계 검사를 주기적으로 실시한다.

뇌졸중으로 인한 응급환자 관리 및 간호의 주요 내용은 다음과 같다.

- 의식저하 및 연수(bulbar)의 기능장애로 인한 호흡수 감소로 인한 저산소증이 나타날 수 있으므로 기도의 개방성을 유지한다.
- 산소포화도 농도가 >94% 이상 유지하도록 한다.
- 신속하게 활력징후를 확인하고 각종 모니터(ECG, oxymetry 등)를 시작한다.
- 약물치료(혈전용해제, 항응고제, 삼투성이뇨제) 혹은 외과적 처치를 대비한 정맥 내 수액요법을 준비한다(포도당이 아닌 생리식염수 투여).

- 혈당을 측정한다.
- 지속적 발열(>38℃)은 신체대사율의 증가, 신경전달물질의 유리 등으로 뇌손상이 악화되므로 고열이 나타나는 경우 적극적으로 체온을 낮추도록 한다.
- 심근경색이나 부정맥의 유발을 감시하기 위해 심전도를 확인하여 심전도의 변화와 부정맥을 관찰한다.
- 시간마다 신경학적 상태와 두개내압 상승을 평가한다.
- 급성 허혈성 뇌졸중인 경우 증상 발현 3시간 내 조직플라스미노겐활성제(t-PA, tissue plasminogen activator or Alteplase)를 정맥 내 투여 시 대상자가 정상적으로 회복될 가능성이 높다.

2 두부 외상(Head injury)

두부 외상 또는 외상성 뇌손상(traumatic brain injury)은 모든 연령의 사람들에게서 심각한 장애나 사망을 일으킬 수 있다.

1) 원인

외상성 뇌손상의 가장 흔한 원인은 자동차나 오토바이로 인한 교통사고가 약 50%를 차지하며 낙상, 폭행, 폭력, 스포츠 관련 외상이다. 음주로 인한 사고도 전체 외상 원인의 상당 비율을 차지한다. 특히 음주운전과 과속운전이 많은 우리나라에서는 교통사고에 의한 사고율이 매우 높아 인구 10만 명 당 23명꼴로 사망하며 이 중 절반 이상이 두부 손상에 의한 것이다. 이러한 두부 손상은 적극적인 치료에도 불구하고 심한 경우 사망 내지 심각한 정신적, 신체적 장애가 남기 때문에 사회적으로도 큰 문제가 되고 있다. 국소 및 미만성 초기 손상 후 신경세포의 손상과 같은 2차성 손상이 발생하면 예후가 나빠진다. 심한 두부 손상 환자의 57%에서는 저혈압 및 저산소증이 동반되고 저혈압에 의해 뇌허혈이 발생하면 85%가 사망한다.

2) 두부 외상의 1차적 손상

(1) 두피 손상(Scalp injury)

두피 손상은 표피의 찰과상, 열상, 혈종 혹은 좌상을 말하며 가벼운 뇌손상이다. 두피의 혈관은 수축력이 약하기 때문에 두피의 열상은 다량의 출혈을 일으킬 수 있다.

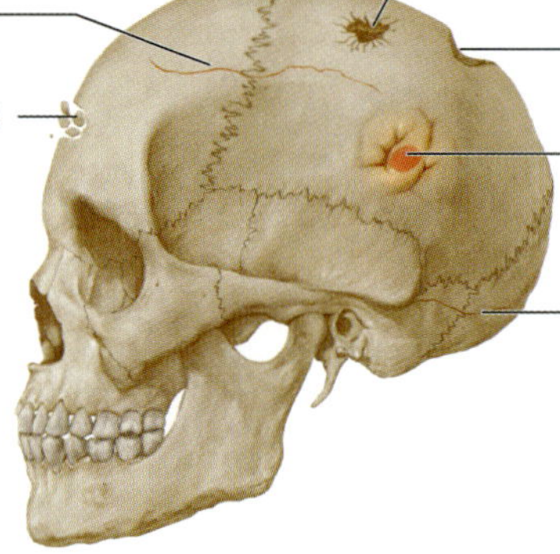

그림 10-5 두개골 골절의 종류

(2) 두개골 골절(Skull fracture)

두개골 골절은 골절과 뇌손상을 일으키기에 충분한 힘에 의해 발생한다.

- **선상 골절(Linear fracture)**

  두개골 골절의 약 80%를 차지하며 두개골의 연속성이 파괴된 것을 의미한다.

- **함몰 골절(Depressed skull fracture)**

  두개골 두께 이상으로 뇌조직 안쪽으로 두개골이 이동한 상태로 심한 타격에 의해 발생한다.

- **두개저 골절(Basilar skull fracture)**

  두개골의 기저 부위는 전·중·후와(anterior·middle·posterior fossa)로 구분되며 골절 부위에 따라 임상증상이 다르게 나타난다. 귀 뒤쪽 유양돌기 부위의 멍 자국은 중두개와(middle cranial fossa) 골절 시 배틀사인(Battle's sign), 두개저 골절(basal skull fracture)시 양안 피부 주변의 멍 자국을 보이는 라쿤아이즈(Raccoon eyes)를 특징적으로 볼 수 있다. 또한 코나 귀로 누출하는 액체가 뇌척수액인지 확인하기 위해 혈당검사 사용지를 이용해서 누출된 용액에 당이 있는지 검사하고 혈액이 섞여 있다면 하얀 패드에 떨어뜨렸을 때 몇 분 안에 혈액이 중앙으로 뭉치고 노르스름한 원(척수액)이 혈액 주위로 나타나는 'Halo sign'을 확인할 수 있다.

(3) 뇌손상

- **뇌진탕(Cerebral concussion)**

  갑작스러우면서 일시적인 물리적 힘에 의해 의식상실이 동반되는 가벼운 두부 손상이다.

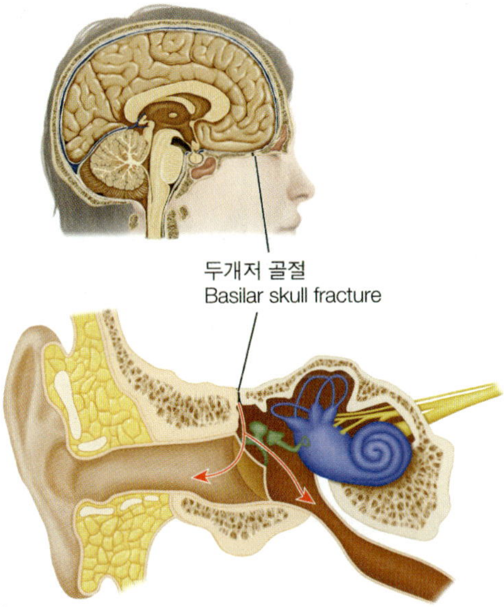

그림 10-6 두개저 골절로 인한 뇌척수액 유출

- **뇌좌상(Cerebral contusion; 뇌타박상)**
  연막과 지주막의 손상으로 뇌조직의 여러 곳의 출혈, 경색, 괴사와 부종이 나타나며 장기간 무의식 상태를 초래한다.
- **뇌열상(Cerebral laceration)**
  뇌조직이 찢어지는 것으로 함몰 복합 골질과 함께 나타난다.

3) 두부 외상의 2차적 손상

이차적 손상을 일으키는 원인에는 전신적(systemic)요인과 두개강내(intracranial) 요인이 있다. 전신적 요인에는 저산소증, 저혈압, 고탄산증, 저탄산증, 고체온, 저혈당, 고혈당, 전해질 이상 등이며 두개강내 요인에는 두개강내압 항진, 뇌부종, 뇌충혈, 뇌탈출, 지연성 두개강내 혈종, 경련, 두개강내 감염, 수두증 등이 있다.

- **두개내압 상승**
  두부 외상에 의한 종괴가 있을 때, 저산소증으로 인해 국소 손상, 출혈, 순환장애 등으로 인해 나타난다. 두개강 내압 상승시 뇌관류압이 떨어져 뇌허혈을 초래하며 뇌탈출로 인해 뇌간 구조의 압박으로 뇌조직의 기능장애가 나타난다.
  중증 두부 손상 환자의 약 70%에서 두개내압 상승이 나타난다.

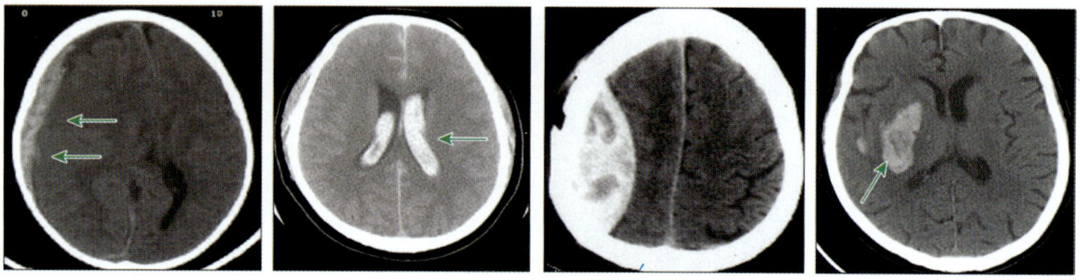

경막하출혈 뇌실내출혈 지주막하출혈 뇌내출혈

그림 10-7 두부 외상의 CT 소견

- **뇌부종(Cerebral edema)**

  두부 외상 후에는 주로 혈관성 뇌부종과 세포독성 뇌부종이 함께 나타난다는 보고가 있다. 만니톨에 의해 호전가능하며 스테로이드는 별 이점이 없는 것으로 알려져 있다.

- **경막외 혈종(Epidural hematoma; EDH, 경막상 혈종)**

  혈종이 두개골의 내면과 경막 사이에 형성되는 것으로 심한 두부손상의 약 10%에서 나타나고 혈종에 비해 대뇌 피질의 손상은 덜하다.

- **경막하 혈종(Subdural hematoma; SDH)**

  경막하 혈종은 경막과 지주막하 공간에 혈액이 고이는 곳으로 대부분 시상정맥동이 파열되어 나타나는 정맥 출혈로 발생한 혈종을 의미한다.

- **뇌내 혈종(Intracerebral hematoma; ICH)**

  뇌내 출혈은 경막외 또는 경막하 혈종보다 드물게 나타나며 두부손상 환자의 4~23% 정도에서 발생된다. 두개골 내 외상성 다른 병변과 자주 동반하여 발생하며 두부가 심하게 부딪친 경우에 호발하고 주로 전두엽과 측두엽에 80~90%가 발생하며 20%는 다발성으로 발생한다.

4) 진단 검사

기도와 환기, 순환이 효과적으로 이루어진 다음 응급으로 신경학적 검사를 시행한다. 두부 외상 시 경추 손상이 6~10%에서 동반되기 때문에 먼저 경추부의 측면상을 찍고 정상이 확인될 때까지 경부를 고정한다. 두부 외상의 진단은 신경학적 검사와 영상의학적 검사 및 신경생리학적 검사 등이 포함된다.

- **신경학적 검사**

  의식, 동공, 뇌간 반사 및 안구 운동 검사 등을 시행한다. Glasgow coma scale로 의식 단계를 평가한다. 동공의 크기 및 운동, 안구 두부 반사, 안구 전정 반사 등을 통하여 뇌병변, 뇌압 상태, 뇌간의 기능을 추정할 수 있다.

- **영상 검사**
  X-선 촬영으로 두개골 골절 소견을 확인할 수 있다. CT 촬영은 뇌손상의 정도와 범위를 규명하기 위해 시행한다. 이 외 MRI, 뇌 단일 광전자 방출 컴퓨터 단층 촬영(SPECT), 양전자 방출 단층 촬영(PET) 등을 시행할 수 있다.
- **신경생리학적 검사**
  뇌파검사(EEG), 유발전위 검사, 경두개 도플러 검사 등을 할 수 있다. 이외에도 뇌척수액 검사, 두개강 내압측정, 혈액검사 등을 하여 2차적 손상을 확인 가능하다.

5) 응급환자 관리 및 간호

두부 외상 환자는 항상 두개내압 상승의 위험이 있는지 확인한다. 대부분의 간호는 뇌졸중 간호와 유사하며 두부 손상 환자는 ① 뇌조직의 산소화와 관류를 적절하게 유지, ② 체액과 전해질 균형, ③ 정상 체온 유지, ④ 통증과 불편감 완화, ⑤ 감염 예방, ⑥ 인지기능과 운동 및 감각 기능을 최적으로 유지하도록 해야 한다.

두부 외상으로 인한 응급환자 관리 및 간호의 주요 내용은 다음과 같다.

- 사고 현장에서부터 환자의 기도를 확보하고 경추를 고정한다.
- 수액을 공급하면서 의식상태를 점검한다.
- 정맥선은 적어도 2개 이상을 확보한다.
- 저산소증 관찰 및 기도 유지 : 기도개방 시 경추 손상이 의심될 경우 하악견인법(jaw thrust manever)을 이용한다. 심한 두부 외상의 약 45%에서 저산소증이 동반되며 저산소증이 있을 경우는 사망률이 2.5배 증가한다.
- 혈압 관리와 수액 공급 : 심한 두부 외상 환자의 35%에서 저혈압이 동반되며 저산소증이 동반된 경우보다 예후가 불량하다.

3 척수 손상(Spinal cord injury; SCI)

척수 손상은 척수에 가해진 외상으로 인해 정상적인 운동, 감각 및 자율신경기능에 이상이 생긴 상태를 말하며, 가벼운 굴곡과 신전의 편타성 손상(whiplash injury)에서부터 영구적인 사지 마비를 초래하는 완전 척수 절단까지 올 수 있다.

1) 원인

척수 손상은 교통사고가 가장 흔한 원인으로 30~50%를 차지하며, 그 외 추락, 폭행, 운동 등이 흔한 원인이다. 가장 흔히 다치는 부위는 경추로 전 척추 손상의 50~60%를 차지하며, 흉추부가 10~15%, 흉·요추부가 15~20%를 차지한다. 척추 손상과 함께 동반될 수 있는 척수 손상의 발생 가능성은 경추가 40%, 흉추가 10%, 그리고 흉·요추부가 4%로 경추가 가장 높다. 한편 척추 손상은 거의 대부분(약 80%)이 남자에게 생기며, 16~30세의 젊은 연령층이 약 60%를 차지한다.

2) 척수 손상 기전

손상 기전은 과다 굴곡, 과다 신전, 중심축 과부하 수직 압박, 과다 회전 등으로 발생한다. 특히 굴곡·회전 손상은 척추를 안정시키는 인대 구조가 찢어지기 때문에 심한 신경학적 결손이 초래될 수 있다.

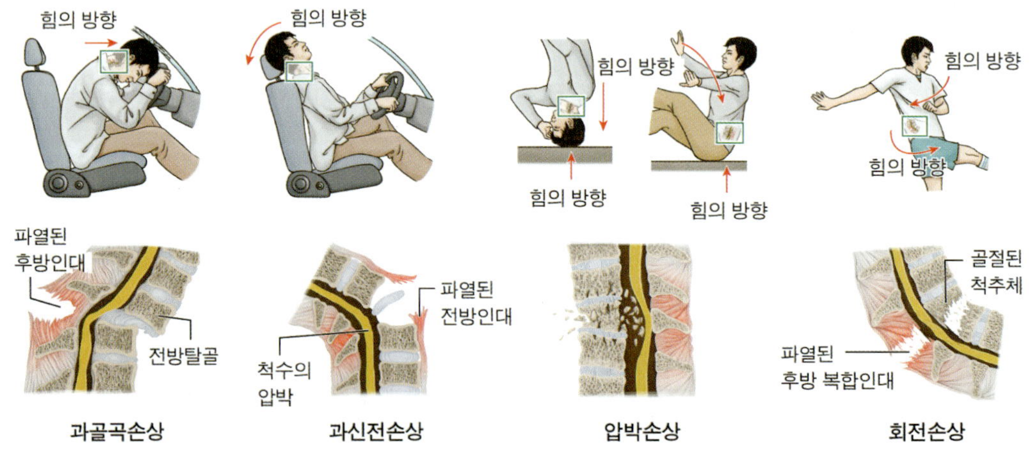

그림 10-8 척수 손상 기전

- **과다 굴곡(Hyperflexion) 손상** : 갑작스런 감속으로 머리와 목이 심하게 굴곡될 때 발생한다. 과굴곡은 추간판의 골절 또는 탈골을 초래한다. 주로 자동차 사고나 다이빙 사고에서 머리가 충돌할 때 발생하며 경추에서 호발한다.
- **과다 신전(Hyperextension) 손상** : 자동차가 충돌할 때 머리가 앞으로 쏠리다가 갑자기 뒤로 젖혀지거나 차 뒤를 들이 받히는 경우 발생한다. 전종 인대(Anterior Longitudinal Ligament)가 파열되고 척추의 골절 및 아탈구가 일어나며 추간판이 파괴된다.
- **압박(Axial loading) 손상** : 심한 수직력에 의해 척추골이 부서지거나 파열되는 경우로 다이빙이나 추락사고 시 발생한다.
- **회전(Rotation) 손상** : 목의 과도한 측면 굴절이나 비틀림에 의해 발생한다.
- **관통상(Penetrating)** : 칼이나 총알 등이 척추를 직접 통과하면서 발생하며 손상을 일으키는 물체의 크기와 속력에 따라 손상의 정도와 범위가 달라진다.

3) 임상 증상

척수 손상의 증상은 손상의 수준과 범위에 따라 다르다. 손상 수준이 상위로 갈수록 예후가 더욱 더 심각할 수 있다.

- **자율신경 증후군**
  - 척수 쇼크(Spinal shock) : 손상 받은 부위 이하의 일시적인 반사 억압과 관련 있으며 급성 척수 손상 환자의 50% 정도에서 손상 부위 이하의 감각 소실, 반사 감소, 이완성 미비를 경험한다. 이러한 척수 쇼크 상태에서는 혈압이 떨어질 수도 있는데 이때는 하지를 올려주거나 혈관 수축제를 투여한다.
  - 자율신경 반사부전(Autonomic dysreflexia) : 교감신경계 통제 불능으로 발생하며 제 6 흉추 이상의 손상일 때 주로 나타나고 척수 쇼크가 종료된 후에 나타난다. 이러한 상태는 즉각적인 처치를 하지 않을 경우 생명을 위협하는 응급상황이며 간질, 뇌졸중, 심근경색증, 사망으로 이어질 수 있다.
- **호흡기계 합병증** : 경추 손상시에는 호흡과 기도유지에 문제가 발생할 수 있다. 특히 C_4 수준 위의 손상인 경우 호흡근육 기능의 전체 소실로 호흡기능 장애가 나타난다.
- **심혈관계 합병증** : 흉추 6번 수준 이상의 손상은 교감신경계의 조절 장애가 나타나 서맥이 발생하고 말초혈관 확장은 저혈압을 초래할 수 있다.
- **비뇨기계 합병증** : 척수 손상 후엔 뇌와 방광 사이의 자극을 전달하는 통로인 척수의 기능이 소실되므로 소변을 볼 수 없게 된다.

표 10-5 자율신경 증후군의 비교

척수 쇼크(spinal shock)	자율신경 반사부전(autonomic dysreflexia)
• 외상직후 상하부 운동신경원 사이의 전달로 파괴 • 증상 – 저혈압 : 혈관의 긴장상실로 하지와 내부장기에 혈액 정체 – 서맥, 체온조절능력 상실 – 이완성 마비 – 손상 이하부위 반사소실 – 척수반사소실 – 마비성 장폐색 – 감각상실(손상부위 이하의 통각, 온각, 촉각, 압각, 위치감 상실)	• T_6 이상의 손상으로 대뇌에서 교감신경계 통제 불능으로 발생 • 척수 쇼크가 종료된 후에 나타남 • 증상 – 심한 고혈압, 박동성 두통, 서맥, 과다발한, 흐린시야, 복시 – 척수 손상 이하 냉감, 창백, 소름끼침(입모증) • 응급 관리 – high fowler's position – 응급상황 보고 – 도뇨관이 막혔거나 꼬였는지 보고, 방광팽만 시 뇨관 삽입 – 분변 매복 즉시 제거 – 실내 온도 점검 : 너무 찬 기온이거나 외부에 노출되지 않도록 – 혈압 주기적 측정, 처방된 항고혈압제 투여

- **위장관계 합병증** : 장 운동의 저하와 관련된 배변 장애가 나타나며 괄약근의 조절 능력이 감소하므로 배변 습관을 확인한다.
- **피부계 합병증** : 감각 및 기능 상실, 장기간 부동 등으로 욕창의 위험성이 크다.
- **신경계 합병증** : 흔한 합병증으로 경직현상이 있는데 이는 마비된 사지의 근육들에 자신의 의지로 조절이 안 되는 뻣뻣한 힘(마치 쥐가 나는 것 같음)이 들어가는 것으로 근위축의 감소, 혈액순환 유지, 뼈의 약화 방지, 기립 및 보행시 하지의 안정성 등의 장점과 통증, 욕창의 유발, 관절운동범위 제한과 구축, 일상생활 동작에 방해 등의 단점이 있다.
- **체온 조절 변화** : 교감신경의 조절 장애로 말초 체온 감각을 시상하부에 전달하지 못해서 체온의 항상성이 유지되지 못하고 방의 온도에 신체 체온이 적응하게 된다.
- **근골격계 합병증** : 강직의 진행, 골다공증, 이소골화 등이 나타난다.

4) 진단기준

- **병력** : 언제, 어디서, 어떻게, 왜 사고가 일어났는지 자세히 아는 것이 중요하다.
- **신경학적 검사** : 초기의 신경학적 검사 소견을 자세히 기록해 두는 것이 중요하다. 이는 치료를 하면서 척수의 기능이 악화되는지 회복되는지 비교할 수 있는 지표가 되기 때문이다.
- **영상 검사** : 단순 X-선 검사는 척추 손상을 확인하기 위해 시행한다. 대상자의 신체사정

후 척수 손상 혹은 비정상적인 신경학적 징후 및 증상을 나타나는 경우 아래의 검사를 시행한다.

– 소아 : 16세 이하인 경우 자기공명영상(MRI)을 시행한다.
– 성인 : 16세 이상인 경우 컴퓨터단층촬영(CT)을 시행한다. CT촬영 후 척수손상이 의심되는 신경학적인 비정상 증상이 나타나면 MRI를 시행한다.

5) 응급환자 관리 및 간호

척수 손상 후 첫 1시간 이내의 처치가 손상 범위와 관련된 결손, 환자의 생존, 회복과 재활의 성공에 중요한 영향을 미친다. 따라서 척추 손상 환자는 척수 손상의 가능성을 염두에 두고 처치를 하도록 한다.

(1) 병원 전 처치

사고 현장에 도착 후 외상이 의심되는 대상자를 사정하기 위한 초기 순서는 다음과 같다.

- 심각한 출혈이 있는지 사정
- 척추 고정을 유지한 상태로 기도개방

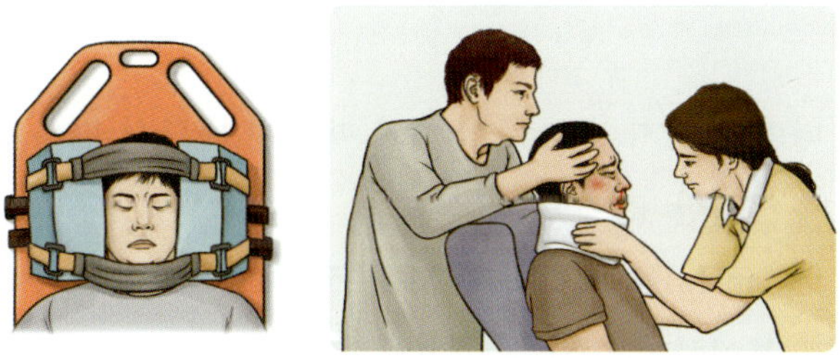

경추 손상이 의심되면 머리주위를 받쳐 목을 고정하거나 경추 보조기를 착용시킴

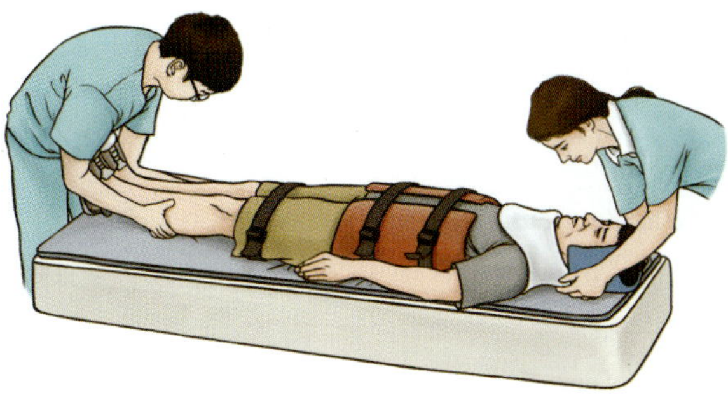

환자를 반듯이 눕이고 척추가 더 이상 움직이지 않도록 고정한 후에 환자를 이송

그림 10-9 척추 손상 환자의 이송법

- 호흡
- 순환
- 신경학적 장애
- 위험한 노출 및 환경을 평가

척수손상의 대상자의 경우 초기에 확인해야 할 목록은 다음과 같다.

- 심각한 손상 유무
- 약물이나 알코올의 영향 유무
- 의식의 혼동이나 비협조적인지
- 의식수준 감소
- 척추의 통증 유무
- 손 또는 발의 위약감(motor assessment)
- 손 또는 발의 감각의 변화나 감각 부재(sensory assessment)
- 과거 척추 문제(이전의 척추 수술)

(2) 병원 도착 후 처치

- 손상이 의심되는 대상자를 옮기거나 검사를 진행할 때에는 척추의 고성을 유지하는 것이 중요하다.
- 척수 손상의 경우 다발성 장기 손상이 흔하기 때문에 반드시 다른 출혈성 쇼크나 장기의 손상 여부를 면밀히 사정한다.
- 저혈압(수축기압<90mmHg)을 예방하기 위해 정맥을 확보하고 수액을 공급한다.
- 혈관 수축제를 정맥 투여하여 혈압을 안정시킨다.
- 분당 40회 이하의 서맥은 심장마비를 초래할 수 있기 때문에 아트로핀(atropine) 투여 등의 응급조치를 준비한다.
- 수상 초기 심한 호흡곤란 소견이 발견되면 산소공급과 더불어 기관 삽입을 위한 준비를 한다.
- 급성 외상성 척수손상(acute traumatic spinal cord injury) 후 급성 단계에서는 신경계 보호와 이차적 악화 예방을 위한 목적으로 다음과 같은 약물은 사용하지 않는다.
  - Methylprednisolone
  - Nimodipine
  - Naloxone

뇌졸중(Cerebrovascular accident; CVA)

70세 남성 환자로 금일 오전 아침 7시경 아침식사 후 거실 소파로 가던 중 갑자기 바닥에 쓰러져 119에 신고 됨. 7시 50분경 병원 내원함. 응급실 방문 시 의식은 명료하나 대답은 어눌하며 오른쪽 상하지에 힘이 떨어지는 상태를 보임.

- 활력징후 : 185/100 – 60 – 16 – 36.5℃, SPO_2 : 96%
- 혈당 : 98mg/dl

○ 119구급대원 구급활동일지

현장도착시 환자 의식 명료하며 기도 및 호흡은 정상, 맥박은 강하고 불규칙하게 촉지됨. 8년전 고혈압 및 당뇨 진단받아 약복용 중으로 금일 아침 7시경 거실에 쓰러진 뒤 말을 하려고 하지만 어눌하며 오른쪽 안면과 사지에 쇠약증상을 나타냄.

1. 위의 환자가 응급실에 도착 후 가장 먼저 사정해야 할 내용은 무엇인가?

2. 위의 현장평가 자료와 1번 사정 내용을 근거로 적용해야 할 간호중재 방법을 제시하시오.

3. 위의 환자에게 시행되어야 하는 진단검사에 대해 근거를 들어 설명하시오.

4. 출혈성 뇌졸중과 허혈성 뇌졸중의 차이점을 설명하시오.

5. 위 환자에게 발생 할 수 있는 합병증과 예방 교육 방안을 제시하시오.

6. 최신 뇌졸중 알고리듬을 찾아보고, 위의 환자에게 적용하여 설명하시오.

11

P·A·R·T

근골격계 응급환자 관리

학습목표

- 타박상을 이해하고 응급환자를 관리한다.
- 염좌와 좌상을 이해하고 응급환자를 관리한다.
- 탈구와 아탈구를 이해하고 응급환자를 관리한다.
- 골절을 이해하고 응급환자를 관리한다.

P·A·R·T 11

근골격계 응급환자 관리

근골격계의 가장 흔한 문제는 골절, 탈구, 연조직 상해이다. 치명적이지는 않지만 적절하게 치료를 하지 않을 경우 신체 기능이 손상되거나 기형이 될 수 있다.

1 타박상(Contusion)

1) 원인

타박상은 둔탁한 힘에 의한 연조직 손상으로 무딘 물체에 맞았거나 부딪히거나 넘어져서 생긴다. 피하출혈로 멍이 생기고 심부조직 손상을 동반하기도 한다. 타박상은 일반적으로 심하지 않을뿐더러 저절로 치유된다.

2) 임상증상

상처부위가 붓고 만지면 아프다. 피부에 나타나는 붉거나 자줏빛 멍은 차츰 검게, 푸르게, 녹색이 도는 황색으로 변하고 혈액은 체내에 재흡수 된다. 이 과정은 10~14일 정도 걸린다.

3) 응급환자 관리 및 간호

타박상으로 인한 응급환자 관리 및 간호의 주요 내용은 다음과 같다.

- 조직내 출혈을 멈추게 하고 부종을 감소시키기 위해 손상 부위를 상승시키고 냉찜질을 한다.
- 냉요법은 1회에 15~20분 정도 적용하고 30분 이상 쉬었다가 적용한다.
- 48시간 이후에는 멍든 곳을 따뜻하게 해주어 체내로 피가 재흡수되게 도와준다.
- 혈종이 있는 경우 흡인술을 위한 준비를 한다.
- 통증이 심하면 아스피린(aspirin)이나 아세트아미노펜(acetaminophen)을 복용하도록 한다.

2 염좌(Sprain)와 좌상(Strain)

염좌란 뼈와 관절을 연결하는 단단한 섬유조직인 인대가 늘어나거나 찢어진 상태를 말한다. 관절이 염좌될 경우 인대가 꼬아지거나 늘어나 관절을 강화하는 제 역할을 잃어버리게 되고 이로 인해 정상적으로 관절을 유지할 수 없게 된다.

좌상은 건(Tendon)이 과신전되거나 근육이 심하게 긴장될 때 발생한다.

1) 원인

관절에 비정상적인 힘이 가해지면 이는 염좌를 유발할 수 있다. 운동선수들 사이에서 염좌는 흔한 증상이다. 운동 뿐 아니라 염좌는 강한 충격을 주는 사고에 의해서 유발되기도 한다.

좌상은 운동을 격렬하게 할 때 발생할 수 있으며 심하면 골절을 동반하기도 한다.

2) 임상증상

일반적으로 염좌는 압통과 더불어 손상된 관절에 통증과 부종을 유발한다. 처음에는 아픈 부위가 뚜렷하나 점점 통증 범위가 넓어진다. 손상 직후에는 부종, 통증, 변색, 기능장애가 심하지 않으나 2~3시간 후면 점점 심해진다. 중등도 혹은 심한 염좌의 경우 관절 모양의 변화와 관절 기능의 변화를 가지고 올 수 있고 골절이 동반되기도 한다. 이러한 기능의 변화에는 관절이 불안정한 느낌이나 불편한 느낌, 관절이 너무 헐겁다고 느껴지거나, 뼈가 제 위치에 있지 않은 느낌, 관절이 정상 움직임을 벗어난 느낌으로 표현한다.

좌상은 갑작스런 통증이 나타날 수 있으며 부종, 기능저하 등은 염좌와 유사하다.

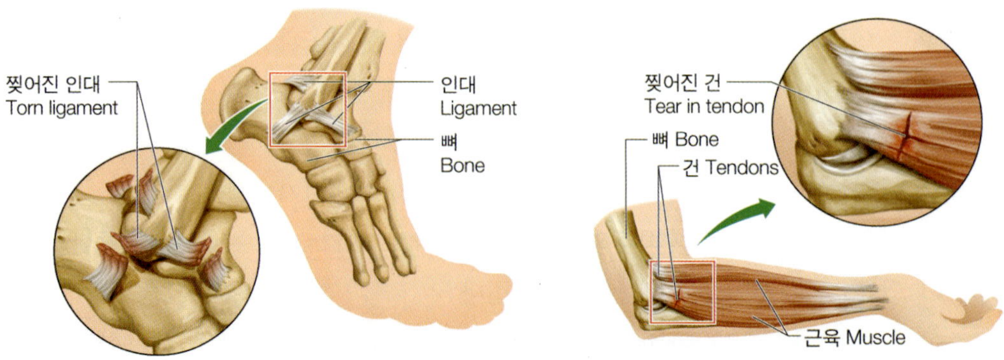

그림 11-1 발목 염좌와 팔꿈치 좌상

표 11-1 염좌 및 좌상의 단계

단계	내용
1단계 (경도)	• 경도의 손상은 인대가 미시적으로만 찢어진 상태를 의미한다. 비록 작은 손상으로 인대를 찢었지만 이는 관절의 안정성에 영향을 미칠 정도는 아닌 상태이다. • 근육이나 건이 약하게 당겨진 정도
2단계 (중등도)	• 손상된 인대가 부분적으로 찢어져 관절의 안정성이 경도 혹은 중등도로 망가진 상태를 의미한다. • 중등도 찢어진 근육
3단계 (고도)	• 인대가 완전히 찢어지거나 파열되어 관절의 안정성을 손실한 상태이다 • 심하게 파열되거나 찢어진 근육

3) 진단검사

염좌나 좌상을 확인하거나 골절이나 다른 뼈의 손상을 확인하기 위해 X-ray 검사를 하며 MRI 혹은 CT를 시행하기도 한다.

4) 응급환자 관리 및 간호

염좌나 좌상이 발생하면 우선 손상부위를 쉬어주고 RICE법을 적용한다.

염좌와 좌상으로 인한 응급환자 관리 및 간호의 주요 내용은 다음과 같다.

- R (안정, rest) : 손상된 관절을 쉬게 한다.
- I (냉요법, ice) : 손상 후 부종과 통증을 완화시키기 위해 냉찜질을 한다.
- C (압박, compression) : 부종이 있는 부위를 압박 붕대로 고정시킨다.
- E (거상, Elevation) : 손상된 부위를 올려 주어 부종을 완화시키도록 한다.

3 탈구(Dislocation)와 아탈구(Subluxation)

탈구는 뼈가 관절의 정상 위치에서 벗어나 관절면의 접촉이 분리된 상태로 인대 구조가 심각하게 손상을 받은 경우이다. 아탈구는 관절면이 불완전하게 이탈한 것으로 탈구와 임상 증상이 비슷하지만 심각하지는 않다.

1) 원인

탈구나 아탈구는 선천적인 원인으로 나타나기도 하며 관절에 외부적 압력이 가해졌을 때 나타나기도 한다. 상지에서는 손가락, 팔꿈치, 어깨에서 빈번하게 나타나며 하지에서는 고관절 탈구가 흔하다. 고관절 탈구는 발달성 고관절 탈구가 흔하며 이는 생후 수개월내에 서서히 탈구가 진행되는 경우가 많다.

2) 임상증상

탈구가 되면 혈관이 파열되며 신경 손상이 있고 근육이 파열되기도 한다. 탈구와 아탈구는 관절낭과 인대가 파열되어 관절이 분열되면서 때로는 골절을 동반하기도 한다. 탈구의 가장 확실한 임상증상은 기형이다. 고관절 탈구인 경우 손상부위가 더 짧아지고 외전되어 있다. 이 외에도 국소 통증, 압통, 손상부위의 기능상실 등이 나타난다.

3) 진단검사

손상 양상과 관절의 이탈 범위를 확인하기 위해 X-ray 검사를 시행한다.

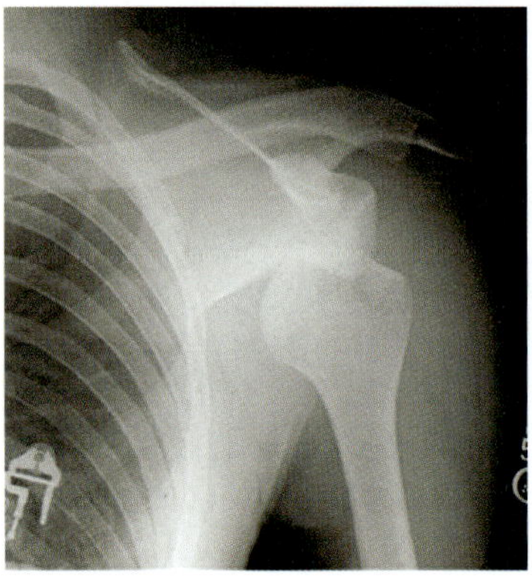

그림 11-2 어깨 탈구

4) 응급환자 관리 및 간호

탈구와 아탈구의 합병증으로 개방성 관절 손상, 관절내 골절, 무혈성 괴사(aseptic necrosis), 인접 신경 혈관의 손상 등이 있으므로 신경혈관계 사정이 중요하다.

탈구와 아탈구로 인한 응급환자 관리 및 간호의 주요 내용은 다음과 같다.

- 부목, 패드 등을 이용해 손상 부위를 고정하도록 한다.
- 필요시 진통제, 근육이완제를 적용 할 수 있도록 준비한다.
- 반드시 순환, 운동, 감각을 사정하고 부종과 통증 감소를 위해 초기에 냉찜질을 적용한다.
- 반복되는 탈구나 선천적 탈구의 경우 수술적 방법이 고려될 수 있음을 인지한다.

4 골절(Fracture)

골절은 골조직의 연속성이 파괴된 상태로 일부 골절은 질병과정으로 일어나지만 대부분은 외상성으로 일어난다.

골절은 낙상, 자동차 사고, 구타, 뒤틀림 등 외부의 과도한 힘에 의해 발생하는 경우가 많으며 종양이나 골다공증 등 뼈의 병리적 변화로 약해진 상태에서 병리적 골절(pathologic fracture)이 되기도 한다.

1) 골절의 종류

골절은 골절 형태에 따라, 골절 원인에 따라 분류한다.

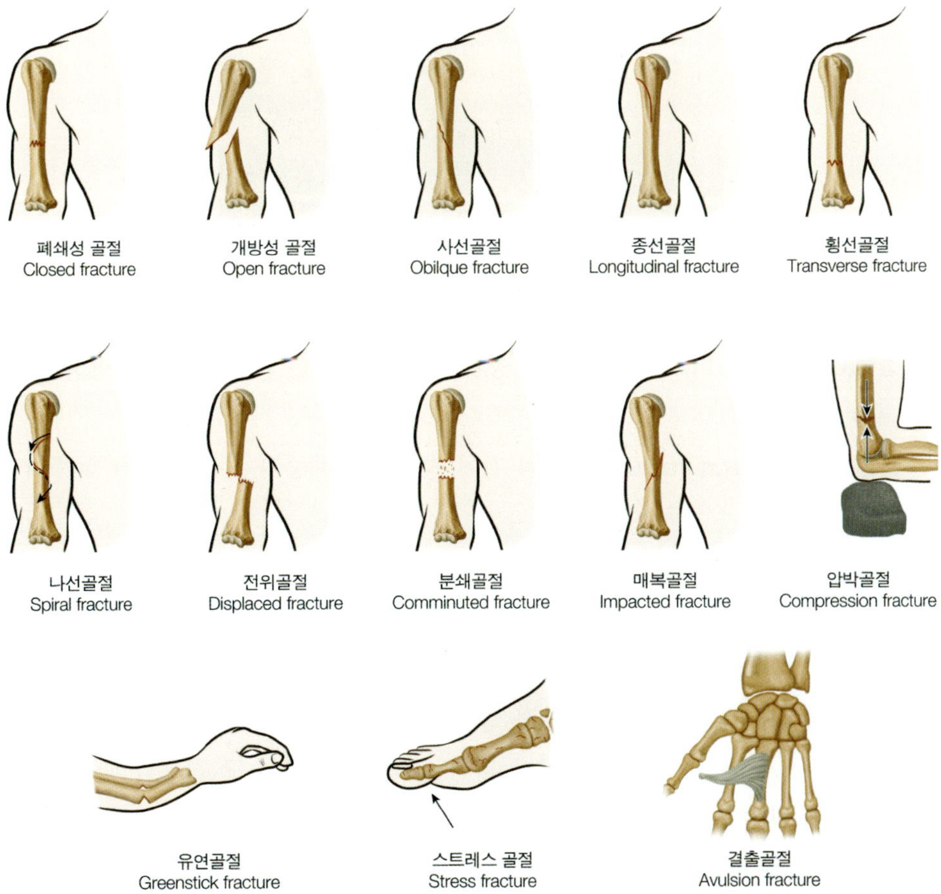

그림 11-3 골절의 종류

- **단순(폐쇄) 골절**(Closed fracture) : 연부조직 및 피부는 정상이지만 골절이 발생한 상태로 골편수가 3편 미만이다.
- **매몰(감입) 골절**(Impacted fracture) : 골절된 뼈의 한 끝이 다른 뼈의 속에 그대로 남아 있는 골절이다.
- **분쇄 골절**(Communicated fracture) : 골편수가 3편 이상인 경우로 비교적 둔탁한 외력이 광범위하게 가해졌을 때 잘 일어난다.
- **개방 골절**(Open fracture) : 골절된 뼈의 말단부가 연부조직을 뚫고 피부 밖으로 돌출된 골절로 감염 등 합병증의 위험이 높다.

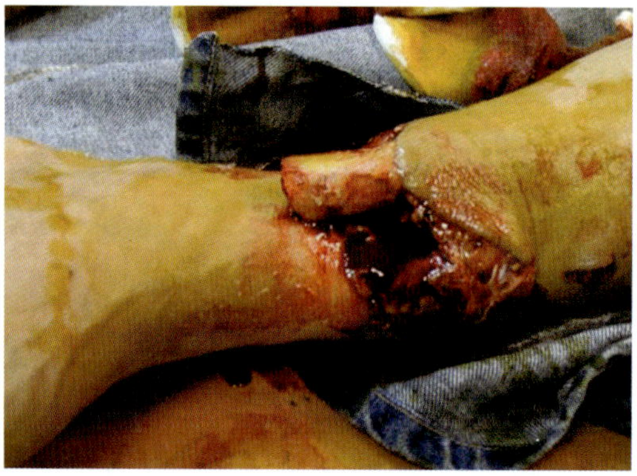

그림 11-4 개방형 골절

- **복합 골절**(Complicated fracture) : 골절 중위에 있는 중요한 조직이나 기관에 손상을 일으키는 골절이다.
- **압박 골절**(Compression fracture) : 뼈의 길이 방향으로 체중과 같은 무리한 하중이 가해졌을 때 발생한다.
- **전위 골절**(Displaced fracture) : 완전 골절되어 골절편이 골절선에서 분리되어 정상적인 위치를 이탈한 상태를 말한다.
- **유연 골절**(Green stick fracture; **생나무 골절**) : 주로 소아에서 많이 일어나는 골절로, 소아의 뼈는 탄력성이 크기 때문에 불완전 골절이 잘 일어나지만 회복이 빠르다.
- **횡선 골절**(Transverse fracture) : 주로 둔타한 외력이 순간적으로 작용할 때 나타나며, 광범위한 연부조직 손상을 일으킨다.
- **사선 골절**(Oblique fracture) : 간접적 외력에 의한 경우가 많고, 비교적 적은 연부조직 손상을 나타내며 골절선이 짧고, 골절이 둥글다.

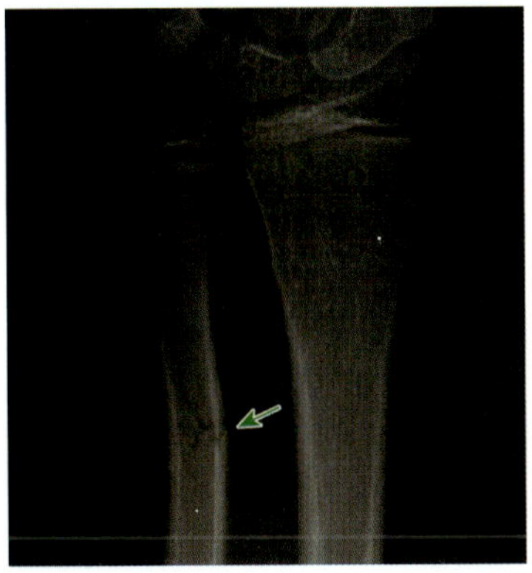

그림 11-5 유연 골절(Green stick fracture)의 X-ray

- **나선상 골절(Spiral fracture)** : 간접적 외력에 의한 경우가 많고, 사지가 뒤틀릴 때 주로 발생한다.
- **종상 골절(Longitudinal fracture)** : 골절선이 뼈의 장축을 따라 형성된 골절이다.
- **피로 골절(Fatigue fracture)** : 뼈의 일정 부위에 반복되는 스트레스가 가해질 때 발생한다. 예로 장거리 행군에 의한 제2,3,4 중족골(metatarsal bone; 발허리뼈) 골절인 행군 골절이 대표적이다.
- **병리적 골절(Pathologic fracture)** : 비정상적인 뼈에 가벼운 외부 힘이 가해졌을 때 생기는 골절이며 병리적 골절을 일으키는 원인 질환으로 골다공증이나 골종양이 있다.
- **결출 골절(Avulsion fracture)** : 뼈에 부착된 건이나 인대에 과도한 힘이 가해져 골절이 유발된다.

2) 임상증상

골절의 원인, 부위, 손상 정도 등에 따라 다양한 증상이 나타난다. 어떤 골절은 자각 증상이 경미하고 방사선 검사에서 확인되기도 한다. 일반적으로 국소적 통증, 기능 소실, 손상 부위의 체중 부하 감소 등의 증상이 나타나며 움직일 때 조심하거나 손상부위를 보호하려는 자세를 취한다.

- 통증과 압통
- 부종과 종창
- 변형
- 손상부위 반상출혈(ecchymosis) 및 타박상

- 기능 상실
- 근경련
- 연발음(Crepitus; 마찰음)
- 감각 변화
- 쇼크(Shock)

3) 진단검사

환자가 호소하는 증상을 주의깊게 확인하고 부정 정렬이나 신체 변형 등을 관찰한다. X-ray 촬영, 컴퓨터 단층 촬영(CT), 자기공명 영상(MRI), 갈륨 골 스캔 등으로 진단한다.

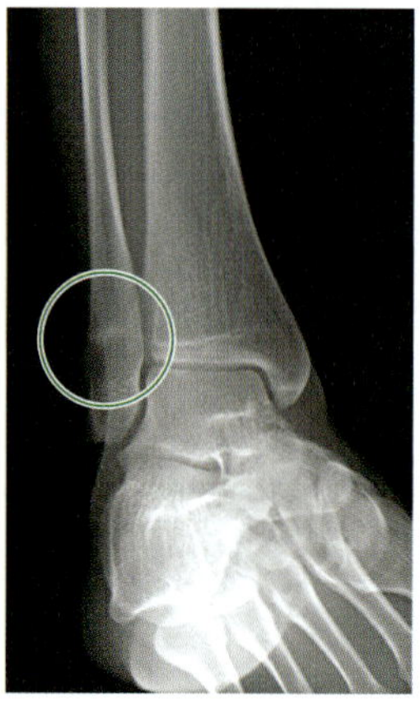

그림 11-6 피로골절(Fatigue fracture)의 X-ray

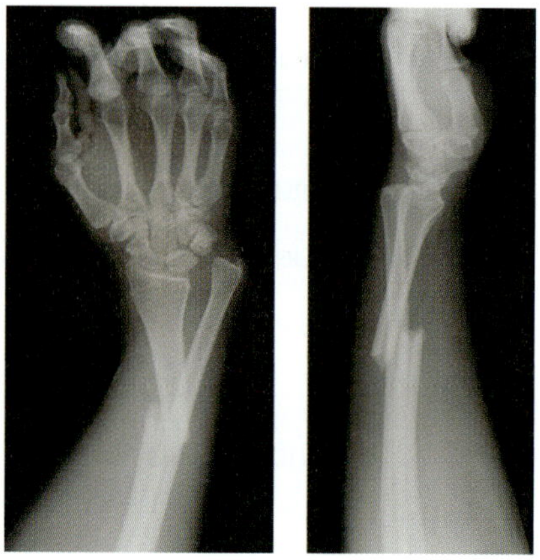

그림 11-7 폐쇄성 골절의 X-ray

4) 응급환자 관리 및 간호

교통사고나 추락과 같은 큰 사고에 의해 일어나는 다발성 손상의 경우는 골절에 대한 처치 보다는 환자의 생명을 살릴 수 있는 처치가 우선 되어야 한다. 기도의 유지 및 호흡 유지에 대한 치료와 급성 출혈 조절 등의 치료를 우선 한다. 두부나 척추 또는 내부장기의 손상도 골절 보다 우선 치료한다.

골절로 인한 응급환자 관리 및 간호의 주요 내용은 다음과 같다.

- 골절시 가장 먼저 시행해야 할 응급처치는 골절부를 부목(splint)으로 고정하는 것이다. 골절부위를 고정하여 추가적인 연조직의 손상을 예방하고 폐소생 골절이 개방성 골절로 진행되는 것을 방지한다.

- 필요시 진통제, 근육이완제를 적용할 수 있도록 준비한다.
- 손상부위는 상승시켜 부종을 감소시키고 지혈을 돕는다.
- 수술적 정복을 고려하거나 진통제, 감염 예방을 위한 항생제 등의 투입을 대비해 수액라인을 준비한다.

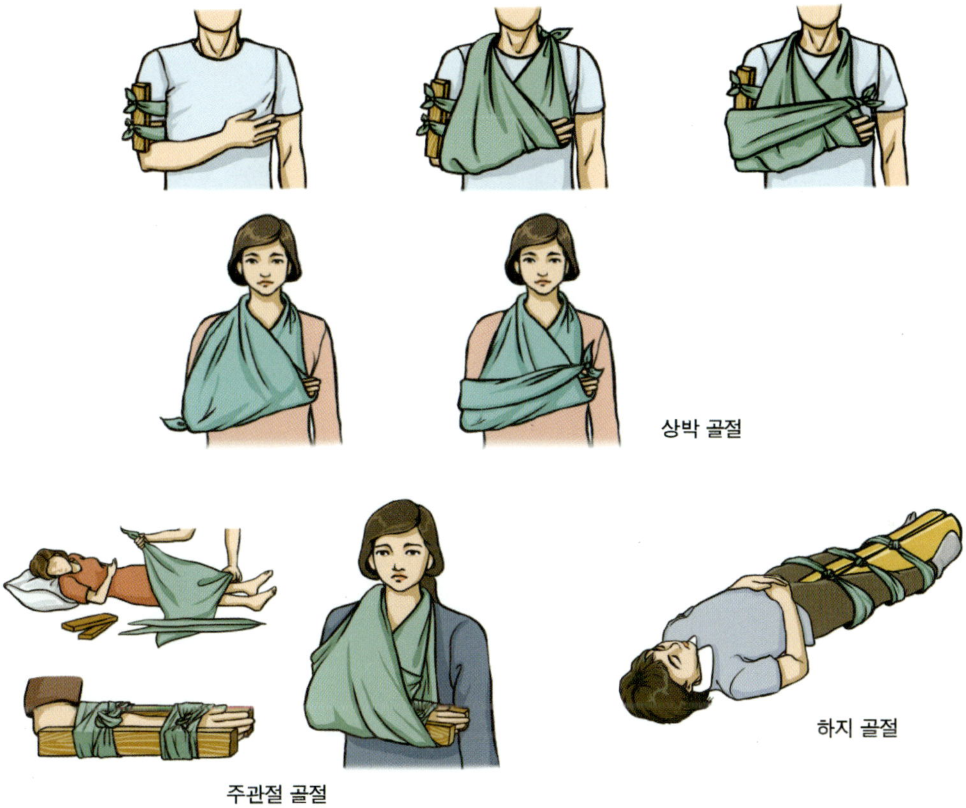

그림 11-8 골절시 응급 부목 적용

개방성 골절(Open Fracture)

24세 여성 환자로 금일 빙판길에 넘어지며 오른쪽 손으로 바닥을 짚어 손목부위 통증 및 변형, 출혈로 119에 신고 되어 병원 내원함. 응급실 방문 시 의식은 명료하나 오른쪽 손목에 극심한 통증을 호소함.

• 활력징후 : 105/65－110－22－36.0℃, SPO_2 : 99%

○ 119구급대원 구급활동일지

현장도착 시 환자 의식 명료하며 기도 및 호흡은 정상, 맥박은 강하고 규칙적. 빙판길에 넘어지며 오른쪽 손으로 바닥을 짚어 손목 변형 및 출혈. 현장에서 지혈 및 압박 붕대 적용함. 특이 과거력 없음. 마지막 식사는 2시간 전 아침식사. P/M/S (+/+/+)

1. 위의 환자가 응급실에 도착 후 가장 먼저 사정해야 할 내용은 무엇인가?

2. 위의 현장평가 자료와 1번 사성 내용을 근거로 적용해야 할 간호중재 방법을 제시하시오.

3. 위의 환자에게 발생 가능한 합병증을 제시하고, 예방적 처치를 제시하시오.

12

P·A·R·T

쇼 크

학습목표

- 쇼크의 생리적 변화를 이해하고 응급환자를 관리한다.
- 전신성 염증반응 증후군을 이해하고 응급환자를 관리한다.
- 다발성 장기부전 증후군을 이해하고 응급환자를 관리한다.

P·A·R·T 12

쇼 크

쇼크(shock)란 세포조직 내로 산소를 충분히 공급하지 못하는 순환장애, 즉 세포 조직내 관류(perfusion)가 정상적으로 이루어지지 못하여 신체 각 기관의 기능 부전과 허탈이 일어나는 상태로 악화되면서 생명을 위협할 수 있다.

산소는 정상적인 세포 대사와 기능을 유지하는 데 필수적인 요소이나 쇼크 상태에서는 조직의 대사량보다 산소 공급량이 적어 조직은 저산소증을 일으키고 세포내 미토콘드리아 혐기성 대사로 인해 세포 대사의 변화를 초래하게 되어 결국은 세포의 기능 이상, 염증성 매개물질의 생성, 세포 손상을 일으키게 된다.

신속히 조직관류가 회복될 때는 가벼운 증상만 나타나지만 지속적인 조직관류의 장애는 비가역적 손상을 초래하고 결국은 다발성 장기부전 증후군에 빠지게 된다.

쇼크는 신체의 모든 부위에 영향을 주며 유발 원인에 따라 진행 속도와 정도가 달라진다. 쇼크가 진행되는 도안 신체는 생존을 위해 노력하며 혈류의 흐름을 개선시키기 위한 모든 노력을 다한다.

쇼크 환자의 간호에서는 지속적인 사정이 필요하다고 다른 의료요원과 협력하여 신속한 중재를 할 수 있도록 해야 한다.

1 쇼크의 생리적 변화

쇼크에서 공통적으로 나타나는 변화는 다음과 같다.

1) 세포의 변화

쇼크 상태에서는 신체 조직으로 가는 모세혈관이 수축하게 된다. 세포 관류의 저하로 세포는 양분과 산소가 부족한 상태가 되고 혐기성 대사(anaerobic metabolism)를 하게 된다. 그 결

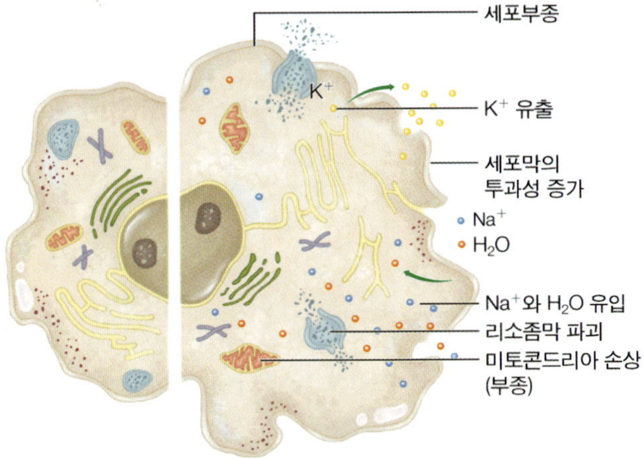

세포는 부종이 발생하며, 세포막은 투과성이 증가되어 체액과 전해질이 세포 밖으로 유출되거나 유입된다. 미토콘드리아와 리소좀(lysosome)은 손상되고 세포는 죽게 된다.

그림 12-1 쇼크가 세포에 미치는 영향

과 에너지(adenosine triphosphate; ATP)의 생성이 감소하며 세포내 환경이 산성화 되면 세포 손상을 줄 수 있는 리소좀(lysosome) 효소가 분비되어 세포막을 파괴하고 세포를 소화한다.

이러한 변화로 세포의 정상적인 기능이 이루어지지 않게 되고 세포부종이 나타나며 세포막의 투과성이 증가하여 체액과 전해질의 불균형이 초래되며 나트륨-칼륨 펌프(Na-K pump)가 손상된다.

2) 호흡기계 변화

순환부전으로 조직의 저산소증은 호흡의 증가를 초래하고 호흡수와 깊이가 증가하여 호흡성 염기증이 초래된다. 그러나 세포의 저산소증은 호흡으로 인한 문제가 아니므로 회복되지 않는다.

3) 심혈관계 변화

혈압은 혈액량, 심장의 수축력, 혈관의 구조 등의 작용에 의해 적정 수준이 유지되고 신경, 호르몬 등의 영향을 받는다. 쇼크 상태일 때 일반적으로 혈압이 저하된다고 여겨지나 쇼크 초기 상태에서는 혈압이 떨어지지 않을 수 있다. 다발성 손상이나 두부 손상이 있는 경우 정상혈압이고 빈맥과 핍뇨 없이도 조직관류가 부적절하고 정맥산소 포화도가 떨어진다는 보고도 있다.

쇼크 진행 동안 혈류 속도가 느려지고 세포의 혐기성 대사로 인한 산성 혈액은 혈액의 응고 작용을 촉진한다. 전신의 모세혈관에서 혈액 응고 반응이 일어나면서 응고인자의 고갈로 파종성혈관내응고증(DIC)이 초래되기도 한다.

4) 신경·내분비계 변화

부신 수질에서 카테콜라민(catecholamine)이 분비되는데 이는 호흡수와 심박동수, 혈압을 상승시켜 주요 기관으로 혈류량을 증가시키고 말초 조직의 혈류량을 감소시킨다.

부신피질에서는 수분과 전해질 균형을 조절하는 코르티코이드가 분비된다. 이는 레닌-안지오텐신-알도스테론 체계를 활성화 시켜 수분과 염분을 보유하여 혈관 내 수분량을 증가시켜 혈압을 유지하려고 한다.

혈관의 삼투압 증가는 뇌하수체 후엽의 항이뇨호르몬(ADH) 분비를 자극하여 신장의 수분 배설을 억제한다.

5) 대사 기능 장애

세포내 대사 과정에는 포도당이 필요한데 스트레스 상태에서는 카테콜라민(catecholamine), 코티졸(cortisol), 글루카곤(glucagon), 염증성 사이토카인(inflammatory cytokinase) 등이 분비되어 당질생성을 촉진시켜 혈당을 상승시킨다. 그러나 스트레스 상황이 지속되면 저장된 글리코겐이 고갈되면서 단백질 분해와 유리지방산이 증가하고 결국은 기관 부전을 일으킨다. 기능부전으로 인해 세포대사 산물은 세포내와 간질강 내에 쌓이게 되고 이는 세포 손상을 악화시키는 악순환이 시작된다.

6) 면역기능의 변화

쇼크가 진행되면 염증성 물질의 분비가 촉진되고 혈류의 감소로 세망내피세포계의 기능이 떨어져 면역계의 기능이 저하된다. 소화기관의 세균이 혈류를 통해 유입되고 감염이 증가한다.

7) 소화기계 변화

쇼크는 교감신경계를 활성화시키고 소화기관의 혈관을 수축하여 위장관 순환이 감소한다.

간은 대사 장애가 나타나고 해독 기능이 손상된다. 장에서 간으로 세균이 침입하고 산소가 부족한 간은 혈독성 물질을 분비한다.

쇼크가 진행되는 동안 위장관 변화가 심각하다. 위장관 허혈 상태는 조직괴사와 궤양을 유발하고 외부 침입 세균이 없이도 장 괴사의 원인이 될 수 있다.

8) 비뇨기계 변화

- 요 생성은 체액과 혈액의 순환 상태를 반영한다.
- 쇼크 기간 동안 순환 장애로 요생성량이 줄어든다.
- 특히 저혈량성 쇼크인 경우는 40mL/hr를 유지하기 어렵다.
- 신장의 순환 혈액량의 감소로 세뇨관 손상이 나타나고 심할 경우 신부전으로 이어진다.

2 쇼크의 분류

쇼크의 유형에 따라 저혈류성 쇼크와 혈류 분배 장애성 쇼크로 분류할 수 있다.

1) 저혈류성 쇼크

(1) 저혈량성 쇼크(Hypovolemic shock)

저혈량성 쇼크는 혈액이나 체액의 과다 손실로 나타날 수 있다.

첫째, 출혈에 의한 혈액량 소실이 과다할 때 나타나는 경우로 외상이나 위장관계 출혈, 동

표 12-1 쇼크의 구분 및 원인

구분		원인
저혈류성 쇼크	저혈량성 쇼크	• 혈액 상실 : 외상에 의한 출혈, 수술, 위장관 출혈 • 체액 상실 : 과다한 구토 및 설사, 요붕증 • 체액의 이동 : 화상, 복수
	심인성 쇼크	• 심근 원인 : 좌심실의 수축 기능 부전(심근경색, 급성 심근염, 심근 좌상 등), 좌심실의 이완 기능 • 부전(비후성 심근증, 좌심실의 허혈), 우심실의 기능 부전(급성 좌심실 경색) • 부정맥 : 서맥성 또는 빈맥성 • 기계적 문제 : 급성 판막 질환(대동맥 박리, 승모판 역류), 좌심실 유출로의 폐쇄(비후성 폐쇄성 심근증), 급성 심실 중격의 파열
혈류 분배 장애성 쇼크	신경성 쇼크	• 척수의 손상 • 척수 마취 • 혈관 운동 중추 억압
	과민성 쇼크	• 제 I 유형 과민반응을 일으키는 알레르겐(약물, 혈액제제, 벌독, 마취제, 식품 첨가물 등)
	패혈성 쇼크	• 감염 : 요로감염, 폐렴, 봉와직염, 농양, 삽입 보철기구 • 그람 음성균(가장 흔함), 그람양성균, 리켓치아, 바이러스, 원충류 등

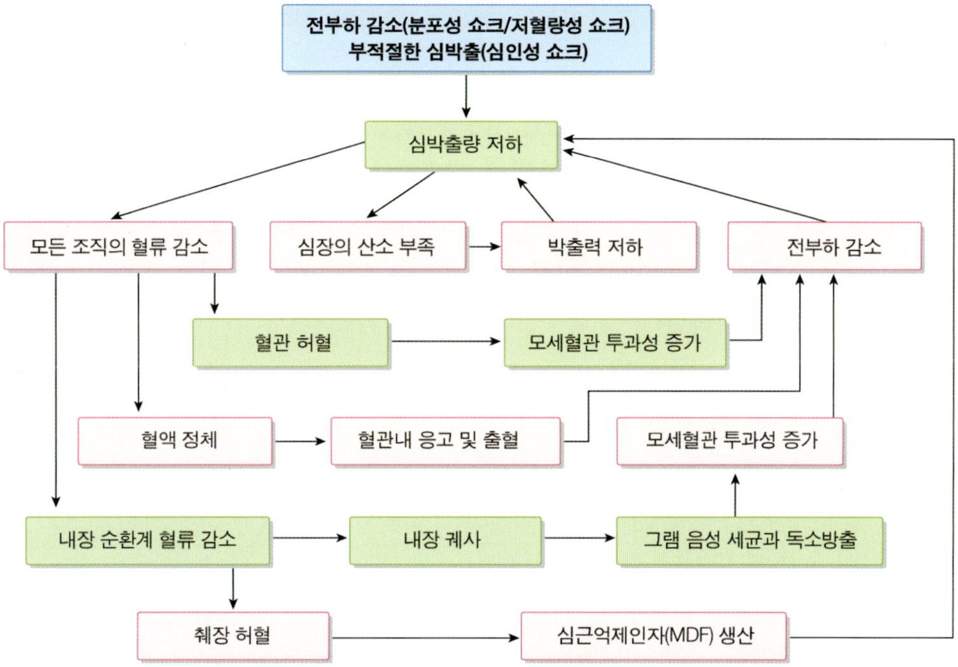

그림 12-2 쇼크의 진행과정

맥류의 파열 등으로 인해 나타날 수 있다.

둘째, 체액량 소실에 의한 것으로 화상, 췌장염, 장폐색 등으로 혈관 내의 혈장이 혈관 밖으로 이동하는 경우와 위장관, 신장을 통한 상실, 지각하지 못한 상실(insensible loss) 등에 의한 체액 손실로 발생할 수 있다. 피부가 차고 습하고 창백하며, 약한 맥박, 불안정한 활력징후,

표 12–2 출혈량에 따른 증상과 징후

혈액 소실량	맥박수	수축기 혈압	호흡	모세혈관 재충전	소변양	중추신경계 변화
<15% (750mL)	정상	정상	정상	정상	정상	정상
15~30% (750~1,500mL)	100 이상	정상	약간 빠른 호흡	지연	20~30mL/hr	불안
30~40% (1,500~2,000mL)	120 이상 약한 맥박	감소	현저히 빠른 호흡	지연	20mL/hr	혼돈
>40% (>2,000mL)	140 이상 맥박 촉지 어려움	현저히 감소	아주 빠른 호흡	없음	거의 없음	기면

의식의 변화와 같은 부정확하고 주관적이나 이러한 증상과 징후에 따라 진단하고 처치하는 경향이 있다.

전체 혈량의 15%(750mL) 정도의 소실인 경우는 일반적으로 신체가 보상할 수 있다. 그러나 그 이상 소실될 경우 자율신경계의 조절이 필요하다.

혈량이 30% 이상 소실되면 보상 기전이 제대로 기능하지 못하므로 혈액이나 혈액제재를 보충해주어야 한다. 전체 혈량의 40% 이상 소실될 때는 미세 순환의 자동 조절력이 상실되고 비가역적인 조직파괴가 나타난다.

(2) 심인성 쇼크(Cardiogenic shock)

심인성 쇼크는 심장의 펌프 기능의 저하로 조직의 저산소 상태가 일어나는 것으로 심근 경색으로 인한 심장의 수축력 저하로 일어나는 경우가 많다. 특히 좌심실의 40% 이상이 무운동성(akinesia)이면 쇼크가 나타날 수 있다.

심인성 쇼크일 때 환자들은 불안정, 기면, 혼돈, 혼수 등의 다양한 의식상태를 보인다. 또한 피부는 교감신경의 보상작용으로 차고 축축해지며 심한 경우 청색증이 나타나기도 한다. 맥박은 약하거나 촉지가 되지 않기도 하며 심음도 매우 약하게 들린다. 수축기압이 90mmHg 이하로 떨어지는 경우가 많지만 고혈압의 기왕력이 있는 경우는 혈압이 정상일 수도 있다.

저관류로 인한 증상은 종종 빠르게 진행하여 비가역적인 상태의 쇼크가 되어 사망하는 경우도 있으므로 증상 및 징후가 발견될 경우에는 즉각적인 검사와 치료가 필요하다.

2) 혈류 분배 장애로 인한 쇼크

(1) 신경성 쇼크(Neurogenic shock)

신경성 쇼크는 급성 척수 손상시에 교감신경절의 차단과 미주신경의 마비로 인해 저혈압과 서맥을 특징으로 하는 쇼크이다.

(2) 패혈성 쇼크(Septic shock)

패혈증(sepsis)은 다양한 미생물 감염에 의해 나타나는 전신성 염증 증후군이다. 패혈증 환자의 10~30%에서는 원인균이 정확하게 확인되지 않고 있으며 반드시 미생물이 침입해야만 발생하는 것은 아니다.

감염을 일으킨 미생물이 분비하는 독소로 인해 신체는 보체, 응고인자, 키닌(kinins) 등 방어인자 뿐 아니라 사이토카인, 혈소판활성인자, 아라키돈산 등 면역 매개물질 분비를 촉진시킨다. 또한 심근기능저하물질(mycardial depressant substance; MDS)을 분비하게 한다. MDS

는 심근의 기능을 저하시키고 심실 확장, 혈관 확장을 유발시켜 전신적인 심혈관 부전을 초래하고 결국에는 치료에 반응하지 않는 저혈압, 다발성 장기부전 및 사망에 이르게 한다.

(3) 아나필락시스 쇼크(Anaphylactic shock)

아나필락시스 쇼크는 생명을 위협할 정도의 저혈압이나 기도 유지 장애를 초래하는 심각한 전신적 과민성 반응으로 제 I 유형 과민 반응이다.

모세혈관의 투과성 증가, 혈관 확장 매개물질의 유리 등으로 체액이 혈관에서 간질강으로 빠져 나가고 기관지 경련, 후두 부종 등으로 호흡곤란, 천명음, 협착음과 같은 증상이 나타나면서 호흡곤란으로 사망할 수도 있다.

3 쇼크의 단계

쇼크는 연속적이고 복합적으로 진행된다. 쇼크를 보다 쉽게 이해하기 위해 3단계로 구분하고 연속적인 과정에 적합한 의학적 관리와 간호 중재로 생존율을 높일 수 있다.

표 12-3 쇼크의 단계별 임상적 소견

소견	단계		
	보상 단계	진행 단계	비가역적 단계
혈압	• 정상	• 수축기혈압 < 80∼90mmHg • 혈압을 보조하기 위해 수액요법 필요	• 기계 또는 약물 보조 필요
맥박	• > 100회/min	• > 150회/min	• 불규칙적 또는 무수축
호흡기계 상태	• > 20회 호흡/min • $PaCO_2$ < 32mmHg	• 빠르고 얕은 호흡, 악설음 • PaO_2 < 80mmHg, $PaCO_2$ > 45mmHg	• 기도 내 삽관과 기계적 환기 및 산소공급 필요
피부계	• 차고 축축함	• 반상출혈, 점상출혈	• 황달
소변양	• 감소	• 0.5mL/kg/hr	• 무뇨, 투석 필요
의식상태	• 혼돈(confusion)	• 기면(lethargy)	• 무의식(unconscious)
산염기 균형	• 호흡성 알칼리증	• 대사성 산증	• 심각한 산증

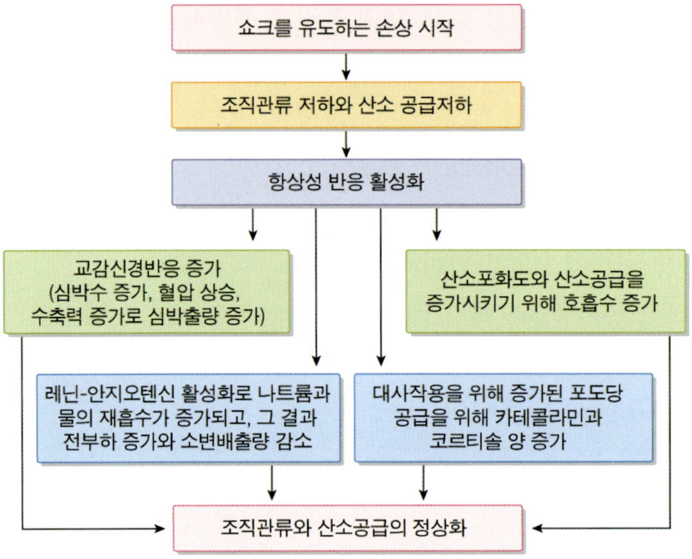

그림 12-3 쇼크에 따른 보상기전

1) 보상 단계(Compensatory stage)

쇼크의 보상 단계에서는 세포의 혐기성 대사의 결과를 극복하고 항상성을 유지하기 위한 노력으로 신경, 호르몬, 생화학적 보상기전을 활성화 시킨다.

2) 진행 단계(Progessive stage)

쇼크가 치료되지 않고 보상단계가 제대로 기능하지 않게 되면서 나타난다. 이 단계에서는 다발성 장기부전증후군(MODS)으로 진행되지 않도록 적극적인 중재를 해야 한다.

이 단계에서 환자의 의식상태 변화가 중요한 소견으로 뇌조직의 관류 저하나 저산소증으로 인해 나타난다. 초기에는 흥분, 혼돈을 보이다 점차 기면상태에 들어가고 의식을 잃기도 한다.

3) 불응 단계(Refactory stage)

불응 단계는 비가역적 단계(irreversible stage)라고도 하며 저산소증으로 세포나 조직 손상이 심하여 치료에 반응하지 않고 쇼크 상태가 지속된다. 관류 저하와 심박출량 감소로 인해 세포의 혐기성 대사 과정은 더욱 악화되고 광범위한 조직 손상이 진행되면서 다량의 독성 대사산물과 독소는 주요 기관을 더욱 파괴한다.

한 신체 기관에 기능장애가 발생하면 다른 기관도 영향을 받게 되어 결국은 다발성 장기부전증후군(MODS)이 나타나게 되고 결국 사망에 이를 수 있다.

4 진단 검사

쇼크가 진행될 때는 단계를 분명하게 구분하기는 어렵다. 과거력과 신체검진을 통해 위험 요인을 확인하고 혈역학적 수치, 순환기능 등을 통해 환자의 상태를 확인하고 이에 적합한 의학적 처치를 할 수 있다.

- 쇼크일 때는 순환상태를 확인하기 위해 맥박 산소 포화도 측정기(pulse oximetry)를 연결한다. 산소포화도(SpO_2)가 94% 이하일 때는 즉각적인 처치를 할 수 있다.
- 중심정맥압(central venous pressure)은 우심실의 전부하를 나타내는 것으로 심장의 순응도(compliance)가 좋지 않을 때는 심장으로 유입되는 혈류량이 적어도 높게 나올 수 있다. 수액 처치의 효과를 확인하거나 순환혈류량을 확인하기 위해 지속적인 감시가 필요하다.
- 폐동맥 카테터를 삽입하여 심장기능과 산소 전달 정도를 확인하도록 한다. 폐동맥 카테터를 삽입하여 중심정맥압, 폐모세혈관쐐기압, 심장박출량, 산소 전달 및 소모량 등을 측정할 수 있어 조직관류와 쇼크에 대한 적절한 조치를 시행하는 데 도움이 된다.
- 혈액 내 젖산 수치를 확인한다. 젖산 수치가 높을 경우(정상 : 0.5～1.5mmol/L) 조직의 산소 공급이 제대로 되지 않으며 대사 항진 상태를 의미한다.
- 저혈량성 쇼크에서는 급성 출혈의 병력을 확인한다. 주로 헤모글로빈(hemoglobin) 수치와 헤마토크리트(hematocrit) 수치가 감소하지만 탈수나 혈장의 이동으로 인해 쇼크가 유발되었을 때는 헤모글로빈과 헤마토크리트 수치가 상승한다.
- 컴퓨터 단층촬영이나 초음파, 자기공명영상 검사 등으로 내부 출혈부위를 확인할 수 있다.
- 심인성 쇼크인 경우는 심전도를 확인하여 급성 심근경색 및 다른 심질환을 확인한다.
- 동맥혈가스분석검사에서 중탄산염을 확인하는 것은 대사성 산증의 정도를 판단하는 데 도움이 된다.
- 패혈성 쇼크인 경우는 균 배양을 통해 원인균을 확인한다.
- 일반적으로 확인할 수 있는 CBC, 혈청 전해질 검사, 간기능 검사, 신장기능 검사, 동맥혈가스분석검사 등을 실시하며 파종성혈관내응고증(PT, aPTT, fibrinogen, antithrobin-Ⅲ 등)을 확인할 수 있는 검사를 한다.

5 응급환자 관리 및 간호

쇼크의 조기 인식과 그에 따른 빠른 대처가 중요하다. 쇼크 초기의 대처는 불응 단계로의 진전을 막을 수 있다. 쇼크로 인한 응급환자 관리 및 간호의 목적은 조직관류를 회복시켜 산소 전달을 증진시키는 것이다. 그러기 위해서는 원인을 확인하고 그에 따른 조치와 함께 아래의 기본적인 중재를 수행한다.

- 보조적인 또는 기계적 환기를 통해 호흡기계를 보조하여 산소 제공을 증진시키고
- 혈량을 회복하기 위해 수액을 공급하고
- 혈관 운동 긴장 회복과 심기능 개선을 위해 약물을 투여하며
- 증가한 대사요구량 충족을 위한 영양 보충이 필요하다.

1) 산소화 증진

쇼크 환자에게 적절한 산화(oxidation)가 이루어 있는지 확인하기 위해 호흡수와 깊이, 규칙성을 15~30분마다 측정한다.

맥박 산소포화도측정기(pulse oximetry)로 산소 포화도를 확인한다. 동맥혈가스분석검사에서 PaO_2가 낮을 때는 산소를 공급하고 기도를 개방하도록 한다.

2) 심박출량 증진 및 적절한 체액량 유지

쇼크 환자의 심박수, 혈압, 중심정맥압, 폐동맥압을 자주 측정할 수 있도록 한다. 혈압이 낮을 때는 변형된 트렌델렌버그 체위(modified Trendelenburg p.)를 취하도록 한다. 트렌델렌버그 체위는 폐 확장을 방해하고 뇌압 상승을 초래할 수 있으므로 신중하게 결정하도록 하고,

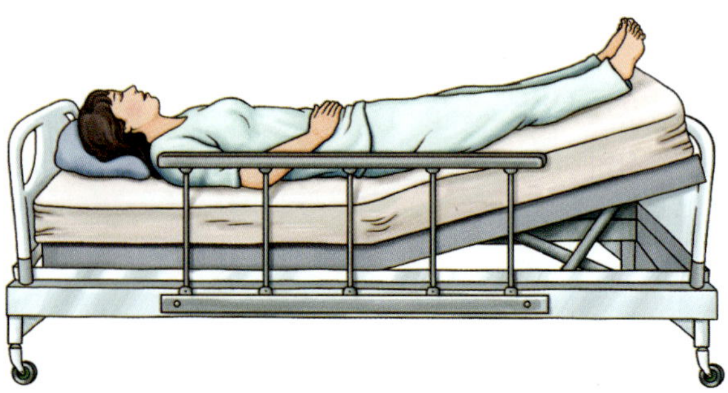

하지는 20° 정도 올리고 무릎은 쭉 펴진 상태이며, 몸통은 수평을 유지하고 머리는 약간 올린다.

그림 12-4 쇼크의 징후를 보이는 환자에게 적절한 체위(변형된 트렌델렌버그 체위)

표 12-4 수액 요법의 장·단점

수액의 종류	장점	단점
정질 용액		
0.9% N/S	가장 일반적으로 사용하고 있으며 가격이 저렴하다.	다량 주입 시 폐부종, 복부구획증후군, 고나트륨혈증 등의 위험이 증가한다.
Lactated Ringer's solution	젖산염 이온이 대사성 산증의 완충작용을 한다.	다량 주입으로 나타나는 부작용과 대사성 산증을 발생시킬 수 있다.
Hypertonic	상대적으로 적은 양으로 혈량을 유지할 수 있다.	고나트륨혈증이 발생할 수 있다.
교질 용액		
Albumin(3%)	혈장량을 빠르게 증량시킨다.	가격이 비싸다. 심부전을 야기한다.
Dextran	합성혈장 증량제	혈소판 응집을 방해한다. 출혈성 쇼크에서는 권장하지 않는다.
Hetastarch	합성혈장 증량제	지혈 및 응고 시간 지연

심인성 쇼크일 때는 하지 않는다.

- **수액 요법(Fluid replacement)** : 감소된 순환혈량을 보충하기 위해 수액을 공급한다. 정질용액과 교질용액을 주로 사용하며 출혈이 있을 때는 혈액을 공급하기도 한다. 쇼크 초기에는 주로 등장성 정질성 용액을 투여한다.

3) 약물 요법

수액요법만으로 조직 관류를 교정하기 어려울 때는 약물을 정맥내로 투여한다. 혈관작용성 약물은 심장의 수축력을 강화시켜 심박출량을 증진시키며 혈관을 수축시켜 혈압을 높여준다.

- **교감신경 흥분제** : 혈관 작용 약물로는 교감신경 작용 약물로 α-아드레날린성 수용체, β-아드레날린 수용체 약물을 주로 이용한다.
- **혈관 확장제** : 혈관수축제로 인해 심한 혈관 수축이 일어나 조직관류가 저하되고 심장의 부담이 증가할 때는 교감신경 차단제와 같은 혈관 확장제를 사용한다.

4) 영양 요법

쇼크로 인해 대사율이 증가하고 필요 에너지 요구량이 증가한다. 쇼크 진행초기에 분비되는 카테콜라민은 저장된 글리코겐을 8～10시간 내에 고갈시키고 단백질과 지방을 에너지로 이용하여 골격근 소실이 나타난다.

영양보충은 가능한 빨리 시작하도록 한다. 비경구 또는 장관 영양을 하도록 한다. 조기에 장관 영양을 할 경우 위장관 관류가 증진되고 장점막의 통합성 유지에 도움이 되므로 장관 영양을 권장한다. 급성 쇼크일 때는 스트레스성 궤양이 빈번하게 발생하기 때문에 제산제나 H_2 차단제, 양성자 펌프 억제제(PPIs) 등을 투여한다.

5) 정서적 지지와 안위 제공

심각한 질병으로 인해 불안과 공포가 있을 수 있다. 불안, 공포, 통증 등은 호흡곤란을 악화시키고 카테콜라민(catecholamine)의 분비를 증가시킨다. 간호사는 환자의 불안 및 통증을 확인하고 필요하면 벤조다이아제핀(Benzodiazepine), 아편제제, 마취제, 신경근육 차단제 등을 투여하여 불안 및 통증을 완화시킨다.

6 전신성 염증반응 증후군과 다발성 장기부전 증후군

(Systemic inflamatory response syndrome; SIRS & Multiple organ dysfunction syndrome; MODS)

전신성 염증 반응 증후군은 감염으로 인해 발열 혹은 저체온증, 백혈구 증가증 또는 감소증, 빠른 호흡, 빈맥 등의 전신 반응을 주 증상으로 하는 염증성 질환으로 감염, 허혈, 경색, 손상 등에 의해 나타난다.

어떤 종류의 미생물에 의해서도 중증 패혈증이 유발될 수 있으며 패혈증은 감염성 원인에 의한 전신성 염증 반응 증후군이다. 전신성 염증 반응이 나타날 수 있는 기전은 여러 가지가 있으며 기계적 조직 외상(화상, 압박 손상, 외과 수술), 농양, 허혈성 조직, 광범위한 관류장애 등이 원인이 될 수 있다.

다발성 장기부전 증후군은 중재를 하지 않으면 항상성이 유지될 수 없는 급성 중증 환자에게서 발생하는 장기 기능 부전이다. MODS는 쇼크 상태 진행의 또 다른 단계로 사망률이 20% 정도이며 4개 이상의 장기가 손상되면 사망률이 70%에 달한다.

MODS의 정확한 기전은 아직 알려져 있지 않지만 조직관류가 효과적이지 못할 때 패혈성 쇼크의 연장선상의 마지막 단계에서 발생한다.

대부분의 장기 손상이 세포 수준에서 나타나 직접적인 관찰이 불가능하지만 진행성 장기 기능 부전 및 기능 상실의 양상이 전형적으로 발생한다.

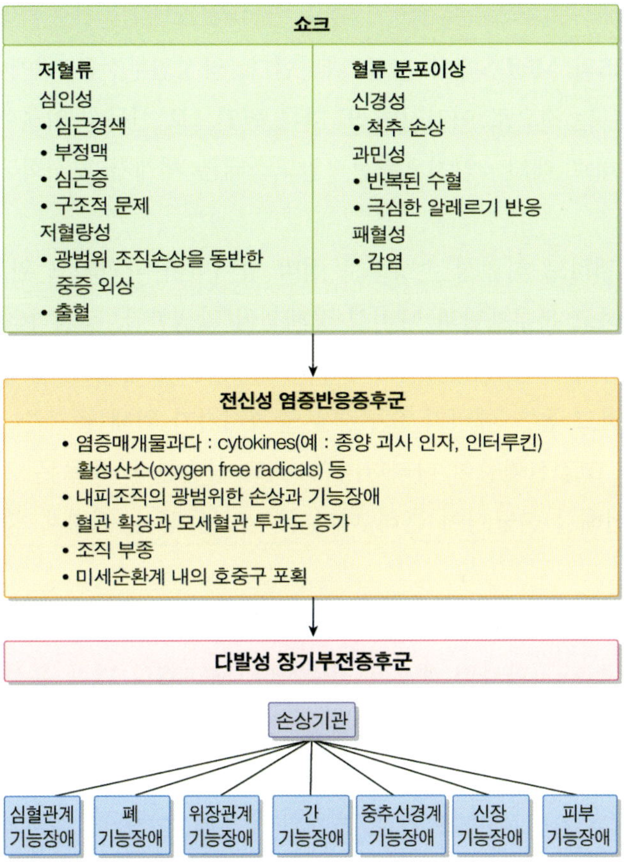

그림 12-5 쇼크, 전신성 염증성반응 증후군, 다발성 장기부전 증후군간의 관계

MODS는 보통 폐에서 시작하며 간, 위장관, 신장, 면역기계 및 중추신경계로 이어지며 심혈관계의 불안정을 유발한다.

1) 임상 증상

MODS의 증상은 서서히 나타난다. 조직의 관류 장애가 세포수준에서 발생하며 점차적으로 장기부전으로 이어진다.

폐는 MODS가 나타나는 첫 번째 기관으로 진행성 호흡곤란 및 호흡부전이 나타나고 기관내 삽관 및 인공호흡기 치료가 필요하다. 심혈관은 광범위한 혈관 확장이 일어나 전신혈관 저항 및 혈압 저하가 나타난다. 모세혈관 투과성 증가로 인해 혈관으로부터 알부민과 체액 이동이 일어나 정맥 귀환량은 감소하고 전부하도 감소한다. 급격한 의식 상태 변화가 MODS 초기에 나타난다. 환자는 혼돈스러워하고 흥분하며 불안해한다. 점차 지남력 상실, 의식 상실을 일으킨다.

급성신부전은 SIRS와 MODS에서 자주 나타난다. 급성신부전은 혈액순환 저하와 염증성 반응으로 인해 나타나는 것으로 여겨지며 또 다른 원인으로 신독성 약물에 의해 악화된다. 신장의 조직관류의 저하로 레닌-안지오텐신-알도스테론 체계가 활성화되고 혈관 수축이 악화된다.

위장관계의 관류 저하로 허혈성 손상으로 점막 방어벽이 파괴되고 위장 출혈이 증가한다. 또한 장운동이 감소하고 복부팽만과 마비성 장폐색이 발생한다. 장점막의 파괴로 위장관내의 세균이 혈액내로 이동하여 감염증을 악화시키며 대사반응의 변화가 나타난다. 기초 대사율은 1.5~2배 정도 상승하고 높은 에너지 요구량을 충족시키기 위해 골격근 상실이 나타난다. 대사 항진으로 고혈당, 고젖산혈증이 나타나며 BUN도 상승한다. 호르몬 및 대사의 변화, 체액 변동 등으로 인해 전해질 불균형이 흔히 나타나고 이는 정신·신경계 증상을 악화시킨다.

2) 응급환자 관리 및 간호

다발성 장기부전 증후군 환자의 예후는 불량하다. MODS의 가장 우선적인 관리는 예방으로 쇼크 징후나 감염의 징후를 초기에 발견하고 즉각적인 처치를 하도록 한다. 또한 만성질환자, 영양불균형 대상자, 면역억제 환자, 수술 또는 외상 환자에는 위험성이 증가하므로 주의를 기울인다. MODS는 감염 예방과 치료, 조직관류 증진, 영양 및 대사지지, 부전 장기에 대한 관리를 우선으로 한다.

- **감염 예방과 치료** : 감염이 의심될 때 즉 체온의 점진적인 상승이 있을 때는 주의 깊게 관찰하여야 한다.
- **조직 관류 증진** : 수액 공급을 하고 필요하다면 약물을 투여하도록 한다. MODS인 경우 산소 요구도가 증가하므로 보조적인 방법으로 산소 공급을 증진시켜 PaO2가 80% 이상 유지하도록 한다.
- **영양 및 대사지지** : MODS의 대사 증가는 심한 체중감소를 유발하여 증상을 악화 시킨다. 따라서 적절한 영양을 조기에 제공하여 장기의 기능을 보존하도록 하며 간의 단백질 합성 정도를 확인하기 위해 혈장 트란스페린(transferrin)과 알부민 전구물질(prealbumin) 수치를 확인한다.
- **부전 장기 관리** : 기능이 감소한 장기를 확인하여 더 이상의 손상을 예방하고 기능을 호전시키기 위한 중재를 하도록 한다. 예를 들어 급성 호흡곤란 증후군이 있는 경우는 적극적인 산소 요법과 기계 보조 환기가 필요하다.

아나필락시스 쇼크(anaphylactic shock)

32세 여성 환자로, 집 앞 산책 중 목뒤 부위 벌에 쏘여 호흡곤란과 피부 발진 및 통증으로 고통스러워하는 환자가 119구급대에 의해 응급실을 내원함.

• 활력징후 : 90/60－132－28－36.0℃, SPO_2 : 95%

○ 119구급대원 구급활동일지

환자 20분전 집 앞 산책 중 목부위 벌에 쏘였다고 하며 의식은 있으나 불안해 함. 기도는 열려 있고 쌕쌕거리는 소리를 냄. 호흡 곤란, 맥박은 빠르고 약함. 피부는 쏘인 부위를 중심으로 발진이 상반신에 넓게 나타나 있음. 예전에도 벌에 쏘여 같은 증상을 보인적이 있다고 하며, 그 외 특별한 과거력은 없음.

1. 위의 환자가 응급실에 도착 후 가장 먼저 사정해야 할 내용은 무엇인가?

2. 위의 현장평가 자료와 1번 사정 내용을 근거로 적용해야 할 간호중재 방법을 제시하시오.

3. 위의 환자에게 나타날 수 있는 증상에 대해 설명하시오.

4. 위 환자에게 사용할 수 있는 약물의 약리 작용과 투약 방법에 대해 설명하시오.

13

P·A·R·T

외 상

학습목표

- 외상 환자의 초기 처치를 이해하고 응급환자를 관리한다.
- 창상을 이해하고 응급환자를 관리한다.
- 다발성 손상을 이해하고 응급환자를 관리한다.

P·A·R·T 13

외 상

외상은 2000~2007년 동안 우리나라 전체 사망의 3위를 차지했으며 특히 44세 미만 인구 사망 원인 1위로 주요 경제 활동 인구에서 중요한 사망원인이다. 외상으로 인한 사망자 중 적정 진료를 받을 경우 생존할 것으로 판단되는 '예방 가능 외상 사망률'을 보면 1998년 50.4%에서 2010년 35%로 감소 추세에 있으나 선진국(20%)보다 여전히 높은 상태이다.

외상환자의 사망률을 낮추기 위해서는 외상 진료 체계(Trauma Care System) 구축이 필요하다. 외상 진료 체계란 외상한자 발생의 예방, 현장에서의 조기 처치 및 적정외상센터로의 이송, 병원에서의 신속하고 적절한 외상 처치, 재활 및 사회복귀로 이어지는 포괄적인 외상 진료 서비스 제공 체계를 의미한다.

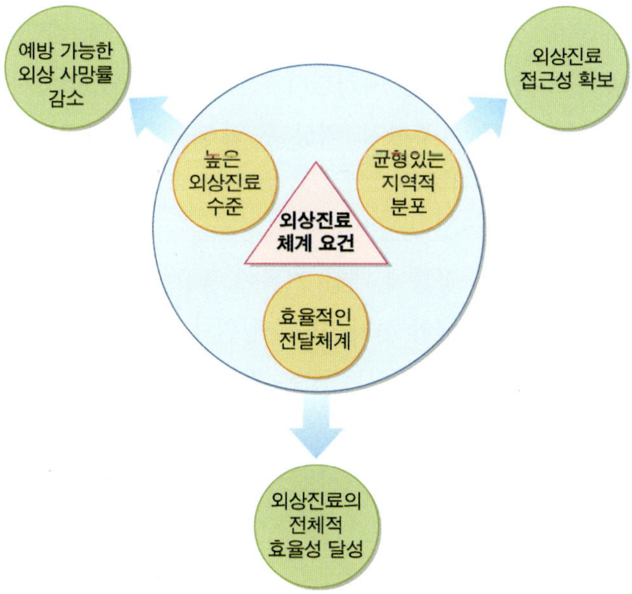

그림 13-1 외상진료체계의 필요조건

외상 진료체계는 기존 응급의료체계 내에 포함되어 있으면서 독립적으로 구성되어 있다. 외상 환자를 중증도에 따라 경증(Level Ⅲ), 중등도(Level Ⅱ), 중증(Level Ⅰ)으로 구분할 수 있으며 Level Ⅰ 외상센터는 예방에서부터 재활 치료에 이르는 손상의 모든 면에 대한 포괄적 치료를 제공할 수 있는 기관으로 권역외상센터라 할 수 있다. 권역외상센터는 타 기관 전원 중증외상환자를 항상 수용할 수 있어야 하며 인력양성, 교육 연구의 기능을 하며 지역 외상 환자 등록 체계 구축 및 자료를 관리하는 기능을 한다. Level Ⅱ 외상센터는 중등도 및 경증 외상환자를 진료할 수 있는 기관으로 지역외상센터가 해당된다. Level Ⅲ 외상센터는 경증 외상환자를 진료할 수 있는 기관으로 지역 응급기관에 해당한다.

외상 환자의 소생과 사회 복귀는 중요한 문제이며 이는 만성 질환자의 재활보다 사회적 이익이 크다고 할 수 있다.

외상환자 치료의 목적은 환자의 전신 상태를 가능한 빨리 파악하여 소생술을 시행하는 것이며 외상 환자 치료 과정에서 최선의 처치를 하는 것이다.

외상의 3대 사망 시기는 3가지로 구분할 수 있다.

- **초기 사망 시기** : 수 초에서 수 분 내에 사망하며 뇌손상, 간 파열, 상부 척추 손상, 심장 및 큰 혈관의 손상 등이 주요 원인의 약 50%를 차지하며 예방이 가장 좋은 치료법이다.
- **두 번째 사망 시기** : 수 분에서 수 시간 내 사망하며 중증 외상 환자의 치료에 있어 'Golden hour'이다. 경막하 혈종, 경막외 혈종, 혈흉 및 기흉, 비장 파열, 간 열상, 골반 골절, 출혈 등을 동반한 다발성 외상이 30%를 차지한다. 신속한 평가와 조기치료가 필요하다.
- **세 번째 사망 시기** : 수일에서 수 주까지, 외상 후 합병증 등으로 인한 패혈증, 다발성 장기 부전 증후군 등이 20%를 차지한다.

외상 환자 사정시 일어난 모든 것들에 대한 기록이 필요하다. 기록에는 상처에 대한 내용, 외상 발생 기전, 발생 시간을 기록해야 한다. 범죄 행위가 의심되는 경우 특히 주의해야 하며 옷을 제거할 때 얼룩이 있거나 손상이 있는 곳은 잘라내지 않도록 주의해서 따로 비닐백에 담아 두어야 한다.

외상 환자의 중등도에 따라 치료의 우선순위를 정하는 것이 필요하다.

1 외상 환자의 초기 처치

1) 1차 평가 및 처치(ABCD; Primary survey)

(1) 경추부 고정 및 기도 확보(Airway maintenance)

기도폐쇄를 일으킬 수 있는 이물질을 신속히 제거하고 안면부, 하악골, 기관이나 후두의 골절을 평가한다. GCS 점수가 8점 이하일 때는 기관 삽관이나 외과적 기도확보가 필요하다. 외상환자는 경부의 과도한 움직임을 피하도록 한다. 경부 손상이 조금이라도 의심되면 경부고정을 해야 한다.

(2) 호흡보조 및 환기(Breathing & Ventilation)

긴장성 기흉, 연가양 흉곽, 다량의 혈흉, 개방성 기흉 등에서는 환기의 장애가 발생한다.

단순 기흉이나 긴장성 기흉일 때 기관 삽관 후 ambu를 이용한 과도한 환기가 오히려 해가 될 수 있으므로 주의한다.

(3) 지혈 및 순환 보조(Circulation)

출혈은 외상 후 사망의 가장 흔한 원인이지만 신속한 치료를 통해 교정할 수 있다. 외상환자가 저혈압이 있을 때는 일단 출혈을 의심하고 혈역학적 상태를 신속하게 평가한다.

눈으로 볼 수 있는 출혈은 1차 평가 기간 동안 치료해야 한다. 지혈의 가장 좋은 방법은 국소 압박이며 지혈대는 조직의 직접적인 손상이나 말단부 저산소성 손상을 줄 수 있으므로 외상성 절단 외에는 사용하지 않는 것이 좋다.

(4) 신경학적 검사(Disability)

1차 검사에서는 간단하게 AVPU로 신경학적 손상 여부를 파악한다. 경막외 혈종에서는 잠재적 명료기가 있을 수 있으므로 주의해야 한다.

(5) 노출(Exposure)

환자가 저체온증에 빠지지 않도록 담요로 덮어주며 손상부위가 잘 보이도록 옷을 벗긴다. 억지로 벗기려 하지 말고 가위로 잘라 제거한다.

2) 2차 평가(Secodary survey)

심한 외상에 대한 응급 처치와 소생술을 시행한 후 평가한다. 활력징후를 측정하고 보다 세밀한 신체검사와 신경학적 검사가 이루어져야 한다. 특히 외상은 손상 기전을 정확히 밝히는 것이 중요하다. 사고 당시 주변 인물이나 가족, 응급구조사 등에서 관련 정보를 얻을 수 있다.

외상환자의 손상 기전은 둔상과 관통상으로 분류할 수 있다. 둔상은 주로 교통사고나 추락, 산업재해 등에서 일어나며 교통사고의 경우 안전벨트 착용 여부, 운전대의 손상 정도, 충돌이 일어난 방향 등 여러 요인이 외상의 중등도에 영향을 미치며 특히 환자가 차량 밖으로 튕겨져 나갔을 때 중증도가 높을 것으로 여겨진다.

관통상의 경우 신체의 손상 부위, 관통 부위에 근접한 장기의 종류, 관통 속도 등이 손상의 형태와 범위를 결정하고 치료에 영향을 준다.

2 창상(Wound)

상처는 응급실에서 흔히 접할 수 있는 문제로 치료의 원칙은 감염과 장애를 예방하고 손상된 조직의 기능과 외관을 복구하는 것이다.

1) 창상 평가

창상을 평가하는 데는 세밀한 병력 청취가 필수적이다. 창상에 대한 검사는 충분한 조명하에서 적절한 자세에서 시행해야 하며 교차 감염이 발생하지 않도록 주의한다.

창상 평가 내용

- 폭행이나 자해와 같은 의도적 행동 유무
- 국소 마취제에 대한 알레르기 병력
- 이물질이 남아있을 가능성
- 현재 사용하고 있는 약물 : aspirin, warfarin 등
- 현 병력 : 말초혈관질환, 면역결핍상태 등
- 파상풍예방 접종 유무

2) 창상 전 처치

- **마취** : 감각, 혈관, 운동에 대한 검사가 이루어진 후 통증을 완화시킬 수 있는 마취를 한다. 국부 마취제로는 lidocaine이 흔히 사용되며 작용시간이 빠르다.
- **지혈** : 직접 압박법, 결찰법, 전기소작 등의 방법을 이용할 수 있다. 이러한 방법으로 지혈되지 않는 사지의 창상은 혈압계 커프를 이용한 지혈대를 이용하기도 한다. 커프를 창상의 근위부에 감고 수축기 혈압 이상으로 팽창시킨다. 정맥 혈액량을 감소시키기 위해 상지를 거상하는 것도 도움이 된다.
- **모발 제거** : 피부의 모발은 창상 감염의 위험을 증가시킬 수 있다. 따라서 상처봉합에 방해가 될 가능성이 있다면 가위로 모발을 자른다.
- **세척** : 상처 세척은 감염을 예방하므로 반드시 시행한다. 가벼운 상처는 흐르는 깨끗한 물로 우선 세척하고 제거되지 않은 이물은 핀셋으로 제거한다.
  감염성이 높거나 상처 부위가 깨끗하지 않을 때는 고압세척이 도움이 된다. 고압 세척 전에 먼저 국소 마취를 해야 하며 19gauge 주사침을 이용하여 5~8psi 압력으로 세척한다. 스펀지로 문지르는 것은 창상에 외상을 주어 감염에 대한 저항성을 감소시킨다. 가장 흔히 사용하는 세척제는 식염수로 독성이 가장 적다.
- **괴사조직 제거** : 창상의 죽은 조직이나 이물질을 제거하여 정상 조직으로 회복을 돕는다.
- **항생제 사용** : 창상 봉합을 하는 경우 예방적으로 항생제를 투여하기도 한다. 항생제 사용은 단시간 투여하며 단시간 내에 원하는 혈중 농도에 도달할 수 있도록 해야 한다.
- **파상풍 예방** : 창상이 작고 깨끗하다 하더라도 모든 환자에게 파상풍 면역 상태에 대해 확인해야 한다. 파상풍 감염의 위험이 높은 상처는 6시간 경과된 창상, 결출상, 깊이 1cm 이상의 창상, 압궤 손상, 총상, 먼지나 타액으로 오염된 창상 등이다.

3) 창상 봉합

창상 봉합은 조직 치료, 기능 회복, 감염 위험 감소, 조직 복귀의 목적이 있다.

- **1차 봉합** : 손상이 발생한 후 수 시간 이내에 창상을 봉합하는 것으로 손상 후 4시간 이내에는 대부분 가능하며 혈관이 풍부한 부위의 깨끗한 창상은 손상시간까지 1차 봉합이 가능하다.
- **지연성 1차 봉합** : 총상, 동물 교상, 치료가 12시간 지연된 창상, 농, 분변, 타액 등으로 심하게 오염된 창상일 때 고려한다.
  우선 창상을 깨끗하게 한 후 습성 드레싱을 한 후에 4~5일 정도 개방된 상태로 두고 감염의 징후가 없을 때 봉합한다.

- **2차 유합** : 기계적 봉합 없이 창상이 치유되는 것으로 어느 정도 시간이 경과하면서 육아 조직이 생겨 반흔이 생긴다.

4) 봉합 후 드레싱

손상된 조직은 24~48시간 동안 습한 환경을 유지하려는 기본 원칙에 따라 드레싱을 하면 치유를 촉진시킬 수 있다. 드레싱은 자주 교환해주어야 하며 삼출액, 출혈 및 감염의 징후를 확인해야 한다.

3 다발성 손상(Multiple injuries)

다발성 손상은 적어도 두 개 이상의 장기에 생명을 위협하는 손상이 발생한 경우이다. 다발성 손상 환자의 사망률은 손상 정도와 손상을 입은 장기의 개수와 관련이 있다. 다발성 손상은 신체 모든 부위에 영향을 미치며 손상 즉시 과잉 대사와 과잉 응고가 일어나며 심한 스트레스를 받게 된다. 자동차 사고 등 심각한 외상을 입었을 때는 두부나 경부 손상이 있는지 우선 확인하고 다른 부위 손상이 동반되었는지 확인한다.

1) 사정

겉으로 보기에 증상이 미약하거나 외상의 증거가 없을 수 있다.

다발성 손상이 의심될 경우에는 확인될 때까지 척수 손상으로 가정하고 사정한다. 외관상으로 손상이 심각해 보이지 않더라도 치명적일 수 있으므로 세심한 사정이 필요하다.

예를 들어 X-ray 검사를 하기 전까지 확인되지 않은 골반골절은 골반강 다량 출혈을 일으키는 경우도 있다.

활력 징후, 출혈 여부, 의식상태, 손상 범위, 손상된 기관 수를 사정하고 호흡부전, 부정맥, 심부전 등과 같은 합병증을 확인한다.

2) 응급환자 관리 및 간호

손상 정도를 확인하고 우선순위를 정하여 생명을 위협하는 손상을 우선적으로 치료한다.

호흡곤란이나 순환 장애는 즉시 소생술을 시행하고 소생 되자마자 의복을 잘라 제거하고 빠르게 신체사정을 한다. 환자를 이송할 때는 Level Ⅰ 외상센터에 이송하여 신속하게 치료할 수 있도록 한다. 다발성 손상을 입은 환자의 응급 처치의 우선순위는 다음과 같다.

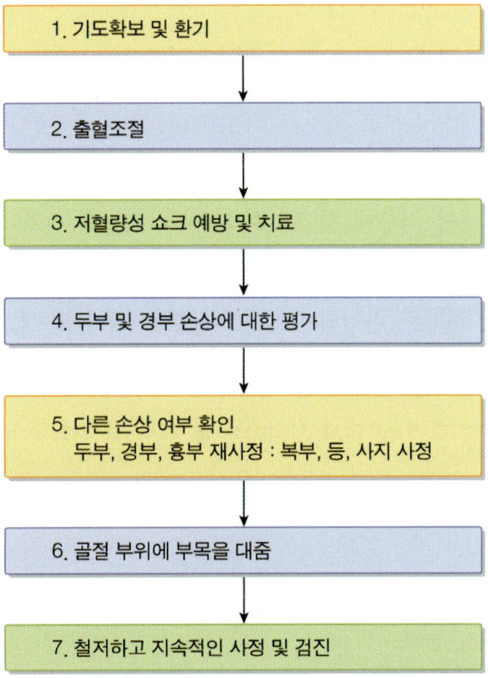

그림 13-2 다발성 손상 환자에 대한 치료 우선순위

다발성손상(multiple injury)

50세 남자 환자로, 운전 중 빗길에 미끄러지며 차량이 전복되어 119구급대에 의해 응급실에 내원함. 내원 시 의식은 명료하고, 흉통 및 오른쪽 대퇴부위, 골반통증을 호소하며 숨쉬기 힘들어 함.

- 활력징후 : 90/60－118－24－36.0℃, SPO_2 : 94%

○ 119구급대원 구급활동일지

환자 30분전 OO사거리에서 차량이 빗길에 미끄러지며 차량이 전복되었고, 의식은 명료, 기도는 열려 있으나 숨쉬기 불편해하며, 맥박은 약하고 빠르며 피부는 창백하고 차가움. 흉통 및 오른쪽 대퇴부위, 골반 통증을 호소하며 출혈은 관찰되지 않음. 특별한 과거력은 없음.

1. 위의 환자가 응급실에 도착 후 가장 먼저 사정해야 할 검사 및 내용은 무엇인가?

2. 위의 현장평가 자료와 1번 사정 내용을 근거로 적용해야 할 간호중재 방법을 제시하시오.

3. 위의 환자에게 시행되어야 하는 진단검사에 대해 근거를 들어 설명하시오.

4. 위 환자에게 발생 가능한 골절은 무엇이며, 그에 대한 치료적 중재를 설명하시오.

5. 위 환자에게 발생 할 수 있는 문제점과 예방적 처치를 제시하시오.

14

P·A·R·T

약물 과용 및 중독

학습목표

- 약물 과용 및 중독 환자의 일반적 응급 간호를 이해하고 응급환자를 관리한다.
- 교상 및 자상을 이해하고 응급환자를 관리한다.

P·A·R·T 14

약물 과용 및 중독

중독(poisoning)이란 어떤 형태의 물질이 인체 내에 들어가거나 피부에 접촉됨으로서 건강에 해로움을 야기하는 현상을 말한다. 우리 생활 주변에는 위험 물질이 산재해 있으며 항상 인체 내로 유입될 가능성이 있다. 이러한 위험 물질에는 치료 약제, 가정 또는 공업약품, 농약, 동·식물의 자연 독, 남용 약물 등으로 나눌 수 있으며 실수에 의한 중독의 약 2/3가 치료약제와 약물의 중독이며, 약물 과량 복용의 원인 중 절반 이상이 처방된 약의 남용과 오용이다.

약물의 유입 경로는 복용, 흡입, 주사, 접촉, 분무 등 다양하며 이 중 복용에 의한 경우가 가장 흔하다. 약물에 의한 증상은 매우 다양하고 약품의 종류, 복용한 용량, 복용 후의 경과 시간 등에 따라 다르게 나타난다.

사고로 인한 중독 환자의 대다수는 영·유아이며 화장품, 의약품, 세제, 석유화학제품 등 가정 내 물질로 인한 중독이 대부분으로 예방 가능한 경우가 많다. 성인의 경우 작업 현장, 가정, 야외 등에서 유해 화학물질, 동·식물 독소 등에 노출되는 경우가 증가하고 있지만 대부분 의도적인 사고로 자살을 목적으로 한다.

최근에는 각종 환각물질에 중독되는 경우가 증가하고 있어 이에 대한 관리가 필요하다.

1 일반적 응급 간호

1) 초기 응급 처치

가장 우선적으로 기도－호흡－순환을 유지하도록 한다. 기도가 유지되지 않거나 호흡이 곤란한 경우 기관 삽관을 하고 산소를 투여하는 등 적극적인 처치를 한다.

활력징후를 측정하고 심전도 감시, 맥박산소포화도 측정, 정맥주입로를 확보하고 전해질 검사, 동맥혈 가스분석 검사, 일반 혈액검사, 간기능 및 신기능 검사, 흉부 촬영 등 기본적인 일반 검사를 실시한다. 약물의 특성에 따라 효소검사, 혈중 약물농도, 혈중 삼투압 등을 측정한다.

독물학적 검사로 중독 약물의 종류를 확인할 수 있으며 독성 효과 및 약물의 노출 정도를 예측할 수 있고 치료 방침을 결정할 수 있다. 일반적으로 혈청, 소변, 초기 위장관 흡인물을 채취하여 검사한다. 그러나 모든 의료기관 및 환자의 상태가 독물학적 검사를 할 수 있는 것은 아니므로 검사를 하기 전 일반적 치료를 먼저 시행하도록 한다.

중독 약물이 확인된 경우는 적절한 해독제를 투여하고 중독 약물이 확인되기 전 환자에게서 의식상태 변화가 있을 때는 산소를 투여하고 naloxone이나 thiamine 등의 투여를 고려한다.

2) 병력 확인

환자나 가족 혹은 현장 목격자로부터 중독과 과거 병력에 대한 자세한 정보를 수집하여야 한다.

기본적으로 환자의 나이, 체중, 과거 병력, 환자의 발견 장소, 중독 시간, 주 증상, 증상 발현 시각, 구토 유무, 현재 복용 중인 약물, 중독된 경로 등을 확인하고 중독 약물의 종류, 섭취량, 제제의 형태, 환자 발견 시 주위의 약물 용기 및 냄새 등의 특징을 확인한다. 이러한 내용은 중독을 치료할 수 있는 중요한 단서가 될 수 있다.

3) 중독 물질 제거

(1) 위장관 정화(Gastrointestinal decontamination)

중독 물질을 복용했을 때는 중독 물질이 소장에서 전신으로 흡수되지 않도록 하는 것이 중

표 14-1 중독 약물에 따른 특징적 증상

약물	증상
마약류, 아편계(opioid)	동공 축소, 혼수상태, 호흡 억제, 서맥, 혈압 저하
교감신경흥분제 (각성제, 암페타민, 코카인)	동공 확대, 과다행동, 혈압 상승, 빈맥, 경련
환각제(LSD)	혈압 상승, 고열, 동공 확대, 극심한 공포와 불안
콜린성 (유기인계, 카바메이트 살충제)	과도한 침, 눈물, 기관지 분비물 증가, 호흡곤란, 구역, 구토, 근련저하, 발한
아스피린(Salicylate)	과호흡, 빈맥, 구역, 구토, 의식저하
아세타미노펜	황달, 지혈 이상, 혼동, 간 손상
진정제(benzodiazepines, barbiturates, methaqualine)	중추신경계 저하, 동공 축소, 갈짓자 걸음(staggering gait), 호흡저하, 저체온, 혼수

요하다. 이를 위해 구토 유발, 위세척, 흡착제 및 하제 투여, 장세척 등의 방법을 수행한다.

약물 중독이나 약물을 과용한 환자를 간호할 때는 환자의 신체적 상태뿐 아니라 심리적인 지지를 할 수 있어야 한다. 죄의식을 느끼지 않도록 하고 자신의 문제를 말할 수 있는 환경을 조성해주고 필요하면 퇴원 전에 정신과적 전문상담을 받을 수 있도록 한다.

① 구토 유발(Emesis)

부식제나 탄화수소 물질이 아닌 경우 토근시럽(ipecac syrup)을 주어 구토를 유발하게 하고 물을 마시도록 한다. 토근 시럽을 투여하기 전에 반드시 환자의 구역반사를 확인하고 의식이 있는지 사정한다. 과량의 토근시럽은 심장 독성이 있을 수 있으므로 구토제의 효과가 미미할 때 음독한지 2시간 이내에는 위세척을 하도록 한다. 토근시럽은 물과 함께 투여할 때 효과가 크기 때문에 반드시 물과 함께 복용하도록 한다.

② 위세척(Gastric lavage)

응급실에서 가장 흔히 사용하는 독물 제거 방법으로 약물을 희석하여 배출시키는 방법이다. 위세척은 복용 1시간 이내에는 위 내용물을 즉시 제거할 수 있으며 세척 시간을 조절할 수 있고 필요하다면 활성탄을 투여할 수 있는 경로가 된다. 가능하면 내경이 큰 튜브를 이용하여 입자가 큰 약물이나 조각을 제거한다. 어른인 경우 36~40Fr가 권장되며 코나 입으로 관을 삽입한다.

위세척은 독극물을 섭취한지 2시간이 경과하였을 때는 효과가 적으며 4시간이 지난 경우는 시행하지 않지만 위 내용물 배출시간을 지연시키는 약물을 복용한 경우, 과량 복용한 경우, 장음이 들리지 않는 경우는 시행해볼 수 있다.

강산이나 강알칼리와 같은 부식성이 강한 물질을 섭취한 경우는 위세척시 식도 천공의 위험이 있으므로 금한다. 이외에도 뾰족한 물체를 같이 삼켰을 경우, 포장된 물질 및 무독성 물질을 복용한 경우, 심각한 출혈성 소인이 있는 경우, 구역반사가 정상이고 의식이 명료하면서 전신상태가 악화되지 않은 경우는 시행하지 않는다.

위세척을 할 때는 환자를 좌측 횡와위로 눕히고 의식이 저하되어 있거나 구역반사가 소실되었을 때는 기도를 유지하기 위해 기관내 삽관을 먼저 시행한다. 삽입한 관의 길이를 측정하고 식도를 지나 위에 도달할 때까지 삽입하는데 저항이 느껴지면 조금 뺐다가 다시 서서히 밀어 넣는다. 관의 삽입 위치를 확인하고 실온의 물 또는 생리식염수로 세척액이 맑아질 때까지 최소 2L 이상 주입한다. 한 번 주입하는 양은 보통 250~500mL 정도로 하여 십이지장으로 들어가지 않도록 한다.

용액이 주입되고 나면 환자의 반응을 관찰하여 오심, 구토, 빈맥, 참기 어려운 증상이 있는지 확인한 후 액체 주입을 멈추도록 하고 배출관을 풀어 위 내용물을 수집병에 모으도록 한다. 이때 주입하는 양과 배출되는 양이 비슷해야 한다. 배출되는 양이 적을 경우 관을 움직여 위치를 바꾸어 보도록 한다. 다량의 세척액이 필요한 경우 수분과다가 발생하지 않도록 혈청 전해질 검사, 동맥혈가스분석검사를 실시한다.

활력징후, 소변량, 심박동 및 의식상태를 매 15분마다 확인하도록 한다. 구강으로 관을 삽입하는 경우는 구강 분비물을 자주 흡인한다.

③ 활성탄(Activated charcoal)

활성탄은 장관내 독물을 흡착하여 조직 내로 독물이 흡수되지 못하도록 하며 담즙 내 약물과 결합하여 장관 순환을 차단한다. 안전하고 효과적인 위장관 정화제로 강산, 강알칼리, 에탄올, 시안화물(청산가리), 리튬, 철분 제제 등을 제외한 거의 모든 중독 환자에게 투여할 수 있다.

활성탄은 기도가 확보되고 복부 팽만이 없고 장음이 들리는 정상적인 위장관 운동이 확인된 상태에서 투여하고 흡인성 폐렴이 발생하지 않도록 주의한다. 초기에는 1~2g/kg을 투여한 후 매 1~6시간마다 0.25~0.5mg/kg을 투여한다. 활성탄은 경구로 직접 투여할 수도 있고 위장관을 통해 투여할 수도 있다.

④ 기타

Magnesiun sulfate, sorbitol 등의 하제를 투여하거나 PEG-ELS(polyethylene glycol and electrolyte)를 이용한 장세척을 할 수 있다.

⑤ 희석 및 중화 요법

정제나 캡슐과 같은 고형 약물을 섭취하였을 때는 희석을 권장하지 않지만 가정용 세제나 부식제를 섭취하였을 때는 도움이 된다. 알칼리나 약산을 삼켰을 때 희석을 하면 구강, 식도, 위점막과의 접촉 시간이 단축되고 손상을 줄일 수 있다. 일반적으로 차가운 물이나 우유를 250cc 정도 마시게 하되, 과량 투여하면 위 팽만으로 구토가 발생할 수 있으므로 주의한다.

강산을 삼킨 경우는 비위관을 삽입하여 내용물을 어느 정도 제거한 후 충분한 양의 차가운 물과 우유로 위세척을 하는 것을 권장한다.

⑥ 소변 배설 촉진 및 산도(pH) 변화

Salicylate, phenobarbital, chlorpropamide, methanol 등과 같은 약물 중독일 경우 소변을 알칼리화 하여 비이온화된 약물을 이온화 시켜 소변으로 배설을 촉진시킨다.

소변을 알칼리화하기 위해 중탄산나트륨(sodium bicarbonate)을 정맥 주사하여 소변의 pH가 7.5~8.0으로 유지하도록 한다.

표 14-2 약물 중독 및 과용일 때 사용하는 해독제

중독 물질	해독제	중독 물질	해독제
Acetaminophen	N-acetylcystein(mucomyst)	Carbon	Monoxide oxygen
Opiate/narcotics	Naloxone	Cyanide	Amyl nitrates, sodium nitrate
Atropine	Physostigamine	Methyl alcohol	Ethyl alcohol
Digoxin	Anti-digoxin FAB fragment	Benzodiazepine	Flumazenil
Ethylene glycol	Ethyl alcohol	납	Dimercaprol, calcium disodium edetate
Isoniazid	Pyridoxine	수은, 금	Dimercaprol
Warfarin	비타민 K, FFP	유기인계, 카바메이트 살충제	PAM(Pralidoxime), atropine

이때 저칼륨혈증이 발생하면 산성화됨으로 전해질 불균형을 적극적으로 교정해야 하며 이를 예방하기 위해 칼륨을 첨가한 수액을 공급하기도 한다.

충분한 수액을 공급하면서 lasix나 mannitol을 투여하여 소변량을 4~6mL/kg/hr 이상으로 유지하는 강제 이뇨법을 사용한다.

⑦ 혈액 투석 및 관류(Hemodialysis & hemoperfusion)

투석은 위의 방법이 효과가 없는 위험한 경우이거나 salicylate, methanol, ethylene glycol, lithum, theophylline, phenytoin 중독 등에서 시행한다. 혈역학적으로 불안정하거나 출혈성 경향, 어린 소아에게는 시행하지 않는다.

⑧ 해독제(Antidote)

해독제가 알려진 약물은 해독제를 적절히 사용하는 경우 효과가 좋을 수 있다. 아편을 과용했을 때는 Naloxone hydrochloride(narcan)을 사용하면 극적인 효과를 볼 수 있다. 그러나 행동이 둔해질 수 있으므로 안전사고에 유의한다.

(2) 피부 중독 정화(skin decontamination)

독성 물질이 경피적으로 흡수되어 독성이 나타날 때 시행한다. 환자의 옷을 벗기고 비누와 흐르는 물로 2회 이상 세척하고 피부 주름 부위나 손톱, 머리카락 등은 특히 주의한다. 세척할 때 의료인은 반드시 보호 장구와 보호복을 착용하도록 한다.

피부 중독의 심각성은 노출된 범위, 화학 약품의 종류와 특성, 농축 정도에 따라 달라진다.

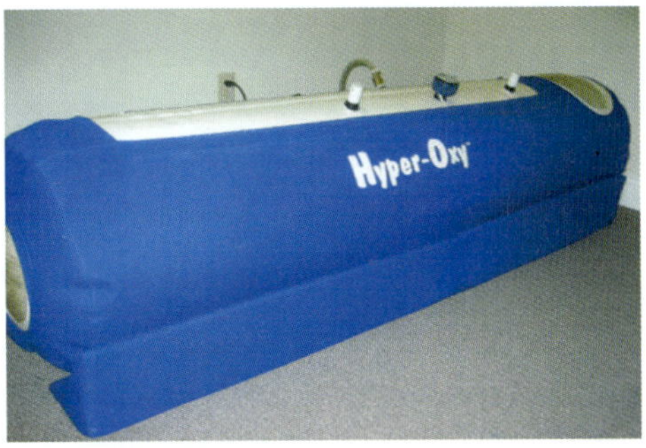

그림 14-1 고압산소치료를 받을 수 있는 고압방

(3) 흡입된 독 정화

중독 물질을 흡입한 경우 뇌의 저산소증으로 두통, 현기증, 오심, 구토, 정신 착란, 기면 등이 나타나고 심하면 혼수로 진전될 수 있다. 중추신경계 손상을 예방하기 위해 뇌의 저산소증을 개선하여 뇌순환을 증진시키는 것이 목표이다.

우선 유해 가스가 노출된 환경에서 환자를 이송하고 조이는 의복은 느슨하게 한 후 신선한 공기를 마시게 한다. 환자를 이송하기 어려울 경우 모든 창문이나 방문을 열어 환기시킨다. 환자의 기도를 유지하고 호흡을 확인하고 순환상태를 확인한다.

토물에 의한 흡인(aspiration)을 예방하기 위해 고개를 옆으로 돌려주거나 횡와위를 취해준다. 산소를 공급하기 전에 산소포화도를 측정하고 가능하면 산소를 공급한다. 필요에 따라 고압산소치료를 시행할 수 있다.

2 교상 및 자상(Bite & Sting)

약물 중독 이외에도 찔리거나 물려서도 중독이 발생하며 흔히 벌, 뱀, 동물, 사람, 거미 등에게 물리거나 쏘이는 경우가 흔하다.

1) 벌 자상(Bee sting)

벌은 흔히 꿀벌과 말벌이 있으며 꿀벌은 독침을 한 번만 사용하고 독침이 자상부위에 박혀 있고 말벌은 여러 번 독침을 사용할 수 있으며 자상부위에 박히지 않는다.

(1) 임상 증상

벌 독에 의한 반응은 환자에 따라 차이가 크며 독작용과 알레르기 반응으로 나눌 수 있다.

벌에 쏘이게 되면 통증이 있으며 홍반, 부종, 수포, 소양감, 반상출혈을 동반한 염증이 나타난다. 통증은 보통 몇 시간 이내에 사라지는 것이 보통이며 말벌에게 쏘이는 경우 전신이 마비될 정도의 심한 통증을 호소하기도 한다.

아나필락시스 반응은 벌 자상의 심각한 합병증으로 두드러기, 혈관부종, 호흡곤란, 쇼크 등이 나타난다. 과민반응은 벌에 쏘인 후 15분 이내에 나타나며 드물게 횡문근융해증에 의해 과도한 마이오글로빈혈증과 탈수, 혈압저하 및 산증으로 인한 중증의 신부전에 빠질 수 있다.

(2) 응급환자 관리 및 간호

꿀벌에 쏘인 경우 자상 부위에 벌침이 남아 있으므로 신용카드, 칼, 손톱 등으로 벌침이 있는 부위를 긁으면서 제거한다. 만약 핀셋이나 손가락으로 벌침을 잡아서 뽑아내려하면 침낭에 들어 있던 독이 쏘인 부위로 들어가면서 악화 시킬 수 있다.

감염을 예방하기 위해 쏘인 자리는 비눗물로 씻어주고 통증을 완화시키며 독의 흡수를 줄이기 위해 얼음찜질을 해준다, 통증과 가려움을 완화하기 위해 actaminophen을 투여하고 스테로이드 연고는 가려움과 부종을 완화시키는데 도움이 된다. 알레르기 반응에 대해 관찰하고 항히스타민제를 투여할 수 있다.

과민방응이 있는 사람은 벌에 쏘이지 않도록 조심한다. 향이 강한 화장품이나 비누, 향수, 노란색이나 주황색 같은 밝은 색은 벌레를 유인하므로 피하도록 하고 긴 옷을 입도록 한다. 과민 반응이 있는 사람은 에피네프린 키트(ephinephrine kit)를 소지하고 필요시 자가 주사하도록 한다.

2) 동물에 의한 교상(Animal bite)

야생돌물보다는 개에게 물리는 경우가 흔하며 감염, 파상풍, 광견병에 주의한다. 동물에게 물렸을 때는 어떤 동물인지, 동물의 건강 상태가 어떠한지, 동물의 소유주가 누구인지, 상처의 형태가 어떠한지 등을 파악하고 신경계, 근골격계, 순환계 손상에 대해 사정한다.

(1) 광견병(Rabies)

광견병은 온혈 동물에게 나타나는 바이러스성 질환으로 혈액이나 체액을 통해 전염된다. 야생동물에게 물렸을 경우는 광견병에 감염된 것으로 간주하고 애완견인 경우는 광견병 증상을 보이는지 확인한다. 전구기 동안은 비특이적 증상이 주로 나타나며 흥분기에 중추신경계 증상이 나타나기 시작한다.

① 임상 증상

- 환자의 약 80%에서 화를 내고 날뛰거나 마비 증상이 있으며, 과다 활동, 지남력 장애, 환청 등이 있고 자율 신경계 이상으로 고열, 빈맥, 과다한 타액 분비 등이 나타난다. 화자의 약 50%에서 물을 마실 때 물을 두려워하는 공수증(hydrophobia)이 나타나고 인두, 후두, 횡경막의 심한 경련이 발생한다.
- 마비성 광견병은 환자의 20%에서 나타나는데 마비 증세가 두드러지며 고열과 경부 강직(nuchal rigidity)이 있다.
- 혼수는 증세가 시작된 10일 이내에 거의 항상 일어난다. 사망 원인은 뇌하수체 기능 장애, 발작, 진행하는 저산소증을 동반한 호흡기능 장애, 부정맥과 심정지를 동반한 심장기능장애, 자율신경계 기능장애, 신부전 그리고 이차적 세균 감염 등이다.

② 응급환자 관리 및 간호

- 물린 부위의 출혈이 심하지 않으면 비누와 흐르는 물로 5~10분간 깨끗이 씻고 조직 손상을 악화시킬 수 있으므로 문지르지 않는다.
- 소독제(povidone iodine)로 상처를 씻어주면 세균 및 바이러스 제거에 도움이 될 수 있다. 상처부위는 소독된 거즈나 수건으로 직접 압박하여 지혈한다. 창상의 상태에 따라 봉합을 하고 필요시에는 예방적 항생제를 투여하며 파상풍 예방접종을 한다.

표 14-3 광견병의 단계

임상 단계	특징	기간	증상 및 징후
잠복기	노출	20~90일	없다.
전구기	비특이적 증상	1~4일	물린 부위 통증 및 감각 이상, 전신 쇠약, 오심 및 구토, 식욕 감퇴, 불안증, 정서장애, 고열, 기침 등
급성기 (흥분기)	신경학적 징후	2~7일	의식장애, 환각, 사고력 장애, 근육 강직, 경련, 부분 마비, 고열, 자율신경계 이상, 운동 마비, 성대 마비, 혼돈, 섬망, 환각, 비정상적인 과잉 과민 반응
혼수기 (연수기능 장애기)	혼수	0~20일	안신경염에 의한 시각장애, 연하 장애, 공수증, 혼수, 저혈압, 과소호흡 및 무호흡, 뇌하수체 기능 장애, 부정맥, 심정지
회복기	사망 또는 회복	수개월	임상 증상 소실

- 가능하면 수의사가 그 동물을 죽여서 검사하도록 한다. 감염 가능성이 있으므로 보호구를 착용하도록 한다.
- 광견병 증상이 나타난 이후에는 면역 치료가 효과가 없으며 보존적 치료를 한다.

3) 사람에 의한 교상(Human bite)

사람의 입안에는 다양한 세균이 있기 때문에 다른 동물에 물렸을 때보다 감염의 우려가 크다. 대부분 싸움으로 인해 발생하며 손이나 팔, 머리 부분에 주로 발생한다.

손상의 경과 시간, 손상 기전, 손상 부위, 상처의 깊이, 파상풍 접종 상태, 동반 질환 여부 등이 상처의 회복에 영향을 주며 사정할 때 순환, 운동, 감각 기능을 평가하고 필요하다면 방사선 촬영을 하여 골격의 손상이나 이물질 함입 여부를 조사한다.

(1) 응급환자 관리 및 간호

- 상처 부위 세척 전에 세균 배양 검사를 실시하고 출혈이 심하지 않으면 흐르는 물과 비누로 5~10분간 씻는다. 조직 손상을 예방하기 위해 문지르지 않는다.
- 직접 압박으로 지혈하고 필요시 봉합을 하며 파상풍 예방접종을 한다. 응급 처치 후 건, 관절 등을 검사하고 방사선 촬영으로 이물질이나 골절 여부를 확인한다.
- 손상 24시간 후 발열, 빈맥, 임파선염 등 감염의 증상이 나타나면 입원하여 항생제 치료가 필요하다.

4) 뱀에 의한 교상(Snake bite)

우리나라에서 서식하는 뱀 중 독사는 살모사, 까치살모사가 있는 것으로 보고되고 있다.

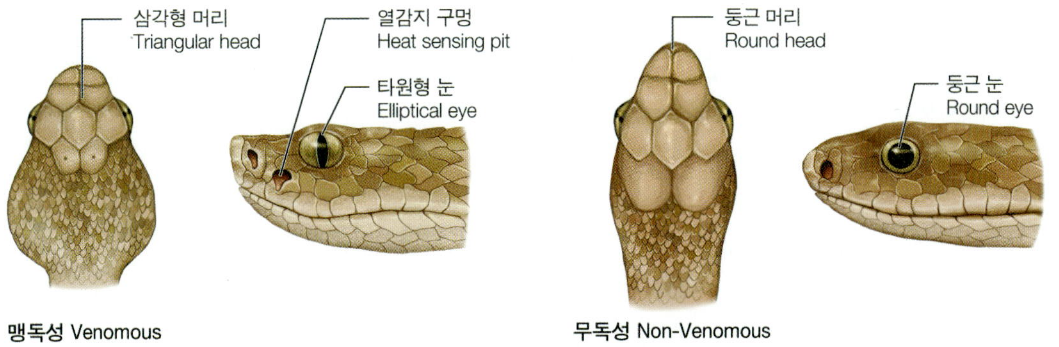

그림 14-2 독을 가진 뱀과 독이 없는 뱀의 구분

독이 있는 뱀의 경우 머리는 삼각형이고 독니가 있다. 국내에서 서식하는 독사는 주로 혈액 독으로 응고 장애나 신기능 장애의 합병증이 흔하다.

반면 외국에 서식하는 코브라나 방울뱀은 신경독으로 빠른 시간 내에 호흡마비로 사망하게 된다.

뱀에 물리면 뱀을 잡아서 독사인지 확인하고 독의 종류를 확인해야 하나 실제 이러한 경우는 드물고 물린 부위를 관찰하여 독사인지 확인하는 것이 좋다.

그러나 이빨 형태가 피부상에 극히 일부분만 남는 경우는 판별이 어렵다.

(1) 임상 증상

- 대부분의 사람들은 뱀에 물리게 되면 그 종류와 상관없이 불안해지고 겁에 질리게 되어 창백해지고 쇼크에 빠지기 쉽다.
- 그러나 뱀에 물렸을 경우 사망하는 경우는 극히 적고 환자의 과민 반응, 치료 지연 등으로 사망한다.
- 독사에게 물리게 되면 수 분 내에 격렬한 통증이 나타나며 피하조직의 출혈성 괴사로 물린 부위 주위가 암적색으로 변하고 심한 종창(swelling)이 나타난다.
- 혈액독은 용혈 현상을 일으켜 혈관 내벽의 손상, 적혈구 용혈, 조직세포 파괴로 내출혈을 일으키고 신경독은 입과 목, 호흡근의 마비가 나타난다.

(2) 응급환자 관리 및 간호

- 대부분 야외에서 뱀에 물리기 때문에 즉시 의사의 치료를 받기 어려워 어떤 뱀이 물었는가보다 즉시 응급 처치를 받는 것이 중요하다.

표 14-4 독사 교독에 의한 독의 퍼진 정도

등급	증상
Grade 0	• 뱀에 물린 병력은 있으나 독작용은 없다.
Grade Ⅰ	• 국소적 통증, 홍반과 부종
Grade Ⅱ	• 국소적으로 심한 통증, 부종, 홍반, 점상 출혈
Grade Ⅲ	• 광범위한 통증, 부종 및 반상출혈 • 발열, 전신쇠약감, 구토, 현훈
Grade Ⅳ	• 심각한 부종, 반상출혈 • 중추신경계증상, 쇼크, 경련, 파종성 혈관내응고증

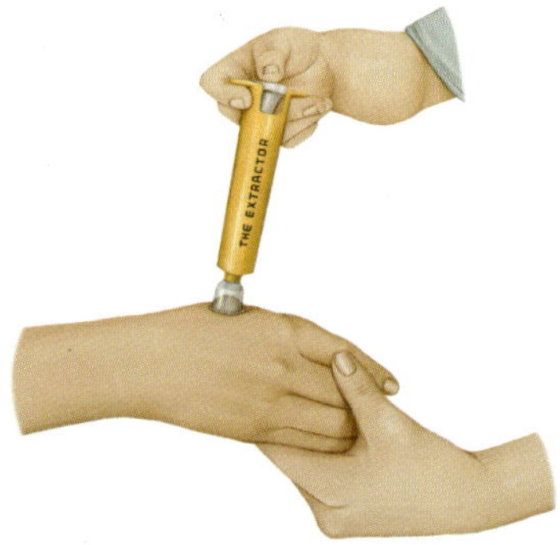

그림 14-3 흡입기(적출기)

- 뱀은 한 번 이상 무는 습성이 있기 때문에 가능한 뱀으로부터 멀리 떨어지고 뱀을 자극하지 않는다. 환자를 안정시키고 움직임을 최소화한다.
- 물린 부위 근위부 및 원위부로 부터 5~10cm 떨어진 곳에 정맥혈류를 차단할 수 있을 정도로 손수건이나 헝겊으로 묶는다. 이때 주의할 점은 동맥혈까지 차단하지 않도록 한다.
- 물린 부위는 심장보다 낮추어 혈액 순환을 더디게 하고 흐르는 물과 비누로 세척한다. 교상 부위에 부목을 대어 고정한다. 교상 15분 이내에는 흡입기(extractor TM, 적출기)를 이용하여 독을 뽑아낼 수 있다.
- 그러나 입으로 빨거나 교상 부위를 절개하지 않는다. 이는 감염의 위험이나 출혈의 위험을 증가시킨다. 뱀에게 물린 자리는 동상의 위험이 있으므로 얼음찜질을 하지 않는다.
- 병원으로 가능한 빨리 후송하도록 하고 충분한 수액을 투여한다. 상처 부위를 세척하고 파상풍 예방접종을 시행한다.
- 응고 장애, 신기능 평가 등을 위해 혈액 및 소변검사를 시행하고 항독소 처치를 빨리 받도록 한다.
- Antivenin(해독제)은 전신 증상이 의심될 때 투여하고 알레르기 반응에 대한 피부 반응검사를 우선 시행하고 충분한 수액공급을 시행한 후 투여한다.
- 보통 생리식염수나 5% 포도당 용액에 희석하여 1~2cc/min의 속도로 5분간 투여하고 알레르기 반응이 없으면 나머지 약물도 1~2시간에 걸쳐 투여한다.

약물중독(Drug intoxication)

30세 여성으로 아침 9시경에 출근하지 않고 연락이 되지 않아 회사동료가 원룸에 찾아와 보니 의식이 없다는 신고로 119구급대에 의해 응급실을 내원함. 통증에 반응하나 계속 자려고 함.

- 활력징후 : 120/70－140－16－36.7℃, SPO_2 : 99%

○ 119구급대원 구급활동일지

환자 30세 여성으로 "요즘 힘들다"며 새벽 3시경 마지막으로 회사동료와 통화 했다고 함. 환자 의식상태 통증에 반응하며 기도유지 및 호흡 양호한 상태로 맥박은 약하고 빠름.

과거력은 우울증으로 치료받고 있으며 환자 옆에 소주병과 약병(졸피뎀)이 놓여져 있었으며 특별한 외상은 보이지 않음.

1. 위의 환자가 응급실에 도착 후 간호사가 가장 먼저 사정해야 할 내용은 무엇인가?

2. 위의 현장평가 자료와 1번 사정 내용을 근거로 적용해야 할 간호중재 방법을 제시하시오.

3. 약물 중독 환자의 위세척을 위한 환자의 체위와 이론적 근거를 제시하시오.

4. 응급 처치 후, 위 환자의 상태가 안정된다면 다음 어떤 치료 및 간호 계획이 필요한지 토의하시오.

15

P·A·R·T

환경적 요인에 의한 응급 간호

학습목표

- 열에 의한 손상을 이해하고 응급환자를 관리한다.
- 냉에 의한 손상을 이해하고 응급환자를 관리한다.

P·A·R·T 15

환경적 요인에 의한 응급 간호

1 열에 의한 손상(Heat injury)

고온에 노출될 경우 인체가 적절하게 반응하지 못하게 되면 다양한 열손상을 초래하는데 이 중 열사병은 응급처치가 필요한 상황이다.

표 15-1 열손상의 특징

<table>
<tr><th colspan="2"></th><th>열피로</th><th>열사병</th><th>열경련</th><th>열실신</th></tr>
<tr><td colspan="2">원인</td><td>전해질 이상, 수분의 과다한 부족</td><td>체온조절 중추 이상</td><td>지나친 발한에 의한 탈수와 염분 소실</td><td>전해질 이상, 말초혈관 이완, 수분 부족</td></tr>
<tr><td rowspan="7">증상</td><td>발한</td><td>+</td><td>±</td><td>+</td><td>+</td></tr>
<tr><td>피부건조</td><td>−</td><td>+</td><td>−</td><td>−</td></tr>
<tr><td>혈압저하</td><td>±</td><td>+</td><td>−</td><td>±</td></tr>
<tr><td>체온상승</td><td>38~40℃</td><td>41℃ 이상</td><td>정상 또는 약간 상승</td><td>정상 또는 약간 상승</td></tr>
<tr><td>의식장애</td><td>±</td><td>+</td><td>−</td><td>±</td></tr>
<tr><td>혼수상태</td><td>−</td><td>+</td><td>−</td><td>−</td></tr>
<tr><td>전신경련</td><td>−</td><td>±</td><td>−</td><td>−</td></tr>
<tr><td colspan="2" rowspan="2">의학적관리와 간호 관리</td><td>경증인 경우 경구로 수분 및 이온음료 공급, 중증시 생리식염수 정맥주입</td><td>즉시 체온을 저하시킨다(물에 적신 수건으로 몸을 닦으며 선풍기를 틀어준다).</td><td>이온음료 섭취</td><td>베개 없이 환자를 눕히고 경구로 수분 공급</td></tr>
<tr><td colspan="4">• 서늘하고 그늘진 환경으로 환자를 옮긴다.
• 기도 유지, 호흡 및 순환 관리하고 필요시 산소를 투여하도록 한다.
• 심전도를 관찰하고 전해질 불균형을 교정한다.
• 주기적으로 체온을 측정하고 정상 심부 체온을 유지하도록 한다.</td></tr>
</table>

1) 열피로(Heat exhaustion; 열소모)

열피로는 더위로 인한 체액 손실의 과다로 무력감, 피로, 두통, 오심, 구토, 어지러움, 근육 경련 등을 호소한다. 대부분 수분 결핍과 염분 결핍이 같이 나타나며 무더운 환경에서 일하거나 격렬한 운동을 할 때 수분 공급이 충분하지 않아서 발생한다. 그러나 적절한 대처를 하지 않을 경우 열사병으로 진행할 수 있다.

(1) 임상 증상

환자는 두통, 현기증, 오한, 피로, 극도의 갈증을 느끼고 피부는 창백하고 차고 끈적끈적해진다. 중심 체온은 대부분 정상이며 상승한다 하더라도 40°C를 넘지 않는다. 맥박은 빨라지며 체위성 저혈압이 나타나고 탈수 증상이 나타난다. 근육 운동의 조정력이 상실되는데 동공이 팽창되고 과도한 발한이 나타난다.

임상적 증상이 있을 때 의심할 수 있으며 염분 부족으로 저나트륨혈증이 나타나고 소변의 나트륨 배설이 감소한다.

(2) 응급환자 관리 및 간호

환자를 서늘하고 그늘진 곳으로 옮기고 적절한 수분과 염분을 공급하도록 한다. 의식이 있으면서 증상이 가벼운 경우는 소금물(0.1% saline)이나 이온음료를 마시도록 한다. 찬 물수건으로 몸을 닦아주고 기도, 호흡 및 순환 기능을 확인하고 필요하다면 인공호흡이나 심폐소생술을 실시한다. 체액 결핍과 전해질 불균형이 심할 경우 정맥으로 생리 식염수를 공급하고 혈청 전해질 검사 결과를 확인하여 부족한 전해질을 보충한다.

체온 상승이 있는 경우는 미온수로 닦아주고 얼음주머니를 겨드랑이나 서혜부(사타구니)에 대어 준다. 만약 열사병과 구분이 어려울 경우는 열사병에 준하는 응급처치를 시행하도록 한다.

2) 열사병(Heat stroke)

열사병은 체온조절 중추의 기능 저하로 열을 외부로 배출하지 못하고 중심체온(core temperature)이 41°C 이상 상승하며 열손상 중 가장 치명적이라 할 수 있다.

쇠약한 환자, 노인이 덥고 습한 환경에 장시간 노출될 때 주로 발생하며 덥고 습한 환경에서 격렬한 운동을 할 때도 나타날 수 있다.

(1) 임상 증상

대부분은 열피로의 증상이 나타나며 의식 변화 및 혼수 등 신경학적 증상이 동반되고 체온이 41°C 이상으로 상승하는 경우가 많다. 초기에는 발한이 있다가 악화되면서 땀이 나지 않아 점차 피부는 건조해지며 뜨거워진다.

발병 초기에는 혈액 순환을 유지하기 위해 맥박이 빠르고 강해지지만 의식 변화가 있으면서 이내 맥박이 약해지고 불규칙적이 된다. 구토, 설사, 경련이 나타날 수 있으며 의식 소실과 호흡 및 심정지가 일어날 수 있다.

중심 체온이 상승과 심한 중추신경계 장애, 피부의 고온 건조증 등 임상 증상으로 진단할 수 있다.

(2) 응급환자 관리 및 간호

체온이 상승하고 신경계 증상이 나타나면 열사병으로 간주하고 응급 처치를 시작하며 즉시 체온을 낮추는 것이 중요하다.

우선 기도를 확보하고 호흡기능과 순환상태를 관찰한다. 가능하면 산소를 투여하고 초기에는 중심체온을 5분마다 측정하고 링거액(Ringer's lactate)이나 생리식염수를 300mL/hr의 속도로 투여하며 시간당 소변량을 확인한다. 의식이 있다면 찬물을 마시도록 하는데 너무 급히 먹지 않도록 한다.

장기 손상을 줄이기 위해 신속히 심부 체온을 39°C 이하로 낮추어야 한다. 물수건으로 전신을 닦아주면서 선풍기를 이용하여 증발시키도록 하고 얼음주머니를 겨드랑이나 서혜에 대어 준다. 얼음물 냉수욕은 체온을 빨리 낮출 수 있으나 말초혈관 수축으로 인해 열의 발산에 장애가 발생하므로 시행하지 않는다.

체온이 39°C 이하로 떨어지면 저체온증을 유발할 수 있으므로 모든 체온 저하법을 중단하고 체온을 정기적으로 측정한다.

떨림(shivering)이 심할 때는 chlorpromazine 25～50mg을 증상이 소실될 때까지 6시간 간격으로 정맥 주입한다. 열성 경련이 나타날 때는 diazepam이나 phenobarbital을 정맥 주사하고 뇌부종이 의심되면 mannitol을 투여한다.

더위에 노출된 강도와 신체적 상태에 따라 예후가 달라지며 경우에 따라서는 뇌, 신장, 간, 심장 등에 영구적인 합병증이 발생할 수 있다.

3) 열경련(Heat cramp)

열경련은 더운 환경에서 과도한 운동을 하거나 심한 육체적 노동을 할 때 근육의 통증이나 근경련이 발생하는 것으로 땀을 많이 흘렸거나 염분이 부족한 수분을 보충할 때 발생한다. 정확한 발생기전은 알려져 있지 않으나 근육세포의 전해질 이상과 관련이 있는 것으로 여겨진다.

(1) 임상 증상

근육 통증 및 경련은 주로 다리, 복근, 어깨 근육에서 나타나고 피로를 느낀다. 체온은 정상이며 과도한 발한으로 피부는 차고 축축해진다.

(2) 응급환자 관리 및 간호

더운 환경에서 과도한 운동이나 일과 관련된 근육 통증이 나타날 때를 열성 경련이라 한다. 체내 염분이 소실되어 증상이 나타나기 때문에 부족한 염분 및 수분을 보충하도록 한다. 서늘한 환경에서 안정을 취하고 이온음료를 마시도록 한다.

소금물은 위를 자극하여 구토를 일으키므로 가급적 피하는 것이 좋다. 증상이 심한 경우는 정맥으로 생리식염수를 공급한다.

4) 열실신(Heat syncope)

오랫동안 더운 환경에 노출되었을 때 다른 증상 없이 의식을 잃는 경우를 열실신이라 한다.

더운 환경에서 같은 자세로 서있는 경우 피부 혈관이 확장되고 정맥혈이 정체되면서 심장으로 유입되는 혈액량이 줄어든다. 이에 심박출량이 감소하고 뇌 혈류량이 줄어 실신하게 된다.

(1) 임상 증상

피부는 차갑고 축축하며 맥박은 약하고 빠르다. 일시적으로 저혈압이 발생할 수 있으며 체온은 대개 정상이다. 일시적인 의식 소실로 곧 의식을 회복하게 된다.

(2) 응급환자 관리 및 간호

환자를 시원하고 그늘진 곳으로 옮겨 다리를 올리고 머리를 낮춰준다. 의식이 돌아오면 경구로 수분 공급을 한다. 노인 환자에게서 실신이 발생한 경우 저혈당, 부정맥, 심질환이나 뇌혈관 질환의 가능성도 고려해야 한다. 날씨가 더울 때 야외에서 오래 서 있지 않도록 하고 서 있는 동안 자주 다리의 근육을 움직여 열실신을 예방하도록 한다. 서 있는 동안 어지럽거나 기운이 없어지면 바로 눕거나 앉도록 한다.

2 냉에 의한 손상(Cold injury)

냉에 의한 손상은 온도, 노출시간, 주위 환경 등에 의해 결정된다. 신체가 저온에서 움직이지 않고 장기간 있게 되면 세포내 수분이 얼어 세포가 파괴되고 동상에 걸리게 된다.

1) 동상(Chilblains, frostbite)

낮은 온도에서 장시간 반복적으로 노출될 때 발생하는 질환으로 세포내 수분이 얼어 세포의 구조적 파괴와 미세순환의 폐쇄로 인해 나타난다.

(1) 임상 증상

주로 말초 부위 즉 손, 발, 코, 귀, 음경이 손상되며 조직 손상 정도에 따라 다양한 증상이

표 15-2 풍속에 따른 체감온도

풍속 km/시속	실제 온도(℃)											
	10	4	−1	−7	−12	−18	−23	−29	−34	−40	−49	−51
	체감 온도(℃)											
무풍	10	4	−1	−6	−12	−18	−23	−29	−34	−40	−46	−51
8	9	3	−1	−9	−14	−21	−21	−32	−38	−44	−50	−57
10	4	−2	−3	−16	−23	−29	36	43	−50	−57	−64	−71
24	2	−6	−13	−21	−28	−36	−43	−50	−58	−65	−72	−80
32	0	−8	−16	−23	−32	−40	−47	−55	−63	−71	−74	−87
40	−1	−9	−18	−26	−34	−42	−51	−59	−67	−76	−83	−92
48	−4	−11	−18	−28	−36	−44	−53	−62	−70	−78	−87	−97
56	−3	−12	−20	−29	−37	−46	−55	−63	−72	−81	−89	−98
64	−3	−12	−21	−29	−38	−47	−56	−65	−74	−83	−91	−100
(64km/hr 이상의 풍속은 동일한 효과)	**약간 위험** (피부가 건조할 때에는 5시간 이내에 위험한 상태에 빠진다. 안전에 대해 별로 관심을 가지고 있지 않기 때문에 이때가 오히려 가장 위험하다)				**위험** (옷을 입지 않았다면 1분 이내에 언다)			**매우 위험** (옷을 입지 않았다면 30초 이내에 언다)				

표 15-3 동상의 중증도

중등도	증상
1도	피부괴사는 없이 부종과 충혈이 발생한다.
2도	부종과 충혈이 있으며 수포가 생긴다. 피부의 표피층이 괴사한다.
3도	피부의 심층 즉 피하조직의 일부까지 괴사한다.
4도	근육 및 골격까지 괴사가 일어난다.

나타난다. 손상 부위에는 통증이 있으며 부어오르고 붉어지며 심해지면 수포가 생기고 혈액순환 저하로 창백해지거나 얼룩덜룩해지며 감각 저하가 나타나고 조직 괴사 등이 나타난다. 심한 경우 환부를 절단해야 하는 경우도 있다.

(2) 응급환자 관리 및 간호

환자를 따뜻한 장소로 옮기고 젖은 의복이나 신체를 조이는 의복은 제거하도록 한다. 손상부위는 높게 하고 마른 거즈나 천으로 덮어 보호하도록 한다.

의료기관으로 이송 시간이 길어질 경우, 1도 및 2도 동상일 때는 따뜻하고 깨끗한 물(37~40℃)에 담그도록 한다. 동상 부위를 문지르게 되면 조직 내 미세한 얼음조각이 세포 손상을 더욱 악화시키므로 함부로 문지르지 않도록 한다. 물집은 터트리지 않고 실내를 따뜻하게 하여 환부를 보온한다.

터진 수포는 제거하지만 출혈성 수포는 그대로 두고, 수포 부위에 알로에 베라 크림(aloe vera cream)을 도포한다. 파상풍 예방접종을 하고 예방적 항생제를 투여한다.

손상 부위를 재가온하면 통증이 나타날 수 있으므로 필요시 진통제를 투여하고 수포는 제거하지 않는다. 손상부위에 멸균 드레싱을 하고 30℃ 상승시켜 울혈 및 불편감을 완화하도록 한다. 괴사된 신체부위의 절단 여부는 3주 후에 결정한다.

열사병(Heat stroke)

50세 남자 환자로 마라톤대회 참가해 코스를 달리던 중 어지럽다고 하더니 갑자기 쓰러져 119구급대에 의해 응급실에 내원함.

- 활력징후 : 140/100－90－26－41.2℃, SPO_2 : 95%

○ 119구급대원 구급활동일지

50세 남자 환자로 의식은 통증에 반응하며 기도는 유지되어 있으나 호흡은 힘들어함. 맥박은 빠르고 약하고 피부는 뜨겁고 건조함. 금일 마라톤 중 갑자기 쓰러졌으며 의식이 저하되고 체온이 높은 상태가 지속됨. 특별한 외상이나 과거력은 없음.

1. 위의 환자가 응급실에 도착 후 가장 먼저 사정해야 할 내용은 무엇인가?

2. 위의 현장평가 자료와 1번 사정 내용을 근거로 적용해야 할 간호중재 방법을 제시하시오.

3. 위의 환자에게 요구되는 즉각적인 응급처치와 이론적 근거를 설명하시오.

4. 위 환자에게 발생 할 수 있는 합병증과 예방 방안을 제시하시오.

5. 열손상의 종류와 각각의 열손상에 대한 의학적 처치와 간호 중재를 설명하시오.

- 강승주 외(2015). Pacific Medical Surgical Nursing 제2판. 퍼시픽북스.
- 국가법령정보센터(2017). 응급의료에 관한 법률.
- 국가법령정보센터(2017). 재난 및 안전관리 기본법.
- 김옥숙 외(2015). 응급 및 재해간호. 수문사.
- 보건복지부, 대한재난의학회, 응급의학연구재단(2012). 국가 재난의료관리체계 설계 및 재난의료관리 표준매뉴얼 개발.
- 보건복지부, 질병관리본부, 대한심폐소생협회(2014). 2015 심폐소생술 가이드라인.
- 소방방재청(2012). 재난유형별 방재자원 동원체계 구축 방안.
- 오영호(2011). 우리나라 응급의료의 문제점과 정책방향. 보건복지 Issue & Focus, 105.
- 유인술(2015). 한국의 재난관리대책. Hanyang Medical Reviews, 35, 157-173.
- 이다영, 나준호, 심민영(2015). 재난 유형에 따른 심리적 반응과 신체적 외상 : 인적재난을 중심으로. Journal of Korean Neuropsychiatric Association, 54(3), 261-268.
- 중앙안전관리위원회, 국민안전처(2014). 국가안전관리기본계획(2015～2019).
- 중앙응급의료센터(http://www.e-gen.or.kr/nemc)
- 황남옥 외(2015). 근거기반 사례중심 상급 응급간호와 재난. 현문사.
- Berdowski J, Berg RA, Tijssen JG, Koster RW(2010). Global incidences of out-of-hospital cardiac arrest and survival rates: Systematic review of 67 prospective studies. Resuscitation, 81, 1479-87.
- Chan PS, McNally B, Tang F, Kellermann A, Group CS(2014). Recent trends in survival from out-of-hospital cardiac arrest in the United States. Circulation, 130, 1876-82.
- Daya MR, Schmicker RH, Zive DM, Rea TD, Nichol G, Buick JE, et al.(2015). Resuscitation Outcomes Consortium Investigators. Out-of-hospital cardiac arrest survival improving over time: Results from the Resuscitation Outcomes Consortium (ROC). Resuscitation, 91, 108-115.
- Hazinski MF, Nolan JP, Billi JE, Bottiger BW, Bossaert L, de Caen AR, et al.(2010). Part 1: Executive summary: 2010 International Consensus on Cardiopulmonary Resuscitation and Emergency Cardiovascular Care Science With Treatment Recommendations. Circulation, 122, S250-75.
- Holmberg M, Holmberg S, Herlitz J(2000). Incidence, duration and survival of ventricular fibrillation in out of-hospital cardiac arrest patients in Sweden. Resuscitation, 44, 7-17.
- Kitamura T, Iwami T, Kawamura T, Nagao K, Tanaka H, Nadkarni VM, et al.(2010). Conventional and chest-compression-only cardiopulmonary resuscitation by bystanders for children who have out-of-hospital cardiac arrests: a prospective, nationwide, population-based cohort study. Lancet, 375(9723), 1347-54.

- Kitamura T, Iwami T, Kawamura T, Nitta M, Nagao K, Nonogi H, et al.(2012). Nationwide improvements in survival from out-of-hospital cardiac arrest in Japan. Circulation, 126, 2834-43.
- Larsen MP, Eisenberg MS, Cummins RO, Hallstrom AP(1993). Predicting survival from out-of-hospital cardiac arrest: a graphic model. Ann Emerg Med, 1652-8.
- Ro YS, Hwang SS, Shin SD, Han D, Kang S, Song KJ, et al.(2015). Presumed Regional Incidence Rate of Out-of-Hospital Cardiac Arrest in Korea. J Korean Med Sci, 30, 1396-404.
- Ro YS, Shin SD, Song KJ, Lee EJ, Kim JY, Ahn KO, et al(2013). A trend in epidemiology and outcomes of out-of hospital cardiac arrest by urbanization level: a nationwide observational study from 2006 to 2010 in South Korea. Resuscitation, 84, 547-57.
- Stiell IG, Wells GA, Field B, Spaite DW, Nesbitt LP, De Maio VJ, et al.(2004). Advanced cardiac life support in out-of-hospital cardiac arrest. N Engl J Med, 351, 647-56.
- Stromsoe A, Svensson L, Axelsson AB, Claesson A, Goransson KE, Nordberg P, et al.(2015). Improved outcome in Sweden after out-of-hospital cardiac arrest and possible association with improvements in every link in the chain of survival. Eur Heart J, 36, 863-71.
- Swor RA, Jackson RE, Cynar M, Sadler E, Basse E, Boji B, et al.(1995) Bystander CPR, ventricular fibrillation, and survival in witnessed, unmonitored out-of-hospital cardiac arrest. Ann Emerg Med, 25, 780-4.
- fundamentalsofnursingblog(2016, December, 28), Nursing 101, Primary and secondary assessments accessed from Feburary, 4, 2018.
  https://fundamentalsofnursingblog.wordpress.com/2016/12/28/primary-and-secondary-assessments/
- Powers, W. J., et al. (2018). 2018 Guidelines for the Early Management of Patients With Acute Ischemic Stroke: A Guideline for Healthcare Professionals From the American Heart Association/American Stroke Association.
- National Clinical Guideline, C. (2016). National Institute for Health and Care Excellence: Clinical Guidelines. Spinal Injury: Assessment and Initial Management. London, National Institute for Health and Care Excellence(UK).
- U.S. National Library of Medicine: Medline Plus. (2016). Drug use first aid.
- Rockville (MD): Substance Abuse and Mental Health Services Administration (US); 1999.Treatment of Adolescents with Substance Use Disorders Treatment Improvement Protocol (TIP) Series, No. 32
  First aid Snakebites: First aid. Mayo Clinic Staff. https://www.mayoclinic.org/first-aid/first-aid-snake-bites/basics/art-20056681. Accessed February 05, 2018.

INDEX

INDEX

자

차

카

타

파

하

A

INDEX

H

I

L

M

N

O

P

R

S

T

V

W

사례를 통해 배우는

응급과 재난간호학

초판 1쇄 발행 2018년 3월 2일
초판 2쇄 발행 2019년 8월 5일

저 자 김동옥, 윤희장, 이경희, 강영숙, 권수혜, 김경화, 김미란,
김수연, 김여진, 김인경, 김정수, 김정순, 김진화, 김태경,
김현숙, 노소영, 문숙자, 박순옥, 박현신, 서금숙, 신정은,
심환희, 엄미란, 오자영, 윤영숙, 이경희, 이나경, 이미애,
임은정, 임현희, 전윤화, 전정희, 정경숙, 정선영, 정지수,
조진영, 최성녀, 최영순, 최화영, 황지원, 황혜민

발행인 이 웅 현

발행처 **퍼시픽북스**
서울시 중구 충무로 29 아시아미디어타워 501호
TEL. 02-2272-7766(代) / FAX. 02-2272-7166
www.papu.co.kr

ISBN 978-89-6130-952-3

정가 28,000원